황홀한 출산

ORGASMIC BIRTH

황홀한 출산

태초의 엄마들은 어떻게 아기를 낳았을까?

엘리자베스 데이비스, 데브라 파스칼리-보나로 지음

김우종 옮김 | 정환욱 감수

정신세계사

옮긴이 김우종은 중앙대학교 심리학과를 졸업하고 곧장 정신세계원에 입사했다. 명상 프로그램을 기획하고 《월간 웰빙라이프》를 편집하면서 별별 구도자들을 다 만났지만, 뭐가 뭔지 점점 더 알 수 없게 되어버려 지금은 그저 단순하게만 살자고 다짐한다. 정신세계사에서 단행본을 기획하고 편집하면서 틈틈이 명상 서적들을 번역하고 있다. 옮긴 책으로는 《마음의 불을 꺼라》《이디시콥》《코스믹 게임》《감응력》, 엮은 책으로는 《살다보면 기도밖에는 아무것도 할 수 없는 순간들이 찾아온다》가 있다.

ORGASMIC BIRTH

by Elizabeth Davis and Debra Pascali-Bonaro

Original Copyright ⓒ Elizabeth Davis and Debra Pascali-Bonaro, 2010
Korean Translation Copyright ⓒ Inner World Publishing Co., 2011.
This Korean edition was arranged with Dunow, Carlson & Lerner Literary Agency
through EYA(Erik Yang Agency), Korea.
All right reserved.

황홀한 출산

ⓒ 엘리자베스 데이비스, 데브라 파스칼리-보나로, 2010
Photograph on DVD ⓒ Laura van Deth.

엘리자베스 데이비스와 데브라 파스칼리-보나로가 짓고, 김우종 옮긴 것을 정신세계사 정주득이 2011년 10월 30일 처음 펴내다. 편집주간 이균형이 다듬고, 김윤선이 꾸미고, 경운출력에서 출력을, 한서지업사에서 종이를, 영신사에서 인쇄와 제본을, 예인미디어에서 DVD 제작을, 기획 및 영업부장 김영수, 하지혜가 책의 관리를 맡다. 정신세계사의 등록일자는 1978년 4월 25일(제1-100호), 주소는 110-045 서울시 종로구 자하문로 21(영혜빌딩) 4층, 전화는 02-733-3134, 팩스는 02-733-3144, 홈페이지는 www.mindbook.co.kr, 인터넷 카페는 cafe.naver.com/mindbooky이다.

2018년 5월 28일 펴낸 책(초판 제5쇄)

ISBN 978-89-357-0351-7 03510

저는 모든 임산부에게 이 책을 권하고 싶어요.
완벽한 출산을 꿈꾸고 상상하는 데 두려움을 갖지 마세요.
진심으로 원한다면, 당신은 정말 그럴 수 있답니다!

— 몬트리올에 사는 마리아 K.

차 례

추천사
1

강길전

대전미즈여성병원 원장, 前 충남대학교 의과대학 교수
(www.mizhappy.com)

　오랫동안 관심을 두고 있던 '쾌감출산'(orgasmic birth)을 본격적으로 알리는 책이 처음으로 출간된다고 하니 무척 반갑고 기쁘기 그지없습니다. 쾌감출산이란 무통출산에서 한 발 더 나아가 산모가 자연이 준 커다란 희열 속에서 아기를 맞이하는 경험을 뜻하는데, 선뜻 받아들여지지 않는 이 개념을 제대로 이해하려면 먼저 몸과 마음의 상호관계를 깊이 들여다보아야 합니다.

　저는 제 딸이 출산하는 모습을 지켜보면서 참 많은 것을 깨달았습니다. 보통 우리나라 여성들은 죽을 고생을 하며 힘들게 아기를 낳는다고 한목소리로 말합니다. 하지만 제 딸은 초산임에도 별로 아픔을 호소하지도 않고 네 시간 만에 쉽게 아기를 낳았습니다. 초산이 대개 열두 시간쯤 걸린다는 사실을 떠올려보면 놀랄 만한 일이었지요.

　무엇이 이런 차이를 만들었을까요? 저는 바로 '마음'이라고 생각합니다. 제 딸은 아버지와 남편이 모두 산부인과 의사인 만큼 출산을 그다지 두려운 일로 인식하지 않았고, 그 덕분에 몸이 주는 신호를 잘 따를 수 있었던 것입니다. 저는 이런 딸을 보면서 잉태의 동기가 사랑과 기쁨이었다면 왜 출산에는 그와 같은 사랑과 쾌감이 동반되지 못하는가에 대해 다시 생각하게 되었습니다.

저는 인간의 마음이 그저 뇌의 전기적인, 혹은 생화학적인 부산물만은 아니라고 봅니다. 《신념의 생물학》(The Biology of Belief)•이라는 베스트셀러를 저술한 미국의 브루스 립턴Bruce Lipton 박사는 사람의 뇌는 그 물질적 구조의 배후에 '눈에 보이지 않는 양자에너지장場'을 가지고 있으며 그것이 바로 마음이라고 정의했습니다. 저는 그 설명에 전적으로 동의합니다. 너무나 당연한 말이지만, 똑같은 정도의 진통이라도 그것을 부정적으로 대하는 산모들은 더 큰 고통으로 느끼고 반대로 그것을 축복으로 감사히 받아들이는 산모들은 오히려 얼굴에 미소를 띕니다. 세상만사 마음먹기에 달렸듯이 출산도 마음먹기에 달려 있습니다.

산모의 진통을 포함하여 모든 통증의 가장 보편적인 원인은 근육조직에 필요한 산소의 결핍입니다. 기본적으로 산모의 진통은 자궁이 수축할 때마다 자궁의 혈류가 차단되고 이로 인해 산소 공급이 줄어들면서 생기는 것입니다. 그런데 산모가 출산에 대한 두려움과 선입견 때문에 몸을 긴장시키면 혈관은 더욱 수축되고 진통도 심해집니다. 반대로 미리 명상, 이완법, 심상화 연습 등을 충분히 해두었다가 출산 시에 활용하면 긴장이 풀리고 뇌에서는 엔도르핀이라는 자연 마취제가 분비되어 훨씬 진통을 덜 겪게 됩니다. 우리가 지압을 받을 때 통증과 함께 시원한 쾌감을 느끼는 것은 아픈 부위가 나을 것이라는 기대감 때문입니다. 출산의 진통에 대해서도 그렇게 생각해야 합니다. 태어날 아기를 떠올리면서 그 순간을 기꺼이 받아들일 수 있

• 국내에서는 《당신의 주인은 DNA가 아니다》라는 제목으로 나왔고, 저자의 후속서 《Spontaneous Evolu-tion》은 정신세계사에서 출간될 예정이다.(편집부 주)

다면 순수한 기쁨 속에서 아기를 낳는 것은 결코 불가능한 일이 아닙니다.

하지만 오늘날 대부분의 병원에서 행해지는 출산 방식은 이런 가능성을 훼방하는 데 큰 몫을 하고 있습니다. 산전 관리가 제대로 행해지지 않았기에 응급사태에 신속히 대비하는 것이 지상과제였던 과거의 사고방식이 지금도 굳게 자리를 잡고 있기 때문입니다. 이런 출산 방식은 의사의 편의에 맞춰져 있는 대신 산모의 입장에서는 불편하기 짝이 없습니다. 마음대로 움직일 수도, 음식을 먹을 수도, 보호자를 만날 수도 없으며 힘주기가 매우 불편한 누운 자세로 아기를 낳아야 합니다. 또한 아주 밝은 조명과 주변의 소음도 산모와 태아의 불안감을 가중시킵니다.

출산의 고통을 덜기 위해서는 서두르지 말고 느긋이 기다려야 합니다. 마음껏 움직이고, 걷고, 샤워하고, 욕조를 드나들 자유를 산모에게 주어야 합니다. 그리고 산모가 어떤 자세로 아기를 낳길 원하든 있는 그대로 존중해 주어야 합니다. 그러나 아쉽게도 우리나라의 의료보험 제도는 이런 자유를 적잖이 제한하고 있습니다.

물론 지금까지 의료계가 이룩한 공로를 무시하자는 뜻은 아닙니다. 하지만 위험요소가 큰 소수의 산모와 응급상황에 적합한 출산 방식을 대다수의 산모들에게 무분별하게 강요하는 문화는 이제 바뀌어야 합니다. 출산에서 중요한 것은 산모가 기쁨 속에서 아기를 낳는 것, 그리고 아기가 올바른 심성의 바탕을 갖출 수 있도록 외부의 충격을 최대한 줄여주는 것입니다. 요즘 우리나라 여성들이 임신을 꺼리는 추세인데, 쾌감출산의 가능성이 널리 알려진다면 보다 많은 여성들이 임산과 출산을 즐거운 마음으로 계획하게 될 것입니다. 그리고 실제로 쾌감출산을 경험한 여성들은 마음의 중요성, 즉 "마음먹기에 따라 나는 모든 것을 할 수 있다"는 사실을 깨달음으로써 앞으로 험한 세파를 이겨나가는 데 커다란 무기를 갖게 될 것입니다.

박문일

한양대학교 의과대학 학장
(cafe.naver.com/babyplan119)

탄생, 그것은 생각만 해도 가슴 설레는 말이다. 두 사람의 사랑으로 잉태된 생명이 드디어 세상에 나오는 날! 열 달 동안 기다려온 아기를 출산하기 위해서 임산부들은 병원으로 간다. 하지만 아기와의 첫 만남을 위한 기다림은 고통의 연속이다. 격리된 진통실의 여기저기에서 들려오는 임신부들의 신음, 통증에 겨운 울부짖음, 의료진들의 고함 등등. 분만실의 풍경은 결코 평화롭지 못하다.

이렇게 지금의 출산은 낯선 사람들에게 둘러싸여 임신부 혼자 감내해야 하는 고통이 되고 말았다. 하지만 불과 20~30년 전만 해도 온 가족이 출산에 참여할 수 있었다. 우리 부모님들은 할머니나 옆집 아주머니의 도움을 받아 우리를 낳으셨다. 우리는 태어나자마자 엄마 품에 안겼고, 가족들은 사랑스러운 눈길로 갓 태어난 우리를 바라보았다. 엄마의 출산 과정을 곁에서 지켜본 아이들은 그렇게 출생의 신비함을 알아갔다. 이처럼 본래 출산이란 엄마와 아기, 그리고 온 가족이 함께 만들어가는 축제와도 같았다.

우리는 오늘날의 출산 환경을 다시 돌아보아야 한다. 눈부신 과학의 발전으로 인해 급속도로 발달한 의료기술은 각종 의료기구를 만들어냈고, 그럴

수록 여성들은 아이에게 인생의 첫 선물을 안겨줄 기회와 본능적인 출산 능력을 점점 잃어갔다. 몸의 지혜보다 규격화된 의료기술을 우선시하는 산과 의사들과 조산사들의 지휘 아래 능동적으로 출산을 해낼 수 있는 산모들조차 수동적인 존재로 전락하고 말았다.

능동적 출산이란 결코 새롭거나 어려운 것이 아니다. 그것은 '정상적인 진통과 출산'과 같은 뜻이다. 출산은 본래 여성이 자기 몸의 생리적 작용과 본능에 의해 행하는 지극히 정상적인 몸짓이다. 여성은 출산 시에 자기 몸의 지혜에 따라야지 의사들과 간호사들에 이끌려 다녀서는 안 된다. 스스로 능동적인 출산을 하기로 선택한 여성은 자신의 주체적이고 근원적인 힘을 되찾을 수 있다. 그러면 설령 힘든 과정을 겪게 되더라도 그것은 긍정적 경험으로 기억된다. 또한 이런 주체적 태도는 아기에게도 자궁 밖으로 나오는 안전한 길을 열어줌으로써 인생의 첫 출발을 고통이 아닌 사랑으로 느끼게 해준다.

여성 스스로 자기 몸의 자연적인 온갖 기능을 신뢰하고 받아들일 때 능동적인 출산이 가능하다. 그것은 수동적인 출산보다 훨씬 더 안전하고, 편안하고, 효과적이다. 편안한 환경만 잘 갖추어주면 임신부들은 진통 중에 무엇을 해야 할지를 본능적으로 알고 행한다.

불가피하게 의료기술에 의지해야 하는 소수의 고위험 임신부만 제외한다면, 거의 모든 여성들은 자신의 본능에 따라 현명하게 아기를 낳을 수 있다. 모든 여성에게는 '스스로' 아이를 낳을 수 있는 위대한 힘이 있고, 모든 아이에게는 '스스로' 탄생할 능력이 있다. 아무리 탁월한 의료기술이라도 인간에게서 스스로 치유할 수 있는 자연적인 능력을 빼앗아버린다면 그것은 진정으로 인간을 위하는 것이 아니라 자연을 거스르는 것이다.

지금은 많이 좋아졌다고 해도 아직도 많은 병원에서 모든 산모는 분만대에 반듯이 누워 아기를 낳아야 하며, 사랑하는 남편과 가족을 만나고 싶어도 여러 절차를 거쳐야만 한다. 분만실은 여전히 '외인 출입금지' 구역이며, 병원균의 침입을 막기 위한 의료진만의 세계이다. 게다가 갓 태어난 아기는 엄마 품에 한 번 안기지도 못하고 신생아실로 보내져 즉각 격리된다. 이것은 엄마와 아기에게 절대로 바람직한 환경이 아니다.

나는 아기를 낳을 때, 심지어는 임신기 내내 진통 그 자체보다는 진통에 대한 공포에 더 크게 시달리는 임신부들을 자주 만나곤 한다. 그들은 출산을 무시무시한 일로 인식하기 때문에 너무도 쉽게 현대의학에 의존하려 든다. 그 결과 온갖 산과적 처치들이 무분별하게 동원됨으로써 엄마와 아기는 협동할 기회를 잃을뿐더러 잠재적 부작용과 후유증 앞에 무방비로 노출된다. 여기에는 우리 사회 전체의 책임이 크다. 우리가 텔레비전에서 보아온 출산의 모습들은 어떠한가? 탤런트들은 마치 고통에 겨운 소리를 크게 낼수록 연기를 잘하는 것으로 생각하는지 젖 먹던 힘까지 내어 소리를 지르고, 카메라는 이마에 맺힌 땀방울을 클로즈업하기 바쁘다. 극적 효과를 위해서인지는 몰라도 아기를 낳고 나서 실신하는 장면도 적지 않다. 자라나는 우리의 청소년들, 특히 여자아이들이 이런 드라마를 본다면 '출산은 무섭고 고통스러운 것'이라는 생각이 머릿속 깊숙이 자리 잡을 것이고, 이는 결혼과 임신에 대한 거부감으로까지 이어질 수 있다. 기쁨으로 맞이하기에도 벅찬 출산일을 마치 본인의 제삿날처럼 여기고 있다면 그것이 엄마와 아기에게 얼마나 큰 스트레스로 작용할지는 불을 보듯 뻔할 것이다.

하지만 이러한 문화적 세뇌와 의료계의 관행에도 불구하고 여전히 본능적인 기쁨으로 아기를 낳는 여성들이 있다. 심지어 통증을 환희로 승화시키며 행복하게 아기를 낳는 여성들이 있다. 이 책을 계기로 출산의 참된 의미를 다시 생각하고, 능동적이고 본능적인 출산 환경을 정착시키는 일에 함께 관심을 가져보자. 사랑하는 가족들이 곁에서 산모의 힘을 덜어줄 수 있는 환경으로 나아가자. 우리의 산모들과 태아들에게 스트레스 없는 출산 환경을 만들어주자. 이 책은 제목 그대로 여러분을 '황홀한 출산'의 경험으로 안내할 것이다.

김옥진

아기탄생 조산원 원장
(www.okbirth.com)

지구역사 이래로 여성들은 인류의 생존에 가장 중요한 역할인 출산이라는 일을 도맡아 해왔습니다. 아무런 지식이 없었던 옛날에도 그래왔고, 첨단과학과 지식으로 넘치는 오늘날 또한 그렇게 여성들은 끊임없이 아기를 낳아 우리의 세대를 이어가고 있습니다.

여성은 원래 자연스레 아가를 품을 수 있게끔 설계되어 있어서, 태아를 건강히 잘 키워서 무사히 세상으로 내보낼 수 있도록 절로 몸이 변화되고 마음이 준비됩니다. 그러나 이 시대는 출산을 이처럼 자연스러운 일로 보는 것을 마치 무슨 미신이나 무지의 소치인 양 치부하여, 출산의 현장은 인위가 마구잡이로 개입해 드는 오류의 난무장이 되어가고 있습니다. 유도분만, 흡입분만, 무통주사, 회음절개, 양수를 인공적으로 파수시키는 일, 심지어는 출산에 공포를 느끼고 지레 제왕절개를 하는 일 등이 그 예입니다. 사랑으로 아가를 맞이해야 할 모성이 오히려 두려움에 질려 있지요.

이런 행위들은 산모와 태아를 최대한 빨리 분리시켜 놓는 것만을 최우선의 목적으로 삼는 잘못된 출산 관행에서 기인합니다. 태아의 크기가 클 경우엔 엄마의 산도를 통과하는 데 보통 아기들보다 더 많은 시간이 필요하며, 산모의 골반이 작으면 그만큼 아기가 적응하는 시간도 더 필요하다는 간단한 이치를 모르기 때문입니다.

또한 출산에 관한 왜곡된 시각에서 비롯된 두려움은 자연의 방식에 가장 가깝다고 할 가정 출산과 조산원 출산이 미개하거나 무모한 것으로 폄훼되는 결과로 이어졌습니다. 물론 이는 인간의 몸을 마치 기계처럼 여기는 의료계 일부와 그런 관점을 아무 의심 없이 받아들인 대중들, 그리고 충분한 신뢰를 주지 못했던 조산사들이 함께 책임을 져야 할 일이겠으나 근원적으로는 눈앞의 화려함만을 좇아 점점 본질로부터 멀어지는 현대 사회의 문화와 가치관 자체가 변화되는 것만이 가장 확실한 해결책일 것입니다.

본디 출산이란 것은 지극히 개인적인 일이라 어느 동물의 세계에서든지 다른 이들이 모르는 조용하고 감춰진 공간에서만 이루어졌습니다. 이는 태초로부터, 자연으로부터 물려받은 본능입니다. 성性과 출산은 동전의 양면과 같습니다. 남녀가 서로 사랑을 나눌 때 다른 사람들이 볼 수 있도록 방문이며 창을 활짝 열어놓는 이는 아무도 없을 것입니다. 출산도 마찬가지입니다. 이성 간의 깊은 사랑을 아무에게나 보여주고 싶지 않듯이, 출산 시에 어미는 본능적으로 자신의 모습을 노출하길 꺼리게 되고 또 그래야만 편안하게 아기 낳는 데만 집중을 할 수 있습니다.

하지만 작금의 출산 현장은 많은 사람들이 수시로 드나들도록 개방되어 있습니다. 그러니 긴장과 불안감 탓에 산모의 몸에서는 옥시토신이 잘 분비되지 않습니다. 옥시토신은 긍정의 호르몬입니다. 긍정은 이완을 유도하고, 이완은 부드럽게 자궁문을 열어줍니다. 허나 출산 시에 지금 이 순간을 긍정하지 못하는 산모에게서는 난산의 조짐이 보이기 시작합니다. 이런 위험을 피하려면 산모를 가려줘야 하고, 배려해줘야 하고, 다른 것에 신경 쓰이지 않도록 편안한 분위기를 만들어주어야 합니다. 그러면 옥시토신이 아주 잘 분비되고, 산모는 그 멋진 호르몬에 취해 고대하던 아가를 만날 수 있게 됩니다.

그러니 가정이야말로 아기를 낳기에 최선의 공간이라고 할 수 있습니다. 집은 세상 그 어느 곳보다 깨끗하고 정신적 안정을 줍니다. 본인의 집에서, 또는 집과 같이 포근하게 꾸며진 환경에서 출산 경험이 풍부한 여성들의 도움을 받아 아기를 낳을 때 산모는 최고로 이완될 수 있습니다. 가정출산을 이상한 것으로 치부하는 사고방식은 하루빨리 사라져야 합니다. 반대로 평안한 아가의 품성과 절절한 어미의 맘이 함께하는 가정출산은 앞으로 점점 더 많아져야만 합니다. 더불어 아기와 산모를 위한다는 명목으로 출산 과정에 타인이나 외부의 힘이 함부로 개입하거나 약물이 투입됨으로써 아기와 산모가 겪게 되는 온갖 불행은 우리가 진정한 자연출산의 의미를 이해하지 못했기에 벌어진 결과임을 꼭 기억해야겠습니다.

하지만 이 책을 읽고 작지만 큰 희망을 봅니다. 그 어떤 처치와 검사보다도 아기를 향한 사랑의 마음이야말로 가장 중요한 것임을 웅변해주는 많은 이야기들, 그리고 본능적인 모성의 힘찬 기운을 만날 수 있었습니다. 이 책은 제가 늘 생각하고 실천하면서, 또 한편으로 아쉬워하고 있던 바로 그 점들을 진솔하고 강력하게 독자들에게 전해주고 있어서 참으로 경탄스러웠습니다. 모쪼록 많은 이들이 이 책을 접하여, 아가를 품게 될 여성들이 자신의 몸에 숨겨진 놀라운 자연의 힘을 신뢰하여 황홀한 출산을 경험하는 여행에 주저 없이 나서게 되기를 빕니다.

이 책은 몸과 마음이 건강하고 온전한 아기가 태어나고 자라, 세상을 평화롭게 만들어가게 할 주춧돌을 놓는 법을 알려주는 귀한 지침서가 될 것입니다. 우리의 가정을, 우리나라를, 아니 이 세상을 평화롭고 살기 좋은 곳으로 만드는 데 크게 일조할 수 있는 이런 멋진 책을 소개해주신 정신세계사에 깊이 감사드립니다.

추천사
4

심정섭

메디플라워 자연출산센터 교육이사
(www.mediflower.co.kr)

출산의 회복으로부터 시작하는 교육의 회복

지난 10여 년간 나는 대치동과 강남에서 영어를 강의했다. 대치동에서는 외국에서 살다 온 아이들을 특례 입학으로 대학에 진학시키기 위해 SAT, GRE 등 대학원 수준의 입시 영어를 가르치고, 강남에서는 대학 편입을 준비하는 대학생들을 가르쳤다. 그 과정에서 수백 명의 고3 학부모들을 만나고, 고3 학생들을 사귀고, 편입생들을 상담해왔다.

그런데 3~4년 전부터 학원 강의실이 조금씩 이상하게 변해가는 것을 느끼게 되었다. 아이들은 심각할 정도로 생기가 없어 보였고, 아무리 재미있게 수업을 해도 별다른 반응을 보이지 않았다. 강의를 하면 할수록 밑 빠진 독에 물을 붓는 듯한 기분이 들었다. 원래 공부에 의욕이 없는 아이들을 억지로 앉혀다 놓았다면 당연한 일이겠지만, 연고대 이상의 학교에 갈 수 있는 실력의 아이들조차 자기 주관과 생각이 없고, 강사들의 강의에만 의지하고, 주어진 과제만 하려는 경향을 보였다. 정말 아이들이 사교육에 절어버린 것일까? 강의 평가는 늘 좋았고 수입도 늘어났지만 정작 가르치는 나 자신은 진이 빠져버리기 일쑤였다.

나는 이런 아이들을 어떻게 도와주어야 할까 고민하면서 처음에는 학습법과 학습심리적인 측면에서 접근해보았다. "아이들이 공부하는 법을 모르고 꿈과 비전이 없어서 그렇구나" 하고 생각했기에 MBTI, DiSC 등의 심리 분석 도구와 꿈 목록 쓰기, 비전 수립, 자기 주도 학습법 등을 공부하여 전하고 토요일엔 특강과 학부모 교육도 병행했다.

그런데 막상 이런 방법을 동원해보니 어떤 아이는 되고, 어떤 아이는 안 되는 현상이 나타났다. 아이들의 몸과 마음이라는 하드웨어가 훼손되거나 오염된 상황에서는 아무리 좋은 학습법과 동기 부여라는 소프트웨어를 심어놓아도 제대로 돌아가지 못한다는 생각이 든 나는 점차 관심의 영역을 건강과 뇌과학 분야까지 넓혔고, 그 과정에서 아이들이 먹는 음식에도 문제가 많다는 점을 알게 되었다. 바쁜 학원 스케줄 탓에 집밥을 못 먹고 첨가물이 많이 든 음식을 밖에서 사 먹거나 탄산음료와 정크푸드에 길들여져 가는 동안 아이들의 뇌는 심각하게 파괴되어간다. 이뿐 아니라 과도한 영상 문화와 인터넷에의 노출은 자기 통제력을 상실케 하고 깊은 생각을 방해하여 아이들이 경박해지고 집중력이 떨어지게 만든다.

결국 몸과 마음, 정신이 조화를 이루는 온전한 학습법의 필요성을 절감한 나는 그 성공 모델을 유대인들의 가정교육에서 찾았다. 하지만 그조차도 좋은 수단은 될지언정 완벽한 해결책이라기엔 부족함이 있어 보였다. 그렇게 이 문제와 한창 씨름을 계속하던 차에, 나는 한 독서 모임에서 마련한 정환욱 원장님의 자연출산 특강을 들으면서 지난 3~4년간 갈구해온 근본적인 해결책의 단초를 발견하게 되었다.

출생 시의 충격이 이후의 삶에 미치는 영향

최근에 아이의 출생 경험이 이후의 삶에 어떤 영향을 미치는가에 대한 연구가 활발히 진행되고 그 결과가 속속 나오고 있다. 특히 출생 시 겸자(forceps)를 사용하여 아이를 억지로 빼내거나, 산모가 마취된 상황에서 아기를 출산하거나, 진통을 억지로 유도할 경우에는 아이들에게 자폐증이 일어나기 쉽거나 증상을 악화시킬 수 있다고 한다. 이는 1973년 노벨 생리의학상을 공동 수상한 니코 틴버겐의 연구에서 이미 과학적으로 증명된 사실이다. 비단 유럽에서뿐만 아니라 우리와 같은 문화권인 일본에서도 같은 연구결과가 나왔다. 일본의 료코 핫토리는 출산 예정일보다 1주일 전에 유도분만을 하고 분만 시 여러 가지 약물을 투약하는 병원에서 태어난 아이들이 그렇지 않은 아이들보다 자폐증을 더 많이 앓고 있다는 사실을 유명 의학저널인 〈랜싯 Lancet〉에 발표했다.

자살과 출생 경험과의 상관관계를 따져본 스웨덴의 버칠 야콥슨의 연구 결과도 출생 경험의 중요성을 한 마디로 웅변한다. 기계사용이 많은 출산을 통해 태어난 자살자는 폭력적인 기계를 자살의 수단으로 사용하려는 경향을 보인다. 예를 들어 총기를 사용하거나 달리는 차나 기차에 뛰어든다. 한편 출생 시 인위적인 약물 사용으로 태내에서 질식 상태를 경험했던 아이는 스스로 목을 조르는 등의 질식에 의한 자살 방식을 선택하려는 경향을 보인다.

현대 자연주의 출산의 대가인 미셸 오당은 유럽 각국의 제왕절개율, 의료 개입 비율과 범죄율을 비교해본 바 있다. 그 결과 30퍼센트 이상의 출산이 가정에서 이루어지고 병원의 의료 개입이 가장 적은 네덜란드는 인구 1,000명당 연간 범죄 건수는 15건이고 인구에 대비했을 때 소수의 경찰 인원만으로 치안을 유지하고 있었다. 이에 비해 유럽에서 제왕절개율이 가장 높은 이탈리아는 인구 1,000명당 연간 범죄 건수가 41건에 달했다. 프랑스나 영국은 그 중간 정도에 위치한다고 한다.

이러한 연구결과들은 아이가 태중이나 출산 시 주변의 모든 상황을 인지하고 기억하고 있다는 사실을 입증한다. 다만 이 모든 기억을 대뇌 신피질에 기억하는 것이 아니라 감정의 영역인 변연계에 집어넣고 있다가, 자기 삶이 위기에 처하거나 중요한 결정을 내릴 때 그로부터 영향을 받는 것이다.

물론 인간은 다른 동물과 달리 교육과 문화를 통해 출산 시의 충격을 완화시킬 수 있다. 하지만 외부의 개입이 적은 자연 방식의 평화로운 출산을 회복할 수 있다면 이러한 불필요한 고통은 절로 줄어들 것이다. 최근 우리나라의 아이들은 이전에는 들어보지도 못한 많은 질병으로부터 괴롭힘을 당하고 있다. 자폐증, 과잉행동/주의력결핍 장애(ADHD), 아토피, 소아성인병, 청소년 범죄, 자살률의 증가… 이 모든 것이 과연 우연에 불과할까?

현재 우리나라의 출산 상황은 어떠한가? 2011년 현재 우리나라의 병원 출산 비율은 거의 99퍼센트이고 제왕절개율도 40퍼센트 정도로 OECD 국가 중 가장 높은 수준이다.(WHO 권장 수치는 15퍼센트이다). 아이들이 처음부터 하드웨어에 손상을 입은 채로 태어나고 있는 것이다.

나는 자연출산을 접하고 좀더 많은 공부를 하면서 진정으로 이 땅의 교육 문제와 사회 문제를 해결하기 위해서는 출산이라는 첫 단추부터 제대로 끼워져야 함을 깨달았다. 하지만 우리나라는 자연출산과 평화로운 출산의 중요성을 제대로 알려주는 책이나 자료가 너무나 부족하다. 그간 미셸 오당의 《농부와 산과의사》, 르봐이예의 《폭력 없는 출산》 등을 제외하고는 체계적으로 현대의 자연주의 출산 문화를 접할 수 있는 자료가 거의 없었다고 해도 과언이 아니다.

이러던 차에 본서의 번역 사실을 알고 반가운 마음을 금할 수 없었다. 이 책을 지은 엘리자베스 데이비스와 데브라 파스칼리 – 보나로는 미국의 대표적인 조산사와 둘라doula(비의료 출산전문가)로서 2000년대 초반만 해도 우리나라와 같이 병원 출산이 전부였던 미국에서 외부 개입 없는 자연출산 비율을 8퍼센트까지 끌어올린 주역들 중 한 그룹이다. 앞으로 우리나라에서도 이 책을 통해 좀더 많은 의사와 전문가들이 출산에 대한 새로운 관점을 갖게 되고, 자연출산을 지원할 수 있는 조산사와 둘라도 더 많이 양성될 수 있기를 소망해본다. 그래서 좀더 많은 우리나라 예비 부모들이 엄마와 아기를 위해 최고의 출산 방식을 선택할 기회를 얻게 되기를 진심으로 바라본다.

정환욱

메디플라워 산부인과/자연출산센터 원장
(www.mediflower.co.kr)

병원이 없던 시절에는 어떻게 아이를 낳았을까? 지난 20년간 서울의 유명 산부인과 전문병원에서 현대 의술을 잘 다루는 전형적인 산부인과 전문의로 살아오면서 나는 한 번도 이런 의문을 품어본 적이 없다. 수천 건에 달하는 병원 분만과 수술을 감당하다 보니 약물과 의료적인 처치 없이도 아기를 낳을 수 있다는 생각은 난센스로만 여겨졌기 때문이다.

그러다가 2007년 11월, 나탈리아라는 뉴질랜드 여성의 가정출산을 도우며 의사로서 나의 인생은 전환점을 맞게 되었다. 병원에서 사용하던 많은 장비를 쓸 수 없는 환경에서 나는 출산에 대하여 가장 큰 두려움을 갖는 사람은 산모가 아니라 바로 산부인과 의사라는 사실을 깨달았다. 진통하는 산모를 보면서도 의료장비 없이는 아무 도움을 주지 못하는 무기력한 의사의 모습이 바로 나였다.

건강한 산모는 의사의 도움 없이도 아기를 잘 낳을 수 있다는 사실을 왜 진작에 몰랐을까? 침대에서 태아감시 장비를 두르고 철저하게 관리되던 산모만 보다가 열 시간 이상 진통하면서 호흡하고, 물 마시고, 간간이 음식도 먹고, 침대와 욕실을 오가고, 때론 변기에 앉으며 자유롭게 움직이는 산모의 모습은 내게 충격이었다. 심지어 그녀는 한 번의 신음소리조차 내지 않았다. 결국 일이 잘못되면 어쩌나 하는 두려움이 무색할 정도로, 아무런 의료적인 개입 없이 자연스럽게 태어나는 아기의 모습을 처음으로 보면서 나는 환희의 눈물을 흘렸다. 돌아오는 길에 나는 모든 것이 새롭게 시작되어야 할 것임을 알았다. 의술은 약이나 기술에서 오는 것이 아니라 사람에 대한 이해와 애정, 그리고 자기희생을 통한 배려에 의해서 진정으로 가능하다는 사실을 깨달은 것이다.

그 이후로 지금까지 수많은 외국인 및 한국인들의 자연출산을 도우면서 나는 현대 자연출산의 아버지인 그랜틀리 딕 리드가 고민했던 주제인 "병원이 없던 시절에는 어떻게 아이를 낳았을까?"라는 근본적인 질문에 답을 찾기 위하여 자연주의 출산에 대한 공부를 시작했다. 그리고 우리나라 처음으로 자연출산센터를 개원한 뒤, 일상적으로 병원에서 행해지는 의료적 개입을 거의 하지 않고도 대부분의 건강한 산모들은 자연스러운 출산을 해낼 수 있음을 거듭 확인할 수 있었다.

자연출산을 통해 나는 내가 돕는 산모와 산모의 가정이 변할 뿐만 아니라 나 자신과 내 가정까지 변하는 놀라운 경험을 했다. 의학이라는 틀을 벗고 생명의 본질에 다가갈수록 겸허해지는 나 자신을 발견하였고, 출산은 다루거나 해결해야 할 질병과 같은 문제가 아니라 인류가 가진 고유하고 성스러운 성性과 생명 활동의 결정체라는 사실을 깨닫게 되었다. 이른바 하나님의 존재를 경험한 것이다. "자연스러운 출산은 아이의 탄생을 넘어 가정의 회복과 인류애의 궁극적인 완성"이라는 딕 리드 박사의 말의 의미를 비로소 이해할 수 있었다.

이 책의 원 제목은 〈Orgasmic Birth〉이다. 즉, 오르가슴을 느낄 수 있는 황홀한 출산에 대한 얘기다. 요즈음은 오르가슴이라는 단어가 일상에서 편하게 쓰이기도 하지만, 유교적 전통과 성적 터부가 강한 한국사회에서는 건전한 '성적 황홀감'보다 맹목적인 욕정에 가까운 '성적 쾌락'의 뉘앙스로 오해받을 가능성도 있다.

사실 출산 과정에서 오르가슴이 있느냐 없느냐는 부차적인 문제이다. 지금 한국사회에서 가장 먼저 풀어야 할 오해와 편견은 '출산은 고통'이라는 고정관념이다. 왜 지금까지 우리는 출산은 모두 고통스럽다고 잘못 알고 있었던 것일까. 이 책이 놀라운 점은 바로 '출산은 곧 고통'이라는 집단최면 상태로부터 우리를 깨어나게 해주는 데 있다. 출산의 진통은 황홀한 경험이 될 수 있다. 두려움을 극복하면 또다른 감각이 주어지는 것이다.

나는 운이 좋게도 매일 출산이 고통이 아닌 환희의 순간이 될 수 있음을 분명히 목격하고 있다. 그것은 출산에 대한 두려움을 극복한 뒤에 얻어지는 선물이다. 하지만 아직도 출산에 대한 두려움에 떨고 있는 많은 우리나라 여성들을 보면 안타까운 마음이 든다. 이러한 맥락에서 이 책은 자연출산에 관한 정보나 지식이 거의 없는 한국사회의 산모와 가족들에게 출산의 의미를 새롭게 생각해보게 하는 계기가 될 것으로 기대된다.

진통의 본질

출산 시 산모가 느끼는 진통은 생리적인 현상이다. 즉, 의학적으로 출산 시의 진통은 우선 생리통과 비슷한 자궁의 근육통, 그리고 골반에 연결된 주변 인대가 당겨지는 내장통 정도로 볼 수 있다. 단지 멈추지 않고 규칙적으로 계속 온다는 차이점이 있긴 하지만, 자연적으로 오는 진통은 피토신(인위적인 촉진제)을 맞아서 오는 통증에 비해서 그 강도와 간격이 훨씬 덜하다.

그러다가 아기가 산도로 진입하게 되면 골반이 약간 벌어지는 골반통과 요통이 수반되는데 이것 또한 견딜 만한 통증이다. 출산이 막바지에 이를 즈음엔 민감한 외음부를 자극하는 잠깐의 통증이 불편함의 전부이다. 그 뒤 태반이 나올 때도 몇 번 더 진통을 하게 되지만 이는 아기가 나오는 진통에 비해서 훨씬 미약하고, 태반까지 출산한 뒤에는 하루이틀 정도 다소 외음부가 따갑고 불편할 수 있다. 그러나 만일 인위적인 회음절개의 범위가 깊고 넓은 경우는 회음절개와 그 뒤 봉합을 한 상처의 통증이 수일 또는 수 주 지속된다. 따라서 출산과 관련된 고통의 실체는, 출산 그 자체에 의한 것이라기보다 '산모가 가진 두려움'에다 인위적인 약물 사용이나 회음절개 등의 무리한 의료 행위에 따른 '이차적 신체 손상에 의한 통증'이 더해진 것이다.

출산에 대한 과장된 두려움은 산모를 긴장하게 하고, 그로써 긴장된 근육과 자궁의 수축은 더 큰 고통을 뇌에 전달한다. 만일 두려운 마음을 없애고 충분히 이완할 수 있다면, 즉 이러한 육체적인 통증에 '감성'이 더해지면 그 고통은 전혀 다른 형태로 바뀌게 된다. 예를 들어 출산을 마치 고문을 당하듯 소리를 지르고 고통스러워하며 벗어나기 위해 애를 써야 하는 것으로 여기는 여성이 있다면, 그녀의 출산은 실제로 그 공포스러운 상상이 현실로 나타난 끔찍한 경험으로 남게 될 가능성이 많다.

"출산의 본질이 정녕 고통인가?"라는 의문은 이미 1950년대 후반부터 수없이 제기되어왔던 것이다. 그랜틀리 딕리드 박사는 서민들은 큰 고통 없이 아이를 순산하는데 반해 귀족들은 출산에 어려움을 겪는 모습을 보았다. 그리고 결정적으로 전쟁통에 아무런 의료적인 도움 없이 아이를 쉽게 낳는 피난민의 모습을 보면서 과연 출산에 있어서 고통이 필수인가를 고민하게 되었다. 이러한 고민과 연구를 통해 딕리드 박사는 《두려움 없는 출산》 (Childbirth without fear)이라는 기념비적인 책을 쓰게 되고, 이 책에서 출산에서 고통은 결코 필수요소가 아님을 증명한다. 딕리드는 출산 시 고통의 메커니즘을 두려움-긴장-고통의 연쇄작용(Fear-Tension-Pain)으로 설명한다.

딕리드의 통찰은 1970년대 이후 출산에 작용하는 옥시토신과 아드레날린 호르몬의 실체가 규명되면서 과학적인 지지를 얻게 된다. 산모가 출산에 대한 두려움을 가진 채로 주변에서 정서적인 지지를 받지 못해 불안하고 불편해하게 되면 뇌하수체에서 아드레날린이 분비되고, 아드레날린은 심박동을 재촉하여 혈액과 산소를 각 근육에 공급해 자궁과 온몸이 긴장 상태가 된다. 이렇게 되면 자궁하부(lower part of uterus)가 경직되어 아기가 나오기 힘든 상황이 되고, 자궁 수축이 강해져서 체감되는 고통은 더욱 커진다. 반면에 산모가 출산의 과정과 주변 환경을 편안하게 받아들일 수 있다면, 호흡을 잘하고 충분히 이완할 수 있게 되며, 출산을 돕는 옥시토신이나 릴랙신 같은 호르몬이 활발히 분비되어 큰 고통 없이 자연스러운 출산을 하게 된다.

본서는 이러한 '고통 없는 출산'에서 한 발 더 나아가 출산이 환희의 순간이 될 수 있음을 보여준다. 독자들 중에는 이런 의문을 떠올리는 분들도 계실 것이다. "과연 이러한 출산이 가능할까? 혹은 이건 골반이 크고 덩치가 큰 외국인 산모들이나 가능한 일이 아닐까?"

나의 지난 3~4년간의 경험을 통해 답을 하자면, 당연히 한국인도 "가능하다".

조산사와 둘라

출산에 고통만 있는 것이 아니라는 큰 메시지와 더불어 이 책이 시사하는 중요한 점은 조산사와 둘라(doula)의 존재이다. 이 책의 저자인 엘리자베스 데이비스와 데브라 파스칼리-보나로는 의사가 아닌 조산사와 둘라이다. 나는 2007년 11월 나탈리의 가정출산을 도운 이후로 한국에 거주하는 외국인들 사이에서 자연출산을 도울 수 있는 의사로 소문이 나서 자연출산을 선택한 외국인들에게 계속 불려다니게 되었다. 그리고 그 과정에서 '둘라'라고 하는 사람들을 만나게 되었다.

한 마디로 정의하자면, 둘라는 '출산의 여정을 산모와 같이 하는 비의료 출산 전문가'이다. 우리나라에는 생소한 개념이지만 미국, 캐나다 등의 북미를 중심으로 전 세계에 수백 명의 둘라가 활동을 하고 있다. 둘라는 연습 진통 혹은 초기 진통이 시작되고 출산에 이르기까지의 가장 힘든 시간에 가장 큰 역할을 한다. 산모가 출산을 편안하게 받아들일 수 있도록 의료적인 개념이 아니라 직접 자연출산에 도움이 되는 정보를 알려주는 것이다. 이슬이 비치고, 양수가 조금씩 새어 나오고, 배를 조이는 진통이 시작될 때 둘라는 언제 병원에 가야 하고, 각 상황별로 어떻게 대응하며, 자궁경부가 충분히 열릴 때까지 어떻게 기다려야 하는지를 알려준다. 그리고 병원이나 여타 출산 장소에서 막바지 진통을 할 때 옆에서 산모의 호흡과 이완을 돕고 남편을 적절히 동참시킴으로써 순산을 도와준다. 또한 의사, 조산사, 간호사 등의 의료 전문가들과 협력하면서 각각의 상황을 산모에게 자세히 설명해주는 역할도 한다.

현대 의료산업의 거센 물결 속에서도 유럽에서 자연출산과 가정출산이 지켜지고 미국에서도 2000년대 이후 자연주의 출산 운동이 확산된 데에는 조산사의 부활과 더불어 둘라들이 큰 역할을 했다. 데브라는 북미둘라협회(DONA)의 둘라 트레이너이기도 하다. 나도 트리시Trish나 리사Lisa와 같은 한국에서 활동하는 외국인 둘라들을 만나며 자연출산에 대한 이해의 폭을 넓히고 둘라가 자연출산에 있어 무척이나 중요한 존재임을 절감했다.

자연출산을 본격적으로 도우면서 나는 현실적으로 둘라 제도가 활성화되어야만 한국에서 자연출산이 확산될 수 있음을 확신하게 되었다. 의사인 내가 모든 산모의 곁에서 24시간 대기하는 것은 물리적으로 불가능하기 때문이다. 이는 조산사나 간호사도 마찬가지이다. 산전검사로 건강이 입증된 산모와 아기는 굳이 문제 해결 전문가인 의사에게 전적으로 의존해야 할 이유가 없다. 자연출산의 핵심은 의학적 기술이 아니라 기다림이다. 인위적인 방법을 자제하고 언제 나올지 모르는 아이와 산모의 진행을 기다려주는 것이다. 짧으면 대여섯 시간 내에 끝날 수도 있지만 길면 2박 3일이 될 수도 있다. 진통하는 산모와 아기, 이를 돕는 남편과 가족의 여정을 함께 걸어주는 둘라와 경험 많고 숙련된 조산사, 그리고 자연출산을 잘 이해하고 배려해주며 만일의 상황에 대비한 진료 시스템과 큰 병원과의 협력체계를 갖춘 산부인과 의료진은 현대적 자연출산의 필수조건이다.

　　하지만 여전히 한국의 병원 현실 속에서 둘라는 가족도, 의료진도 아닌 제3자로서 설 곳이 많지 않다. 그리고 왜 굳이 비용을 내고 둘라를 고용해야 하는지 이해를 못하는 분들도 적지 않다. 이 책의 출간을 계기로 많은 산모와 가족들이 둘라의 중요성을 이해하고 자연출산에 좀더 쉽게 접근할 수 있기를 바라는 바이다.

　　다시 한 번 말하지만 아직 우리나라에서 자연출산은 생소한 개념이다. 제왕절개를 하지 않고 질식분만을 했다고 해서 다 자연출산인 것은 아니다. 이러한 가운데 병원 분만과는 근본적으로 관점을 달리하는 현대 자연주의 출산에 대한 소개가 절실하던 차였다. 한국에서의 자연주의 출산 문화의 확산을 위해 이 책을 기꺼이 번역하고 출판한 정신세계사에 격려의 박수를 보낸다. 그리고 많은 의료인과 출산 전문가들이 자연출산 운동에 기꺼이 동참하여 산모들에게 더 나은 출산을 선택할 기회가 제공되기를 바라본다.

독자들에게

전 이런 황홀한 경험을 상상조차 못했어요. 출산의 희열에 대해 읽어본 적은 있지만, 제가 그만큼 '열려' 있다고는 생각지 못했거든요. 전 신중한 편이에요. 너무 조심스러워 하니까 사람들이 예전에 난산을 겪은 적이 있느냐고 물을 정도였어요.

하지만 이번에는 자궁이 강하게 수축될수록 더 큰 흥분이 느껴졌어요. 아기가 나올 때* 느껴진 오르가슴은 전혀 예상치 못한 것이어서 저는 몇 주 동안이나 사람들에게 그 얘기를 떠들어댔지요. 남편은 제 말을 듣고 마음의 짐을 덜었어요. 남편은 강렬한 쾌감이 주어진다는 사실에 깜짝 놀랐고, 제가 그 수혜자라는 사실에 기뻐했지요.

하지만 저는 아기 낳은 이야기를 할 때 오르가슴이란 말은 꺼내지 않아요. 대부분의 사람들은 그건 불가능한 일이라고, 저 여자가 미친 게 분명하다고 생각할 테니까요!

— 영국의 배스에 사는 버지니아 W.

---

* 자연출산의 과정은 보통 3단계로 나뉜다. 첫 단계인 개구기(開口期)는 진통이 시작되어 자궁문이 완전히 열리기까지, 둘째 단계인 만출기(娩出期)는 열린 자궁문을 통하여 태아가 완전히 밖으로 나오기까지, 마지막 후산기(後産期)는 태아가 나온 후 태반과 탯줄이 나오기까지를 뜻한다. 이중 오르가슴의 경험은 주로 둘째 단계인 만출기와 깊이 관련되어 있다.(역주)

내가 첫 애를 낳던 1972년은 지금의 내가 '출산의 암흑시대'라고 표현하는 시기의 끄트머리였다. 남편은 분만실에 들어올 수 없었고, 산모*는 정기적으로 관장을 받고 음부를 제모해야 했다. '소독된 공간이 오염되는 일이 없도록' 분만대에 산모의 손과 발이 묶이는 경우도 비일비재했다. 신생아를 직접 돌보는 것도, 모유를 먹이는 것도 보기 드문 일이었다. 심지어 산모는 며칠 동안 자신의 아기를 안을 수조차 없었다. 거의 모든 산모는 가족의 보살핌이나 마음의 준비 없이 아기를 낳았고, 출산을 유도하는 약물로는 데메롤Demerol과 같은 마약성 진통제까지 남용되었다. 데메롤은 산모와 아기의 기분을 몽롱하고 우울하게 하므로 모자간의 유대감 형성을 대단히 어렵게 만든다.

내 의지와는 무관하게, 나는 위에서 언급한 온갖 굴레를 뒤집어쓴 채로 병원에서 첫 애를 낳게 되었다. 나는 임신을 한 후에 몇 달이나 조산사를 수소문했지만 도무지 찾을 길이 없었다. 그러다가 이미 두 아이를 집에서 낳아본 경험이 있는 한 임신부를 알게 되었는데, 그녀는 나를 도와주겠다고 약속했을 뿐만 아니라 자신의 출산 과정을 곁에서 지켜볼 기회까지 주었다. 그것은 더없이 감동적인 광경이었고, 나는 나 자신의 출산에 대해서 더욱 큰 기대를 품게 되었다. 하지만 불행하게도 진통은 예정일보다 한 달 빨리 시작되었고 당시 그녀는 멀리 떨어진 곳에 있었다. 처음엔 우리끼리 집에서 그냥 낳아볼까도 생각했지만 만약의 경우에 고물 트럭을 타고 두 시간이나 병원으로 내달릴 생각을 하니 막막했다. 게다가 밖은 곧 눈보라까지 퍼부을 기세였다.

• 산모(産母)는 사전적으로 '갓 아기를 낳은 여성'을 뜻하지만, 이 책에서는 출산에 임박한 / 출산 중인 / 출산 직후의 여성들을 포괄적으로 가리키는 뜻으로 사용되었다. 한편, 아직 출산을 준비하는 단계의 임신기 여성들은 '임신부'로 구분하여 옮김으로써 이해를 돕고자 했다.(역주)

그 병원에 대한 나의 기억은 출산의 순간에 아기와 충분히 접촉하고 온전한 기쁨을 누리는 것과는 거리가 멀다. 나는 다량의 피토신을 투여받은 후에 고통 속으로 내던져졌다. 자궁 수축의 통증에 나는 비명만 질러댔고, 남편은 내 옆에 무력하게 앉아 있을 수밖에 없었다. 진통은 10초 간격으로 찾아왔다. 나는 두 시간 반 만에 출산을 마쳤지만 그 진통의 주기와 강도는 몹시 부자연스런 것이었다. 아기가 보이기 시작할 때 나는 사람을 불렀다. 하지만 아기가 나오려고 한다는 내 말을 아무도 믿지 않았던 것 같다. 그들이 와서 한 일이라고는 의사가 올 때까지 두 다리를 모으고 참으라고 말한 것이 전부였으니 말이다.

곧 나는 분만실로 옮겨졌고 팔과 다리가 묶인 채로 아들을 낳았다. 오, 그때 그 아기를 얼마나 안아보고 싶었던지! "안 돼요. 아기가 추워해요." 그들은 곧 다시 데려오겠다는 약속만 남기고 아기를 낚아채 갔다. 하지만 그 약속은 지켜지지 않았다. 나는 깊숙한 회음절개에 의한 통증이 조금 덜어질 것이라는 말에 순진하게 응했고, 그로부터 무려 일곱 시간 후에야 깨어날 수 있었다.

나는 세상에 갓 나온 아들을 몇 시간 동안 홀로 두었다는 죄책감을 평생 떨쳐내지 못할 것이다. 정신을 차렸을 때 나는 감정이 북받쳐서 울기 시작했고 곧바로 다른 산모들이 없는 곳으로 옮겨졌다. 당시에는 모자동실母子同室이 없었다. 아기들은 신생아실에서 머물다가 네 시간마다 부모에게로 보내졌는데, 나는 당장 아기를 품에 안지 못하면 미쳐버릴 것만 같았다. 무리한 출산과 마취제, 회음절개술 탓에 걷기도 어려울 만큼 몸이 만신창이였지만 우리 부부는 의사들의 충고를 뿌리치고 열일곱 시간 만에 병원문을 나섰다. 집으로 돌아가 정신적 상처를 치유하기 위해서였다.

감사하게도 모유 수유를 통해 유대감이 형성되면서 우리 모자는 다시 하나가 되었다. 하지만 가정출산의 꿈이 깨졌다는 사실과 병원에서 얻은 정신적 고통은 내게, 그리고 나의 결혼생활에 큰 영향을 미쳤다. 나는 감정을 추스르기가 어려웠고 1년이 넘도록 산후 우울증에 시달려야 했다.

나 자신의 경험, 그리고 나와 같은 많은 불행한 여성들의 경험은 자연출산 운동을 태동시키는 밑거름이 되었다. 출산을 준비하는 방식이 세련되게 발전했고, 모유 수유가 새로이 가치를 인정받고 권장되었으며, 아빠들은 아기의 탄생을 지켜볼 권리를 주장하기 시작했다. 그리고 그 결과로서 병원의 방침이 바뀌기 시작했다.

하지만 둘째 아이를 반드시 집에서 낳으리라는 내 결심은 확고했다. 2년 후에 나는 그 꿈을 이루었고, 그것은 병원에서의 경험과는 하늘과 땅 차이였다.

나는 밤중에 진통을 시작했고 곧 조산사들이 우리 집을 방문했다. 밤이 지나면서 환하고 따스하게 동이 터왔고 ― 1월 중순이었음에도 내 창틀의 화초대에는 로벨리아 꽃이 피어 있었다 ― 나는 여전히 진통 중이었다. 나는 진통이 이처럼 길게 지속된다는 사실에 좀 놀랐다. 둘째 아이는 보통 더 빨리 나오게 마련 아닌가? 지금 생각해보니, 아마도 나는 첫 출산의 상처를 극복하기 위해서 그런 여유로운 시간을 보냈던 것 같다. 친절하고 사려 깊은 조산사들의 도움으로 나는 줄곧 포근함과 안락함을 느끼며 내 침대 위에 있었다. 나는 날 기분 좋게 해주는 사진들을 꺼내보면서 자궁 수축을 기쁘게 맞이하고자 했고, 내 집에서 있는 그대로 아기를 낳게 된 것에 진심으로 감사했다. 두 살 난 첫 애는 친구들이 정성껏 돌봐주고 있었고, 남편은 한시도 내 곁에서 떨어지지 않았다.

마침내 진통 주기가 빨라지면서 심한 고통이 찾아왔다. 나는 몸을 움직이기가 두려웠다. 하지만 내가 잘 해낼 수 있을까 하는 의심이 시작되던 그 순간, 나는 출산의 비밀스런 쾌감을 발견했다. 내맡김! 그게 다가 아니었다. 나 자신을 내맡겼더니 '제대로 되어가고' 있다는 느낌이 들었던 것이다. 내맡기고 나자 자궁 수축은 견딜 만해졌고, 내맡기고 나자 어떻게 해야 할지를 절로 알게 되었다. 나는 마치 섹스를 할 때처럼 자연스럽게 신음을 내고 몸을 움직였다.

그리고 내 자그마한 딸이 엄청난 압력과 함께 질 밖으로 나올 때, 나는 아기의 몸뚱이를 생생한 촉감으로 느낄 수 있었다. 내 안에서는 희열과 전율이 솟구쳤고, 그 절정의 순간에 아기는 쑤욱 모습을 드러냈다. 그것은 어떤 것과도 견줄 수 없는 강렬한 오르가슴이었다. 남편은 아기를 받아서 내 배 위에 올려주었다. 나는 내 귀여운 아들도 함께 품에 안았다.

물론 나는 온 세상에 이 이야기를 떠들어대고 싶었다! 하지만 여러분의 예상처럼, 나는 수없이 이상한 사람 취급을 받거나 철저하게 외면당했다. 가장 가까운 친구들의 반응도 마찬가지였다. 하지만 나는 아랑곳하지 않고 공부를 시작했고 조산사가 되기 위한 교육도 받았다. 나중에는 초보 조산사들을 위한 글을 기고하고 성性에 대한 책까지 쓰게 되었는데, 그 책의 한 장章에서 임신과 출산의 쾌감에 대해 다루었다. 나는 점차 그 주제를 강의에 포함시키기 시작했고 라디오와 텔레비전에 나가서도 조산술, 가정출산, 그리고 출산의 성적인 측면에 관해 이야기했다. 물론 신뢰를 잃지 않기 위해서 '신음'이란 단어를 함부로 내뱉진 않았다.

시간이 걸리긴 했지만, 그렇게 나는 아기를 낳을 때 오르가슴을 경험한 다른 여성들을 하나둘씩 만나게 되었다. 우리는 최고의 섹스 경험까지 털어놓을 기세로 솔직하고 즐겁게, 그리고 감탄하면서 서로의 이야기를 나누었다. 우리는 왜 우리에게 그런 일이 일어났는지, 그리고 왜 다른 많은 여성들은 그렇지 못한지가 궁금해졌다.

나는 출산과 섹스의 생리 작용에 대한 연구를 해나가던 중에 출산과 오르가슴의 연관성을 설명해주는 새로운 정보를 알게 되었고, 그것을 다른 여성들에게 알려야겠다고 굳게 마음먹었다. 그러다가 황홀한 출산에 대한 다큐멘터리를 제작할 계획을 세우고 있던 데브라를 알게 되었다. 그녀는 국제적인 둘라doula(비의료 출산전문가) 양성가이자 출산교육 전문가였는데, 과거에 온전한 자연출산을 시도했다가 병원의 강압적인 시술 탓에 실패한 경험이 있었다. 결국 그녀는 다음번에 제도권 밖의 출산센터를 찾아감으로써 황홀한 출산을 경험하게 되었다. 그녀는 출산의 선택권을 여성들에게 되돌려주고 싶어했고, 출산에 대한 두려움이 팽배해지고 약물과 의료기술이 남용되면서 출산의 성적 측면이 훼방받고 있다는 사실에 주목했다. 우리는 만나자마자 마음이 통했다. 우리는 산모와 그 가족들에게 출산의 아름다움과 선택권을 되찾아주겠다는 같은 꿈을 꾸고, 황홀한 출산 경험들이 모이면 우리 사회의 토대까지 변화시킬 수 있다고 믿고 있다.

'황홀한 출산'을 무어라 정의해야 할까? 넓게 보면 출산을 즐거운 것으로 표현하는 모든 산모가 황홀한 출산을 경험한 것이고, 좁게 보면 아기가 나오는 순간에 오르가슴과 같은 성적 희열과 근육 운동을 실제로 느낀 산모들의 경험이 그에 해당한다. 우리가 인터뷰한 많은 산모들은 아기가 나오기 직전에 질 부위에서 상당한 압박과 흥분을 느꼈고, 곧이어 아기가 나오면서 엄청난 감동과 해방감이 찾아왔다고 고백했다. 따라서 당사자가 그 순간을 되돌아볼 때마다 행복에 젖는다면, 그리고 출산이 육체적으로나 감정적으로나 만족스럽고 온전하게 이루어졌다면 그것은 '황홀한 출산'이라 말해질 수 있다.

그럼 진통이란 문제는 어떻게 이해해야 할까? 우리는 아기 낳는 일을 악몽처럼 묘사하는 이야기들만 들으며 살아왔다. 그렇지 않은가? 이 문제는 1

부에서 더 자세히 다루겠지만, 우선 한 가지 사실을 짚고 넘어가자. 지켜보는 존재가 있을 때는 모든 포유동물이 출산을 중단한다.(실험쥐를 유리상자 속에 넣고 관찰해보면 이 사실을 분명하게 확인할 수 있다.)[*] 마찬가지로 인간도 개방된 환경에서 아기를 낳을 때는 아드레날린을 분비한다. 그리고 아드레날린은 자궁을 수축시키고 자궁문을 여는 옥시토신의 분비를 억제하는 역할을 한다. 따라서 출산 시에 유연하게 이완되어야 할 자궁문을 아드레날린이 단단히 경직시키는 탓에 대부분의 산모가 심한 진통을 경험하게 되는 것이다.

옥시토신은 사랑의 호르몬이라고도 불린다. 옥시토신은 성적 전희를 즐기거나 오르가슴을 느낄 때 분비되는데, 놀랍게도 그저 애인을 떠올리는 것만으로도 분비될 수 있다. 인간은 신체적 접촉 없이도 성적 흥분을 느낄 수 있기 때문이다. 이와 같은 작용으로, 그저 아기의 울음소리를 듣거나 심지어 따로 떨어져 있는 아기를 생각하는 것만으로 모유가 — 이 또한 옥시토신의 영향을 받는다 — 나오기도 한다. 평생에 옥시토신이 가장 많이 분비되는 때는 바로 출산 도중, 그리고 출산 직후이다. 옥시토신은 자궁을 완전히 수축시킴으로써 과다출혈을 예방하는 동시에 아기와의 유대감을 높여준다. 옥시토신이 왕성하게 분비되면 눈앞에 누가 있든 그에 대해 호감을 느끼게 된다는 것은 널리 알려진 사실이다.

하지만 인공 옥시토신인 피토신은 이런 사랑과 흥분, 유대감을 일으키지 못한다. 피토신은 혈액 뇌관문을 통과하지 못하므로 뇌의 수용기에 도달할 수 없다. 생리학자 마르코스 레이테는 피토신의 투약이 중지된 후에 체내에서 옥시토신이 다시 생산되려면 30분 이상의 시간이 걸리고, 그것이 출산

---

[*] Niles Newton and Donald Foshee, "Experimental inhibition of Labor through environmental disturbances," *Birth and the Family Journal* 6 (Spring 1979): 1.

시의 평균 분비량에 가까워지려면 훨씬 더 오래 걸린다는 사실을 발표한 바 있다.* 또한 경막외마취술도 옥시토신의 분비에 악영향을 미친다.** 1부에서 이 문제를 다시 다룰 것이다. 지금은 복잡한 출산 과정 속에서 이 '사랑의 호르몬'이 해내는 고마운 역할만을 되새기고 넘어가자.

옥시토신은 성性과 출산 사이의 '잃어버린 고리'이다. 그 둘의 관계가 확실하게 밝혀져서 사람들이 최고의 결과를 얻기 위해 세심하게 출산 계획을 세우는 광경을 상상해보라.

더 많은 여성들이 이런 가능성을 실제로 경험하게 되면서 황홀한 출산은 점점 더 공공연한 사실이 되어가고 있다. 데브라가 만든 〈황홀한 출산〉(Orgasmic Birth) 다큐멘터리는 불과 몇 달 만에 세계 각국의 초청을 받았고 이후 1년간의 빽빽한 상영 일정이 잡혔다. 상영되는 곳마다 사람들이 몰려들어 "어떻게 하면 황홀한 출산을 할 수 있죠?" 하고 물었고, 몇몇 관객들은 자신의 경험을 들려주기도 했다. 그래서 우리는 출산의 모든 측면을 고려한 실용적인 지침, 그리고 영감과 교훈을 전해줄 성공담들을 담아 책을 펴내기로 했고, 이 책이 바로 그 결과물이다.

이 책을 간단히 소개하자면, 나는 데브라가 제공한 인터뷰 자료와 조언을 바탕으로 서문과 1~2부를 집필했고 데브라는 3부에 실린 경험담을 모으고 편집했다. 우리는 당신의 의견을 반갑게 맞이할 것이다. 혹시 자신의 출산 경험을 들려주고 싶은 독자가 있다면 데브라의 홈페이지(www.orgasmicbirth.

---

* Leite, Marcus, lecture notes, *Midwifery Today* conference, 2003.
** Vivi-Anne, Rham, Anita, Hallgren, Hans, Houmlgberg, Ingalill, Hurtig, Viveca, Odlind, "Plasma oxytocin levels in women during labor with or without epidurâl analgesia: a prospective study." *Journal Acta Obstericia et Gynecologica Scandinavica* 81:11, November 2002, 1033-1039.

com)를 방문해주기 바란다.

당신이 약물을 투여받아 겨우 아기를 낳는 것 이상의 경험을 출산에서 기대한다면, 이 책은 바로 당신을 위한 것이다. 혹 당신이 그저 새로운 가능성에 호기심이 생긴 것뿐일지라도, 황홀한 출산은 결국 미래의 당신을 위한 선물이 될 것이므로, 우리는 이 책을 추천한다!

— 엘리자베스 데이비스

출산은 육체적, 정신적, 감정적, 영적으로 최고의 경험이다! 굉장한 자기탐구와 자기존중의 여행이다. 나는 한 번의 출산이 7년간의 명상과 맞먹는 효과를 낸다는 말을 들은 적이 있는데, 지금은 그 말을 굳게 믿는다.

— 사라 L.

내 '비밀'을 듣고 어떤 여자들은 충격을 받고 샘을 내며 믿지 않았다. 그럼에도 나는 내 생애 최고의 오르가슴을 당당히 말할 수 있다! 나는 아기를 낳은 직후에 엄청난 기운과 자신감, 흥분을 느꼈다. 가장 높은 산을 오르고, 가장 넓은 바다를 헤엄치는 일도 문제없어 보일 정도였다. 그것은 믿기 힘든 활력이었다.

— 패트리샤 A.

출산에 대한 나의 경험은 말로 표현하기가 어렵다. 그것은 신성하고 우주적이고 광대한 무엇이다. 나는 그것에 걸맞은 단어가 이 세상에는 없다고 생각한다. 그것은 다른 경로로는 접근이 불가능한 영적인 경험이며 여성의 진짜 본성과 맞닿아 있다. 그것은 여성들만이 가진 운명과 신비를 열어젖히며, 이 세상을 뒤바꿀 만큼 대단히 강렬하고 강력하다.

— 디나 J.

출산은 아름답고 원초적이고 자연스러운 경험이다. 그것은 대단히 활기 넘치고 평화로우며 온 세상을 감동시킨다.

— 실비아 P.

병원에서 첫 아이를 제왕절개로 낳고 나서 내 생각은 완전히 바뀌었고, 나는 둘째 아이를 집에서 자연출산으로 낳았다. 나는 의료계가 수익을 위해 존재하고 있음을 알았고, 출산이 꼭 의사에게 의존하거나 귀속되어야 할 일이 아님을 깨달았다. 산모와 그 가족에게 스스로의 힘으로 출산의 감동을 경험할 기회조차 주어지지 않는 것은 그야말로 엄청난 불행이다. 세상은 내게 출산은 고통스럽다는 인식을 주입

시켰지만 나는 더 이상 그렇게 생각하지 않는다. 오히려 나는 출산이란 말에서 친밀감, 사랑, 활기, 힘, 아름다움, 진실, 노력과 그 보답을 떠올린다.

— 제니퍼 H.

책임감을 가지라! 손수 계획을 세우고 아기를 낳는 것은 아기와 가족, 당신 자신, 그리고 전 인류에 대한 당연한 의무이다. 두렵게 느껴질 수도 있겠지만 그 결과는 경이롭다!

— 제네비브 S.

황홀한 출산을 경험한 비결이 뭐냐고요? 저는 제 집에서 편안하게, 그리고 두려움 없이 아기를 낳길 바랐어요. 정말 오르가슴을 느끼려면 두려움을 놓아버려야 해요. 출산에 대한 공포가 깊게 뿌리 내린 문화권에서는, 게다가 저처럼 첫 아기를 제왕절개로 낳아본 엄마들한테는 시간이 좀 걸리는 일이지요. 저는 첫째는 물론이고 둘째를 자연출산으로 낳을 때도 그러질 못했어요. 하지만 이번에 셋째를 낳으면서는 두려움을 완전히 내려놓고 그 희열을 만끽할 수 있었지요.

— 캐서린 H.

나는 자신감으로 충만하고, 내 몸에서 경이로움을 느낀다. 나는 나를 엄마이자 여자로 탄생시켜준 것이 바로 내 아이들이었음을 잊지 않을 것이다.

— 콜린 B.

저는 둘째 애를 낳은 후에 아내를 떠받들면서 삽니다. 저는 군인이고, 그래서인지 군인 출신의 정치인 중에서 믿을 만한 사람 — 뭔가를 경험한 사람 — 을 한눈에 알아봅니다. 마찬가지로, 제왕절개 이력이 있으면서도 둘째를 집에서 낳는 아내를 보니 그녀가 여신처럼 느껴졌고 자연스럽게 제 태도도 바뀌었어요. 이상입니다.

— 빌 M.

제1부

황홀한 출산을 위하여

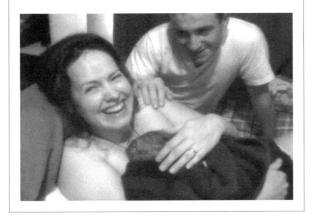

Tamra, L (Orgasmic Birth documentary film)

출산 바로 알기

출산은 강렬하고, 활기차고, 영적이고, 잊혀지지 않는 일이에요. 말로는 표현 못할 영원한 순간이랄까요. 출산이 섹스보다 더 나은 이유는 그것이 흥분되면서도 생명 그 자체의 열정을 찬미하는 행위이기 때문이에요. 출산에서 신성한 기쁨을 발견하는 것은 인류에게 주어진 선물이지요.

— 플로리다 주의 서머랜드 키에 사는 마리나 A.

황홀한 출산(Orgasmic Birth)의 세계에 온 걸 환영한다! 어쩌면 당신은 이미 황홀한 출산을 경험했고, 비슷한 경험을 한 다른 사람들의 이야기를 듣고 싶어서 이 주제에 구미가 당겼을지도 모른다. 아니면 고통스럽게 아이를 낳고 나서 치유받길 원하고 있거나 다음번을 위해 더 나은 방법을 찾는 중일 수도 있다. 아직 아기를 낳아본 적이 없는 사람이라면 '오르가슴'이란 단어에 호기심이 일면서도 조금은 딴 세상 이야기처럼 생각될 것이다. 어쨌든 우리들 대부분은 어머니와 자매, 친구들로부터 출산은 꾹 참고 견디는 수밖에 없는 몹시 아프고 고통스러운 일이라고 들으며 살아왔다.

그러나 안심해도 좋다. 출산의 희열은 분명한 현실이며 생리학적으로도 확실한 근거를 가지고 있다. 그러나 우리의 문화는 출산을 아주 자연스럽게 희열로 이끄는 이런 생리학적 요소들을 이해하고 갖추어주려는 태도와는 거리가 멀다.

현대사회를 규정짓는 핵심 가치들만 살펴보면 왜 그렇게 되었는지를 알수 있다. 자신이 몸의 지혜에 충분히 귀 기울이고 있다고 단언할 수 있는 사람은 극히 적을 것이다. 오히려 다수의 사람들은 몸을 부려 장시간 일을 하거나 격렬한 노동을 해내는 데 익숙하다. 그리고 피곤해도 제대로 쉴 줄을 모르니 수면제와 알코올 등에 의존한다. 우리는 온갖 의무를 짊어진 채로 철저하고 엄격한 계획표를 따르므로 충분히 휴식하거나 맘이 끌리는 대로 행동할 여지를 거의 갖지 못한다. 그리고 육체적 통증과 스트레스, 병에 시달리더라도 일거리를 다시 쥐도록, 직장으로 돌아가도록 도와줄 약들이 우리에겐 무척이나 많다.

산업화와 함께 빨라져버린 삶의 속도 때문에, 몸의 지혜에 귀를 기울여 건강하고 활기찬 삶 — 이것은 농업사회의 특징이다 — 을 유지하는 습관은 잊혀버렸다. 지금 우리는 점점 더 많은 사람들이 재택근무를 하고 스스로 일과를 조정하는 새로운 세상을 맞이하고 있는 듯 보인다. 더 균형 잡힌 생활방식을 택할 기회가 열린 것이다. 하지만 이런 기회의 이점을 과연 얼마나 누리게 될 것인가? 만약 열심히 글을 쓰던 중에 자신이 긴장하고 있고, 숨이 얕아졌고, 어깨와 엉덩이가 뭉쳤음을 알아차렸다면, 얼마든지 뒤뜰로 나가서 심호흡을 하며 기분을 전환할 수 있다. 그러나 자신을 몰아붙이는 습관은 너무나 뿌리가 깊어서 우리는 몸의 신호를 무시하거나 기껏해야 나중에 '시간 있을 때' 쉬어야겠다는 생각에 그치곤 한다.

이처럼 몸의 신호에 귀를 기울이는 것은 결코 쉽지 않으며, 시간도 없고 방법도 모르는 사람들에겐 더욱 그러하다. 하지만 임신과 출산이라는 황홀

> 나는 2년간 멕시코에서 푹 쉬고 돌아온 지 얼마 안 되어 첫 아이를 낳았다. 멕시코에서 나는 목적지에 도착하는 것만큼이나 여정 그 자체도 중요하다는 사실을 배웠다. 짐을 꾸리고, 차에 오르고, 길 위를 달리고…… 하나하나가 의미 있고 즐겁고 음미할 만한 것들이었다. 그 누구도 나처럼 서두르고 조바심내고 평정심까지 잃어가며 '시간에 맞추려고' 신경을 곤두세우지 않았다. 그런데 놀라운 것은, 그렇게 계획보다 늦게 도착한 시간이 오히려 꼭 맞는 때인 듯 보인다는 사실이다. 나는 내 걱정이 쓸데없는 에너지 낭비였음을 재차 깨닫곤 했다. 멕시코에서의 경험이 내겐 최고의 출산 준비였음을 좀더 일찍 이해했더라면 좋았을 텐데.
>
> — 텍사스 주의 오스틴에 사는 로비 데이비스-플로이드

한 경험은 이러한 단절을 해소하고 본래의 감각을 회복하는 데 큰 도움을 준다.

우리를 몸으로부터 분리시키는 다른 요인으로는 '빨리빨리 육아법'을 들 수 있다. 물론 우리는 인내심을 갖고 아이들을 대하려고 노력하지만, 때로는 의도치 않게 스트레스를 전가하기도 한다. 빨리 신발을 신고, 장난감을 고르고, 채소를 다 먹으라고 재촉하게 되는 것이다. 하지만 아이들과 눈높이를 맞출 줄 아는 엄마 또는 할머니는 나이에 관계없이 몸의 지혜를 잘 보전한다. 지금 이 순간을 즐길 줄 아는 아이들을 통해서 자신도 창조적이고 걸림 없는 상태를 유지하기 때문이다. 허나 우리는 대개 일을 하고 남는 시간에만 아이들을 돌보도록 요구받거나 스스로 그러기를 선택한다. 그래서 더 이상 아이들로부터 창조적이고 직관적인 태도를, 궁극적으로는 더 건강해지고 행복해지는 법을 배우지 못한다.

현대 사회는 생산성에 토대를 두고 있다. 우리는 결과에 따라 평가받는다. 육아는 점점 비경제적인 일이 되어가고 '사회적 지위'가 사람을 평가하는 절대기준이 되어버렸다. 하지만 다시 강조하건대, 긍정적인 출산 경험은 이런 사고방식을 뒤바꿔놓을 것이다.

출산에는 깊이 탐구해볼 만한 주제들이 많다. 예를 들어, 육체를 타락의 원인으로 지목하며 부정적으로 대하는 종교의 신자들은 출산 과정에서 종종 어려움을 겪는다. 몸이 보내는 신호들을 위험한 유혹으로 보아 무시해버리기 때문이다. 이런 측면까지 포괄하여 출산을 바라봐야만 우리는 왜 오늘날의 여성들이 자연출산 대신 겉만 번드르르한 병원과 마취제를 택하고 분유를 먹이는지를 제대로 이해할 수 있다.

'출산은 고통스러울 수밖에 없다'는 생각은 근거 없는 통념에 불과하다. 신이 여성들에게 '출산의 고통'이라는 저주를 내렸다는 것은 신에 대한 모욕이다. 독실한 교인인 내가 보기에도, 뱀의 유혹에 넘어가 선악과를 먹은 이브 때문에 신이 여성들을 증오하여 저주를 내렸다는 생각은 너무나 비상식적이다.

— 캘리포니아 주의 버클리에 사는 마리아 A.

어떤 믿음을 가졌든 간에 임신부가 몸으로부터 비롯되는 정신적 변화를 피할 수 있는 방법은 어디에도 없다. 예를 들어, 임신 초기부터 나오는 호르몬은 논리적인 사고를 자주 중단시키고, 이런 상태는 수유 단계까지 지속된다. (최근에도 나는 한 임신부가 이 문제로 며칠간 혼란을 겪는 모습을 지켜보았다. 그녀는 에어로빅 강사였는데, 임신부가 으레 그렇듯 그녀의 건망증도 동작 몇 가지를 잊어버리는 정도에서 그치질 않았다!) 나는 호르몬이 임신부의 행동을 느릿하게, 그리고 기억력을 무디게 만드는 이유가 바로 '모성'(mother-mind) — 대단히 직관적이고 이완된 사고방식과 삶 — 을 살찌우기 위해서라고 생각한다. 모성은 임신부로 하여금 몸의 신호에 귀를 기울이게 하여 최적의 건강 상태에서 출산을 시작할 수 있도록 돕는다. 또한 출산이라는 과업에 자신을 내맡길 수 있도록, 그리고 스트레스와 두려움에 휘둘리지 않고 아기를 돌볼 수 있도록 준비시킨다.

특히 에스트로겐, 프로게스테론, 릴랙신, 옥시토신 등이 큰 역할을 하는데, 출산을 바로 알기 위해서는 이 호르몬들의 작용을 잘 이해하고 있어야 한다.

에스트로겐은 배란을 위한 호르몬인데, 월경 사이의 중간기에 여성들로 하여금 사랑에 빠지고 강한 성욕을 경험하게 한다. 에스트로겐의 증가는 임신부들에게 놀라운 경험을 선사한다. 질과 젖가슴의 감수성과 유연성을 높일 뿐 아니라 태아의 성장까지 촉진하는데, 특히 태아를 보호하는 자궁 내막을 두텁게 한다.

이때 프로게스테론은 몸을 안정시키기 위해 일한다. 또한 릴랙신과 협력하여 몸을 이완시킴으로써 관절, 인대, 혈관을 아주 유연하게 만든다. 넓어진 혈관은 임신 중에 50퍼센트까지 늘어나는 혈액량을 감당함으로써 태아의 양육과 출산을 돕고, 출산 직후에 부족해지는 산모의 혈액량을 빨리 보충해준다. 이외에도 프로게스테론은 혈압을 낮추고 영양소의 흡수를 위해 소화의 속도를 늦추는 등의 역할을 하지만 하지정맥류, 치질, 가슴앓이, 순간적인 현기증을 유발할 수도 있다. 적절한 예비지식이 없으면 이런 증상들을 질병의 전조로 오해하기 쉬우나 이는 태아의 성장과 산모의 건강을 위한 작용이다.

지난 1년간 나는 직관력의 본질과 향상법에 대한 — 특히 여성과 출산에 관련하여 — 꽤 많은 연구를 진행하면서 이것이 흥미진진하고 의미심장한 주제임을 깨달았다. 직관은 '직접적인 앎' 또는 '예상치 못하게 얻어지는 명쾌한 인식'으로 정의된다. 두려움 또는 심리적 투사와는 달리, 직관은 심각하고 흥분한 상태가 아니라 이완되고 편안한 상태에서 가장 활성화된다. 직관은 뇌파와 밀접한 관련이 있다. 베타파는 빠르고 들쭉날쭉한 뇌파로서 스트레스와 불안에 근거한 사고방식에 해당하고, 알파파는 좀더 깊고 느린 진폭의 뇌파로서 명상 또는 규칙적인 자극에 의해 유도되는 마음상태에 해당한다. 알파파일 때 우리는 주변 상황과 좀더 가깝게 동조하게 된다. 말뜻 그대로, 더 큰 그림에다 초점을 맞추게 되는 것이다.

그렇다면 임신은 왜 직관력을 급격히 향상시키는가? 그것은 아기의 욕구를 파악하고 충족시키려면 엄마의 직관이 필수적이기 때문이다. 직관은 아기의 욕구를 빨리 파악하게 해주는데, 신생아를 돌볼 때 그보다 더 중요한 일은 없다. 또한 직관은 아기를 키우는 수고로운 시기에 엄마 자신이 건강을 잃지 않도록 도와준다. 바로 여기서부터 "더 많이 일하고, 더 큰 성공을 거두라"는 서양문화의 신념이 해체되기 시작한다. 직관의 관점에서 보면,

나는 첫 출산 때 지나치게 상황을 통제하려 들었고 그것이 악영향을 끼쳤다는 사실을 잘 알고 있다. 엄마가 되면서 그런 성격은 크게 누그러졌고, 이처럼 '모든 것을 통제하겠다는' 마음을 서서히 내려놓는 것은 두 번째 출산을 위한 최고의 준비 과정이었다. 나는 두 번째에는 훨씬 더 나 자신을 내맡겼기 때문에 아기를 빨리 낳을 수 있었다고 생각한다.

— 조지아 주의 파우더 스프링스에 사는 로라 F.

> 나는 임신기 동안 영적인 눈이 열렸다. 전혀 알지 못하던 것들을 홀연히 깨닫곤 했다. 특히 꿈을 꾸면서 많은 것들을 배웠다. 나는 내 아기가 꿈과 명상을 통해서 나를 준비시켰다고 믿는다.
>
> — 켄터키 주의 오크 그로브에 사는 사스키아 S.

더 적게 일하는 것이 더 큰 행복과 앎으로 이끌기 때문이다.

옥시토신은 또다른 역할을 하는 호르몬이다. 옥시토신은 뇌하수체에서 생성되는데 성적 행위뿐만 아니라 전반적인 각성 상태와도 관련이 깊다. 옥시토신은 여성의 일생에서 임신기에 가장 많이 분비되며 특히 출산의 순간 그 정점에 이른다. 사실상 옥시토신이야말로 황홀한 출산을 가능케 해주는 열쇠이다.

또한 옥시토신은 정서적 유대감을 형성시켜준다. 따라서 산모는 신생아와 떨어지지 않도록 주의하고 출산 시 곁을 지켜줄 사람을 고르는 데도 신경을 써야 한다.

직관이라는 주제로 돌아가 보면, 옥시토신은 산모를 알파파보다도 더 느리고 잔잔한 뇌파 상태로 이끈다. 피토신이 투약되는 등의 외부적 개입만 없다면 출산 중인 여성의 뇌파는 보통 세타파를 띤다. 이것은 우리가 의식이 있는 상태에서 경험할 수 있는 가장 깊은 수준의 뇌파이다. 세타파는 초감각적 지각, 창조적 영감, 안성맞춤의 문제해결 등과 관련이 깊다. 세타파 상태에서는 시간감각이 유연해지고 상대적인 것으로 변한다. 아기를 직접 낳았거나 그 광경을 지켜본 사람이라면 누구나 1분이 한 시간처럼, 혹은 그 반대로 느껴진다는 말에 공감할 것이다. 이는 격정적인 섹스를 할 때의 시간감각과 동일하다.

이게 전부가 아니다. 옥시토신은 상호감응을 통한 정서적 유대를 촉진한다. 사랑하는 사람들끼리 심장박동과 호흡 주기가 서로 닮아가듯이, 출산 중인 산모와 그 파트너*는 서로 뇌파가 동조되는 현상을 보인다. 뇌파가 느려질수록 이러한 감응력은 더욱 강해진다. 서로 편안하게 마음을 열고 있기만 하다면 세타파 상태의 산모는 파트너의 뇌파를 충분히 자신의 수준으로 끌어내릴 수 있다. 만약 출산 중인 산모 또는 그 파트너가 두려움을 느끼고 있다면 어떻게 될까? 그럴 때는 여지없이 쾌감의 통로가 막히고 진통이 거세진다. 이것은 아드레날린으로 대표되는 카테콜아민성 호르몬, 스트레스성 호르몬이 분비되기 때문이다. 아드레날린은 자궁 주변의 근육들을 수축시키는데 그중에는 이완되고 벌어져야만 하는 자궁 하부도 포함된다. 이런 수축은 통증의 증가와 혈액순환의 장애를 불러와 태아를 호흡 곤란으로까지 몰고 갈 수도 있다.

반대로 옥시토신은 자궁문에 붙어 있는 기다란 섬유조직을 조여준다. 따라서 긴장만 풀면 자궁문은 쉽게 열리며, 조여진 섬유조직은 자궁의 상하부를 두툼하게 만들고 이것이 바로 태아를 밀어내는 역할을 담당한다.

따라서 출산을 자연스럽고 황홀케 하는 열쇠는 다름 아니라 옥시토신 분비의 장애물들을 제거하는 것이다. 그중 주된 범인은 아드레날린인데, 두려움을 비롯하여 스트레스와 근심 등등 뇌파를 베타파로 높이는 모든 요소가 아드레날린을 분비시킨다. 특히 안전을 확신하지 못할 때, 누군가에게 노출되어 있을 때 우리의 뇌파는 베타파를 띤다. 앞서 언급했듯이 모든 포유류는 관찰자가 있을 때 출산을 늦추거나 중단하는데, 정작 병원에서 출산하는 산

• 남편을 포함하여 비혼(非婚) 상태 또는 동성커플의 애인을 통칭한 저자의 표현을 그대로 썼다. 물론 산모의 성적 파트너 이외의 가족과 친구 등도 출산의 동반자 역할을 할 수 있다.(역주)

나는 임신기 내내 아기와 교감했다. 나는 아기의 존재를 인식했고 아기의 반응을 느꼈다. 대화를 하지 않고도 우리는 뭔가 새로운 방식으로 의사소통을 했다. 그리고 나는 아기가 건강하며 모든 게 잘 되리라는 확신을 얻었다.

그 애를 낳고 나자 삶의 모든 일에 더욱 자신감이 붙었다. 나는 나 자신의 의지력과 직관력을 알게 되었다. 나는 이전에 병원에서 낳은 두 아이보다 이 딸애와 더욱 긴밀히 연결되어 있음을 느낀다. 말없이도 그 애의 마음이 이해되고 한시도 떨어지고 싶지가 않다.

— 코네티컷 주의 노리치에 사는 마이클 R.

모들은 의료진과 의학기술 앞에 무방비로 노출된다.(태아감시 장비, 의사의 잦은 내진內診 등등). 또한 산모가 자기 자신에게 주의를 두는 것만으로도 — "제가 지금 잘하고 있나요?" — 옥시토신의 분비는 급격히 줄어든다. 출산은 성행위와도 다를 바가 없다는 사실을 기억하라. 남의 이목을 신경 쓰거나 스스로 불안해하는 만큼 오르가슴의 크기와 순도는 뭉텅 깎여나간다. 실제로 신피질을 건드리는 모든 요소 — 빛의 반짝임, 사람들의 질문 또는 소곤거림, 그 외 단선적인 사고로 이끄는 모든 감각적 자극 — 는 옥시토신의 분비를 방해한다. 섹스와 똑같이 출산은 사적이고 편안한 환경을 꼭 필요로 한다.

옥시토신을 멈춰버리는 피토신도 잊어서는 안 된다. 인공 옥시토신인 피토신은 정작 뇌의 수용기에 도달하지 못하기 때문에 사랑이나 유대감을 일으키지 못한다. 또한 경막외마취술도 옥시토신이 가장 왕성해야 할 출산 직전의 순간에 분비를 중단시킨다. 태아 머리의 압력에 반응해야 할 질의 신장수용기(stretch receptor)를 마비시키기 때문이다. 피토신은 출산을 촉진하는 우리 부부는 촛불을 켜놓은 거실에서 서로를 끌어안고 춤을 추었다. 우리는 엉덩이를 함께 흔들었고, 진통이 올 때면 나는 남편의 가슴에 얼굴을 파묻었다. 진통이 가라앉으면 껴안고 이마를 맞대었다. 이 세상에 오직 우리 둘만 있는 듯이.

그리고 쉬기 위해서 잠시 누웠을 때도 남편이 곁에 누워주니 훨씬 고통이 줄었다. 그가 나를 어루만져 줄 때마다 훨씬 기분이 나아졌다. 온찜질기는 그와 비교가 되지 않았다.

사실 쾌감과 통증은 종이 한 장 차이다. 나는 신음을 내면서도 자축하는 노래를 불렀고, 남편도 함께 노래했다. 나는 출산 시의 신음이 섹스를 할 때와 무척 비슷하다는 사실에 조금 놀랐다. 출산은 분명히 성행위의 연장선 위에 있다.

내가 욕조 속에서 아기를 안아올릴 때, 남편은 기쁨의 눈물을 훔쳤고 내 친구의 가슴에서는 절로 젖이 흘러나왔다. 이게 출산에 대한 나의 기억이다. 나는 58시간의 진통이나 허리 통증이 아니라 바로 이 유대감만을 기억한다.

— 호주 멜버른에 사는 사라 L.

프로스타글란딘 F2라는 또다른 중요 호르몬까지 크게 감소시킨다. 그리하여 다음과 같은 전형적인 악순환이 일어난다. 인위적인 다량의 피토신에 의해 촉진된 자궁 수축은 심한 통증을 불러일으켜 쾌감을 사그라지게 한다. 그러면 경막외마취가 필요해지고, 이에 자궁의 움직임이 줄어들어 다시 더 많은 피토신이 필요해진다!

이제 유익한 호르몬들 얘기로 돌아가서 그것들이 출산의 각 단계마다 어떤 작용을 하는지를 자세히 알아보자. 그러면 황홀한 출산의 본질이 더욱 명쾌하게 이해될 것이다.

우선 출산의 첫 단계, 즉 거의 닫혀 있던 자궁문이 벌어져 완전히 열리는 과정부터 살펴보자. 이 첫 단계는 다시 준비기(prodromal labor)와 진통기(active labor)로 나뉜다. 준비기에는 호르몬 분비가 늘면서 자궁이 수축되고 압력이 높아져 자궁문이 벌어진다. 그러다 자궁문이 더 벌어질 여지가 없으면 소위 '자궁경관 소실'●에 접어든 것이다. 자궁경관 소실을 촉진하는 것은 프로스타글라딘 F2의 분비, 그리고 태아 머리의 압력(태아가 뒤집힌 경우에는 둔부의 압력)이다.

그럼 이 준비기는 얼마나 지속될까? 초산이 아닌 경우에는 몇 분 만에 끝나기도 하지만 보통은 몇 시간에서 길게는 며칠간 이어진다.

준비기는 거짓 진통(false labor)이라고도 불리는데 이는 진통이 시작되었다가 멈추기를 반복하기 때문이다. 하지만 '거짓'이란 말이 산모의 감각을 무시하는 것 같아서 나는 이 단어를 싫어한다. 그것은 전혀 '거짓'이 아니기 때문이다. 대신 나는 연습 진통(warm-up labor)이란 단어를 쓴다. 때로는 한두 차례 연습 진통이 왔다가 수일이나 수 주간 중단될 수도 있다. 이때 자궁경관의 통증, 허리 쪽의 압박감, 가벼운 생리통 같은 증상은 자궁의 하부가 잡아 늘여지고 태아가 자궁경관을 마주하며 출산에 알맞은 자세를 취해간다는 신호이다. 또한 연습 진통은 산모와 그 파트너로 하여금 마음의 여유를 갖고 계획을 세워 출산을 준비할 여유를 준다.

준비기의 산모는 영양섭취, 휴식, 운동이라는 세 가지 생리적 조건을 충족시켜야 한다. 출산을 앞둔 산모는 반드시 충분한 영양을 섭취해야 한다. 평균적으로 첫 출산에서는 무려 80킬로미터를 걷는 정도의 열량이 소모된

● 자궁이 수축되면 자궁문이 벌어지는 동시에 자궁경관이 짧아지다가 결국 완전히 잡아당겨져 사라지게 되는데, 이것을 '자궁경관 소실' 또는 '자궁문이 열렸다'고 표현한다. (역주)

다. 허기진 채로 그만큼의 거리를 완주한다고 상상해보라. 휴식도 마찬가지다. 자연스러운, 즉 이상적인 출산은 대개 산모의 수면을 부족하게 하므로 미리 충분한 휴식을 해두어야만 지치지 않고 출산을 겪어낼 수 있다. 운동이 중요한 이유는 호르몬 분비를 왕성하게 하고, 골반을 유연하게 하고, 태아가 중력에 이끌려 아래로 내려오도록 해주기 때문이다. 특히 자연 속에서 산책하는 식의 느긋한 운동이 이상적이다.

그 외에도 옥시토신 분비를 왕성하게 하려면 여러 생리적 요인들을 조절해야 한다. 당연히 스트레스와 과도한 활동은 피해야 한다. 하지만 파트너와 함께 껴안고 키스하고 사랑과 애정을 주고받는 것은 좋은 일이다. 만약 파트너가 없다면 대신 그 에너지를 자신에게 퍼부어주라. 섹스 전에 늘 당

보통 초산의 경우엔 오랜 시간이 걸린다는 걸 알고 있었지만 나만은 다른 요행이 있길 바랐다. 그래서 티를 내진 않았지만, 나는 진통이 올 때마다 힘을 주면서 속도를 좀 높이려고 했다. 하지만 가정출산과 나 자신에 대한 불신 등으로 점점 머릿속은 복잡해지고 좌절감마저 찾아왔다.

이렇게 이틀이 지났고 출산은 완전히 중단되었다. 나는 낙담하여 결국 조산사에게 이렇게 말했다. "전 무섭고 지쳤어요. 아무리 해도 안 돼요. 병원에 가는 게 어떨까요?" 그녀는 만약 병원에 가더라도 곁을 지키겠다며 날 안심시켰다. 하지만 병원에서는 긴급상황이 아니더라도 피토신을 투약할 것이고, 그러면 참기 힘든 자궁 수축으로 인해 추가적 시술이 이어지기 십상이라는 충고도 잊지 않았다. 그 말을 듣고 나자 이 상황을 모면할 뭔가 다른 길을 찾고자 하던 마음은 휙 날아가버렸고, 나는 우리의 작은 보금자리에서 내 힘으로 아기를 낳겠다는 욕구와 다시 연결되었다.

— 캘리포니아 주의 오크랜드에 사는 어설러 F.

나는 자궁의 엄청난 수축에 완전히 굴복했다. 나는 깜짝 놀랐다. 이 힘은 나의 것이 아니었다. 뭔가 다른 힘이 내 몸을 쥐어짜고 있었다. … 그 힘은 재차 나를 덮쳤고, 아기는 밖을 향한 여행을 계속했다. 이 흐름에 발을 맞춰가며 잘 뒤따르는 것이 바로 나의 역할이었다. 아기는 명백하게 자신의 힘으로 나오고 있었다. 나는 찢어질 듯한 고통 앞에서 뒤로 물러나려다가도 다시 내 몸을 내맡겼다. 나보다 먼저 아기를 낳고서 이런 지혜를 일러준 친구들에게 축복이 있기를. 나는 잔뜩 벌어진 질 안쪽에서 아기의 머리를 생생하게 느꼈다. 그러다가 모든 것이 멈추었고, 나는 마치 내 안에서 지진이 난 것처럼 몸을 떨었다. 그 잠깐의 멈춤 직후에 소용돌이치는 양수와 함께 아기의 몸이 미끄러져 나왔다. 엄청난 안도감이 밀려왔다. 그 무엇으로도 깨뜨릴 수 없는, 곁에 있던 사람들마저 완전히 변화시켜놓을 만한 거대한 평온이었다.

— 캘리포니아 주의 오크랜드에 사는 크리스티나 C.

신이 준비하던 것들을 참고해보라. 한가로운 목욕, 아로마향, 촛불, 음악 등이 옥시토신 분비를 늘리고 뇌파를 알파파로 떨어뜨릴 것이다. 그리고 그 효과는 준비기뿐만 아니라 출산 과정 내내 지속된다.

날카롭고 냉정하고 신경질적인 사람들과의 접촉을 피하라. 예민한 친구나 이웃도 잠시 떨어져 있게 하라.(적당한 때 다시 부르겠다고 약속하라.) 만약 집에서 아기를 낳는 상황이라면 출산 후에 먹을 음식을 만들어달라고 하여 그들을 부엌으로 보내는 것도 한 방법이다.

자궁문이 4센티미터까지 벌어지면 준비기가 끝나고 진통기로 넘어간다. 간혹 예외도 있지만 보통은 5분 간격으로 자궁 수축이 일어나다가 점차 쉼없이 이어지기 시작한다. 여기서 4센티미터라는 기준은 커다란 정신적 시련과 연관되어 있다. 사람들은 이 시기를 출산 과정 중 가장 혹독한 때라고 말

나는 힘겹지 않은 출산을 꿈꾸었다. 그런데 왜 이렇게 아플까? 나는 두려워졌다. 그러나 그 두려움을 바라보았더니, 내가 마음을 내려놓으면 고통도 줄어들 것이라는 생각이 들었다. 다음번 진통 시에 그렇게 해보았더니 정말로 효과가 있었다. 진통을 더욱 견디기 어렵게 만든 것은 바로 내 두려움이었다.

— 크리스티나 C.

한다. 이때 산모는 출산의 잠재력과 가능성을 온전히 경험한다. 즉 자신이 출산을 '하는' 것이 아니라 출산이 자신에게 '일어나고' 있다는 사실을 깨닫게 되는데, 여기서 많은 산모들이 좌절과 두려움을 경험한다. 온갖 자세, 호흡법, 보조기구 등등 별짓을 해도 고통은 가시질 않기 때문이다. 이 전환기는 작지만 뜻깊은 마음의 변화가 요구되는 순간이다. 긴장을 풀고, 통제하려는 마음을 내려놓고, 지금 이 순간 속에 자신을 내맡겨야 하는 것이다.

놀라운 것은, 산모가 받아들이기만 하면 곧 엄청난 양의 베타엔도르핀 또는 마취 성분의 물질이 분비된다는 사실이다. 그것들은 뇌하수체에서 생성

나는 출산 준비의 일환으로 최면을 받곤 했고, 진통이 올 때마다 '나는 더욱 긴장을 풀고 편안해진다 / 출산은 진행될수록 더욱더 쉬워진다'는 두 가지 자기암시를 반복했다. 그리고 그것은 정말 놀라운 경험이었다. 내 머리는 그 암시문을 곧이곧대로 믿지 않았지만, 중요한 순간마다 실제로 긴장이 풀렸고 나는 이전의 출산보다 훨씬 더 편안했다.

— 플로리다 주의 잭슨빌에 사는 시타 R.

> 진통은 결코 만만한 것이 아니었지만 나는 그것을 '고통'이라고 단정짓지 않도록 정신을 단단히 차리고 있었다. 그것은 엄청난 압력이었다. 그것이 올 때마다 나는 양손과 무릎을 땅에 대고 엎드린 채로 엉덩이를 흔들었다. 효과가 있었다! 나는 몇 분 간격으로 계속 엎드려서 흔들고, 흔들고, 또 흔들었다. 정말로 놀랄 만큼 도움이 되었다. 내 몸이 스스로 움직였다. 나는 내 몸이 모든 걸 알고 있다고 느꼈다. 단지 내맡기기만 하면 되었다. 그러다가 잠깐 생각이 앞서게 되었는데, 아이쿠, 통증이 몰려왔다. 나는 다시 머리를 비우기로 마음먹었고 그러자 곧 모든 게 순조롭게 진행되었다.
>
> — 사스키아 S.

되며 자연의 '마취제'로 불린다. 베타엔도르핀의 역할이 생소하게 느껴지는가? 나는 친구를 따라서 썩 내키진 않는 조깅을 하게 될 때마다 어느 순간 이런 생각을 떠올린다. '내가 이 짓을 왜 하고 있지?' 그런데 싫증과 회의감에 빠져 그만두겠다고 마음먹는 찰나, 갑자기 에너지가 용솟음치고 활기와 안락감이 밀려온다. '와, 내가 마치 가젤처럼 폴짝폴짝 잘도 뛰고 있네!' 이것이 바로 엔도르핀의 효과다. 만약 준비기에서 진통기로 넘어간 산모가 이런 엔드로핀이 준비되고 있음을 미리 알지 못한다면 쉽게 두려움과 공황에 빠질 것이고 병원에 있다면 마취제를 요구하게 될 것이다. 하지만 경막외마취술은 엔도르핀의 분비를 억제할 뿐만 아니라 이 시기에 가장 중요한 요소인 '의식의 변화'를 훼방한다.•

• Sarah Buckley, "Undisturbed Birth: Nature's Bluprint for Ease and Ecstasy," *Midwifery Today* 63 (2002): 19.

반대로 옥시토신 분비량이 높게 유지된다면 ― 산모가 보호된 공간 속에서 정성어린 대우를 받고 있다면 ― 그녀는 스스로 이런 변화를 잘 겪어낼 수 있으며 그저 견딜 만한 정도가 아니라 황홀하며 초월적이기까지 한 출산을 향해 나아갈 것이다. 나는 조산사 일을 해오면서, 자궁문이 4센티미터쯤 벌어졌을 때 고통으로 울부짖던 산모가 오히려 그 확장이 극에 달하면 평온하게 웃음 짓는 모습을 수없이 보아왔다.

이런 내맡김의 단계가 쉬운 것만은 아니다. 스트레스와 고통에 대해 평소와는 정반대로 반응해야 하기 때문이다. 예를 들어 당신이 움츠러들고 주저앉는 편이라면 오히려 계속 움직여주어야 긴장이 풀리고 마음도 가벼워질 것이다. 당신이 활발하고 역동적인 편이라면 반대로 부드럽게 자신을 내려놓고 고요하게 머무는 것이 이 고비를 넘기는 열쇠가 된다. 우리가 섹스를 할 때 새로운 자세나 움직임을 시도해보는 것과 똑같이, 출산도 습관과 행동 패턴의 자발적인 변화를 요구한다.

4센티미터라는 경계는 출산의 여러 중요 지점들 가운데 하나일 뿐이다. 나는 그것들을 '고지高地'들이라고 부른다. 긴장, 갇힌 느낌, 자궁 내 움직임과 에너지의 급격한 고갈 등이 나타나는 '고지'들은 출산 과정의 곳곳에서 제동을 걸어온다. 하지만 '고지'는 더 나아가기에 앞서 잠깐 산모들이 안정감을 찾고 숨을 고르는 지점들일 뿐이다. 비유컨대, 섹스를 할 때도 일부러 속도를 늦춤으로써 좀더 감각을 예민하게 하고 에너지와 정열을 한 단계 끌어올리는 순간들이 있다. 쉽게 말해서 마냥 내달리는 것이 능사는 아니다. 우리를 옥시토신 속에 푹 담가주는 것은 바로 '멈춤과 숙고'의 시간이기 때문이다.

출산이 진행될수록 자궁경관의 압박감과 허리 통증은 더 심하게 몰아친다. 그리고 오직 그 탈출구는 그 감각과 고통을 받아들이는 데 있다. 어떤 산나는 눈을 감고 내 호흡에 마음을 집중했다. 나는 주기적으로 밀려오는 진통을 더욱 섬세하게 느낄 수 있었고, 그 강렬함 속에서는 집중과 이완이 동시에 이루어지고 있었다. 진통이 더 자주, 강하게 찾아오면서 나는 절로 몸을 일으켰고 그 강도는 순식간에 더욱 치솟았다. 나는 신음을 내면서 가장 편안한 자세를 찾았는데, 그것은 바로 다리를 약간 벌린 채로 무릎을 꿇고서 소파, 등받이 없는 의자, 짐볼 위로 상체를 누이는 것이었다.

― 뉴욕 주의 포캔티코 힐즈에 사는 쉐넌 A.

모들은 의도적으로 엉덩이를 움직이고, 춤을 추고, 또는 짐볼 위에서 흔들거리면서 출산 과정을 이어간다. 그들은 소리도 지른다. 아니, 소리가 한껏 나오게 내버려둔다는 표현이 맞겠다. (이때의 신음, 지걸임, 으르렁거림은 마치 섹스를 떠올리게 한다.) 현실을 잊기 위해서 파트너와 키스를 하는 산모들도 있다.

욕조에 들어가니 기분이 너무나 좋았다. 그것은 따뜻하게 나를 떠받쳐 주었다. 나는 물속의 온기와 부력에 나 자신을 내맡겼다. 나는 진통과 함께 몰려오는 압력을 느꼈고, 크게 소리를 지르면서 그 압력을 받아들이고 발을 맞추었다. 나는 고통을 넘고 중력을 거슬러서 더욱 높게 높게 두둥실 떠오르는 듯 느꼈다. 고통을 극복하려면 자궁이 수축되는 고통보다 더 크게 소리를 지르면 된다. 나는 출산 중에 그렇게 했고, 그것은 효과가 있었다. 나는 평화롭게 상황을 조율하고 있었다.

― 유타 주의 시더 시에 사는 샐리 J.

세계적인 조산사 양성가인 페니 심킨*은 소위 '출산의 세계'에 발을 들여놓은 산모들을 돕기 위해 '3R'이라는 간단한 공식을 만들었다. 3R은 출산을 잘 해나가는 산모들의 특징을 정리한 것이다. 첫 번째 R은 우리가 한참을 논의해온 이완(relaxation)이고, 두 번째 R은 리듬rhythm, 세 번째 R은 의식儀式(ritual)이다. 리듬rhythm은 자궁 수축에 내재되어 있는 것으로 산모는 그것을 잘 느끼고 따르기만 하면 된다. 하지만 의식(ritual)은 산모들마다 그 방식이 제각각이다. 아래는 출산 중에 산모들이 자연스럽게 행하는 의식들의 실례이다.

- 한 산모는 출산 중에 어머니가 자신의 긴 생머리를 반복적으로 빗겨주자 안정과 평온을 되찾았다.
- 한 산모는 흔들의자에 앉아 자신의 호흡에 맞춰 흔들거렸다.
- 한 산모는 자신의 호흡에 맞춰 파트너가 종아리를 위아래로 문질러주기를 원했다.
- 한 산모는 세면대 위에 엎드려 골반을 좌우로 움직이면서 허리 통증을 견뎠고, 보호자가 허리를 눌러줄 때마다 신음을 냈다.

일단 자신만의 의식을 발견한 산모는 진통이 올 때마다 그것에 크게 의존하며, 어쩔 수 없는 경우에만 그것을 변경한다. 만일 그 의식이 방해받거나 금지된다면 그녀는 길을 잃고 혼란스러워할 것이다. 그러므로 유익하고 '아름다운' 출산 환경의 조건에는 이런 의식 행위의 자유까지 포함되어야 한

---

* Penny Simpkin, "the 3 R's in Childbirth Preparation: Relaxation, Rhythm, and Ritual," www.pennysimkin.com

다.(병원의 규칙을 바꾸기는 어렵겠지만 우리는 결코 포기하지 않을 것이다.) 의식에는 집중할 만한 시각적 대상(만달라, 그림 등), 출산을 촉진할 보조 용품(전기 담요, 온수병, 짐볼 등), 마음을 진정시켜줄 애장품(수정, 추억이 담긴 소품 등), 잔잔한 음악, 은은한 조명, 촛불, 아로마향 같은 것들이 포함된다. 그러니 평소 섹스를 하기 전에 챙기던 것들을 떠올려 미리 준비해두라!

세계적으로 유명한 조산사인 이나 메이 개스킨Ina May Gaskin은 소위 '괄약근 법칙'으로 불리는 출산의 원리를 정리했다.* 마치 항문의 괄약근처럼 자궁문은 외부의 영향, 특히 불안감이나 사적 환경의 침해 등에 민감하다. 그녀는 우스갯소리로 이런 질문을 던진다. "남들이 보는 앞에서, 혹은 정해진 시각에만 맞춰서 똥을 눈다면 과연 잘 나올까요?" 괄약근 법칙은 주변 환경에 따라서 산모의 몸이 얼마나 섬세하게 반응하는지, 그리고 몸이 저절로 제 몫을 해내도록 돕는 것이 얼마나 중요한지를 강조하고 있다.

점점 심해지던 통증은 자궁문이 7~9센티미터쯤 벌어지는, 소위 '진입기(transition period)'에 이르고서야 누그러지기 시작한다. 이때부터는 자궁 수축이 최소한 3분 간격으로 일어나고 1분 30초간 지속된다. 거의 쉴 틈이 없는 것이다! 진입기는 출산의 첫 단계(개구기)에서 둘째 단계(만출기)로 넘어가는 시기이며, 자궁문이 완전히 열려 태아가 골반 속으로 내려오기 시작하는 때이다. 이때 산모는 긴장하면 안 된다는 걸 알면서도 '힘을 주어야 한다'는 충동에 사로잡힐 수 있는데 그것이 지나치면 출산의 희열과 멀어질 수도 있다. '힘으로' 해결하겠다는 충동이 '내맡기려는' 의지를 공격하기 때문이다. 진입기의 산모가 도움의 손길을 내치고, 남편에게 욕을 퍼붓고, 난동을 피우며 마취약을 찾는 것은 흔한 광경이다.

• Ina May Gaskin, *Ina May's Guide to Childbirth* (New York: Bantam Dell, 2003), 170.

출산 중에 나는 나 자신이 진통 그 자체를 바라보고, 받아들이고, 그것
이 곧 지나갈 것이며 아기와의 만남을 앞당겨줄 것이라는 사실을 이미 깨
닫고 있음을 자각하고 무척 놀랐다. 나는 뱃속의 아기처럼 몸을 웅크리고
는… 엄지손가락을 빨며 안정을 찾았다! 한 20년 동안 해본 적이 없던 그
행동은 정말 큰 도움을 주었다. 게다가 놀랍게도 짐승이나 원주민들처럼
으르렁거리는 소리까지 나왔다. 난 누구의 눈치도 보지 않았고, 그건 정말
내 기분을 좋게 해주었다.

— 영국의 길퍼드에 사는 패트리샤 A.

진입기를 잘 통과하는 비결 중 하나는 상체를 세우는 것인데, 이는 태아
의 움직임을 수월하게 하여 시간을 상당히 단축시켜준다. 또한 좌변기 위에
앉는 것도 우리 몸이 자연스럽게 아래로 내보내는 습관을 재현하기 때문에
도움이 된다. 사적인 환경은 출산의 필수 조건이지만, 이 시기만큼은 산모
들이 좀더 직접적인 접촉 — 특히 파트너와의 눈맞춤 — 을 원하는 경우가
많다. 그리고 산모가 흘려 듣는다 하더라도 "아주 잘하고 있어", "완벽해,
이제 진통은 끝났고 저절로 나올 거야" 같은 격려의 말을 해주는 것이 좋다.

이젠 정말 한계다. … 대체 언제 끝날까? 잠을 자고 싶어 미치겠다. 얼
마나 더 견뎌야 할까? 너무나, 너무나 아프다! 나는 훌쩍이며 울었다. 오
직 침대로 가고 싶은 생각뿐이었다. … 그래서 욕조를 나와 긴 소파의 매
트리스에 누워 사과 말린 것을 먹고 있었는데, 그때 아기가 쑥 나왔다.

— 호주의 퍼스에 사는 조니 R.

간혹 '힘을 주어야 한다'는 충동 대신에 체외이탈(out-of-body) 상태가 된 듯한 느낌에 휩싸여 이러다 죽는 게 아닐까 하는 두려움에 떨게 되는 산모들도 있다. 실제로 산모와 임종 환자를 모두 돌봐본 사람들은 그 둘이 아주 비슷한 의료적 시술을 받는다는 사실을 알고 있다.• 만약 산모가 이런 가능성을 미리 숙지하고 있다면, 실제로 그런 일이 생겨도 덜 놀라게 되고 오히려 높은 의식 상태를 탐험할 좋은 기회로 삼을 수 있을 것이다. 그런 산모들에게 진입기는 일종의 휴지기休止期로서, 태아를 내보내기 위해 다시 '몸'으로 주의를 돌리기 전까지 그들의 뇌파는 가장 느린 세타파를 띤다.

출산 과정을 하나의 순환 주기로 본다면, 그것은 우리를 일상적 현실로부터 점차 초개아적(trans-personal) 영역으로 데리고 간다. 그리고 자궁문이 완전히 열리면서 정점(진입기)에 도달한 후에는 다시 현실(몸)로 복귀하라는 신호가 나타나고 현실감이 차츰 되돌아오면서 지금 이 순간 속으로 복귀하게 되는 것이다.

출산의 첫 단계(준비기+진통기)에 소요된 시간에 따라서 산모가 진입기에서 겪는 경험은 크게 달라진다. 첫 단계가 몹시 길고 힘들었다면 갑자기 졸음이 쏟아져서 깜빡 졸거나 심지어는 한두 시간 잠을 자기도 한다. 물론 병원에서는 이런 '달콤한 휴식'이 좀체 허용되지 않지만 이것은 자연스러운 생리 작용이다. 몸이 휴식을 원한다면 그대로 따르는 것이 현명하다. 피토신 투약으로 출산을 촉진하면 자궁이 혹사당해 산모는 더 힘들어지고, 적절히 휴식을 취한 경우보다 산후 출혈을 일으킬 확률도 높아진다. 또한 자궁 내 순환 기능이 약화되므로 산소 공급이 줄어 태아가 위험해질 수도 있다.

• Raymond G. De Vries, "Birth and Death: Social Construction at the Poles of Existence," *Social Forces* 59 (1981).

> 힘주기를 시작하기 직전의 그 흥미로운 순간을 나는 결코 잊지 못할 것이다. 너무나 아팠고, 나는 속수무책인 상태로 절망감에 빠졌다. 이미 지쳐버린 나는 당장 아기가 나와주길 바랐다. 내 마음속에서는 이런 독백이 흘렀다. '얼마나 더 이걸 견뎌야 하지? … 아냐, 난 더 이상 감당할 수가 없어.' 겉으론 담담했지만 속에서는 이런 질문과 대답이 오가고 있었다. 바로 그 순간이, 스스로는 아무것도 통제할 수 없음을 깨닫고 나 자신을 완전히 내맡기는 계기가 되었다.
>
> — 캐나다의 퀘벡에 사는 마리아 K.

모든 산모가 휴식을 취하는 것은 아니다. 여력이 충분한 산모들은 곧장 새로운 감각들에 이끌려 다음 단계로 간다. 이젠 호르몬 구성이 바뀌어 아드레날린이 엄청나게 분비되고, 그것은 산모가 태아를 내보내는 데 집중하고 몰입하도록 돕는다. 어떤 산모들은 이 새로운 감각들을 대단히 즐거운 느낌으로 인식한다.

앞서 출산의 첫 단계에서는 방해요소로 규정되었던 아드레날린이 유익할 수도 있다는 말이 의아하다면, 지금은 이미 자궁문이 완전히 열렸고 자궁 내 근육들이 아래쪽으로 압력을 보내고 있다는 사실을 상기하라. 이제는 아드레날린이 산모를 활기차게 하고, 자궁의 압력을 높이는 자세를 유지하도록 힘을 줄 것이다. 대개 산모들은 이때 서서 상체를 앞으로 숙이고 싶어한다. 그들은 어떤 물건 또는 사람을 붙들고 몸을 지탱하면서, (행동이 자유롭기만 하다면) 엉덩이를 좌우로 흔들거나 골반을 움직여 관절 부위를 유연하게 늘이기도 한다. 또는 구슬픈 신음을 낼 수도 있다. 선구적인 연구자인 나일스 뉴턴은 이런 행동들을 태아배출반사(fetus ejection reflex)라고 명명했다.* 태나는 진통이 오고 가는 내내 욕조 안에 누워서 아주 깊은 이완 상태를 경험했다. 진통은 그다지 날 괴롭히지 않았다. 나는 말도 잘 못하고 그저 욕조에 누워 있었지만, 곁의 친구와 가족들과 깊은 유대감을 느꼈다.

나는 진통의 강도와 주기를 통해 내 자궁문이 거의 다 열렸음을 직감했다. 그리고 몸의 훨씬 더 아래쪽에서 갑자기 새로운 종류의 수축이 느껴지며 뜨거운 양수가 반복적으로 배출되기 시작했고, 나는 진통이 끝날 때까지 장시간 오르가슴을 경험했다. 나는 예상치 못하게 불쑥 솟아난 오르가슴에 깜짝 놀랐다. 나는 웃음을 짓다가 욕조 밖으로 나와버렸다. 친구들, 아이들, 그 외의 다른 사람들 앞에서 그런 모습을 보이기가 민망했기 때문이다. 나는 침대로 자리를 옮겼고, 몇 번 힘을 주는 동안 남편이 아기를 받아냈다.

— 매사추세츠 주의 웨스트 뉴베리에 사는 앨리스 T.

아배출 반사는 보통 질 안쪽이 열리는 시기에 나타나는데 반드시 그런 것은 아니다.

조산사인 진 서튼에 의하면 이때는 '미하엘리스[**]의 마름모'가 중요한 역할을 한다. 이것은 등 아래쪽에서 마름모꼴로 드러나는 부위인데 (위로부터) 허리의 중심점, 엉치뼈 좌우로 엉덩이와 만나는 관절, 꼬리뼈가 그 꼭짓점이 된다.[***] 이 부위는 출산의 둘째 단계 중에 상당히 넓어지게 되고, 그와 동시에 골반은 앞뒤로도 몇 센티미터가량 벌어진다! 만약 산모가 상체를

---

[*] Niles Newton, et al., "Experimental Inhibition of Labor through Environmental Disturbance," *Obstetrics/Gynecology* 27 (issue 3, March 1966): 371-77.

[**] 19세기 독일의 산과의사(역주)

[***] Jean Sutton, "Birth without Active Pushing: A Physiological Second Stage of Labor," *Midwifery: Best Practice*, ed. Sara Wickham (London: Elsevier Science Limited, 2003), 91.

> 진통에서 힘주기로 넘어가는 진입기의 희열은 정말 신성한 것이다! 태아를 내보내려고 할 때의 그 느낌은 정말 주목할 가치가 있다. 그때 내가 욕조 안에서 무릎을 꿇고, 완전한 고요와 안정 속에서 내 몸을 신뢰하고, 내가 할 일은 긴장을 풀고 내맡기는 것뿐임을 자각할 수 있었던 것은 정말 감사한 일이다.
>
> — 호주의 빅토리아에 사는 사라 L.

숙이면, 태아의 뒤통수는 산모의 성감대(G-spot)를 자극하여 해당 부위를 팽창시킬 뿐만 아니라 오르가슴까지 분출시킨다. 이 중요한 시기에 일어날 수 있는 최악의 상황은, 산모가 뒤로 눕듯이 등을 기대고 있어서 원하는 대로 몸을 움직이는 데 제약을 받을 때이다. 실라 키칭거의 조사에 의하면, 자메이카의 조산사들은 산모가 (상체를 숙여) 등을 '늘리지' 않으면 아기가 나오지 못한다고 믿는다.[•]

태아가 하강할 때, 질 속의 신장수용기(stretch receptor)는 산모의 몸속에서 옥시토신을 새롭게 분출시킨다. 이것은 어떤 느낌일까? 거의 자몽만한 크기의 태아 머리가 질의 신경말단을 얼마나 세게 자극할지를 상상해보면 감이 올 것이다! 실제로 성적 희열을 느낄 때와 아주 흡사하게 미주신경뿐 아니라 하복부와 골반부의 신경체계가 모두 크게 흥분한다.[••] 더구나 옥시토신까지 분출되고 있어 이 시기에는 오르가슴이 정말 현실로서 드러난다.

경막외마취술이 이런 과정을 망쳐버릴 수 있음에 주의하라. 질 속의 신장수용기가 마비되면 옥시토신은 결코 흘러 넘치지 않는다. 피토신이 투약될

• Sheila Kitzinger, *Ourselves as Mothers* (New York: Bantam Books, 1993)

때도 마찬가지다. 이는 포유동물의 공통적 반응인 것 같다. 경막 주위 (peridural)를 마취당한 암양은 새끼에게 거의 또는 전혀 애착을 보이지 않는다.**** (경막주위마취술은 경막외마취술보다 강도가 덜하다.) 놀라운 사실은, 오히려 새끼를 배진 않았지만 에스트로겐과 프로게스테론이 충분하고 진동기구로 성기에 자극을 받은 암양이 마치 제 자식인 양 그 새끼를 돌본다는 것이다.**** 간단하게 말해서, 성적 자극은 애착 행동을 촉진시킨다.

이때는 태아의 옥시토신 수치도 함께 증가하면서 신체적, 감정적으로 산

아기를 낳기 전에 나는 그저 끔찍한 이야기들만 들어왔다. 어머니는 그게 겪어본 중에 가장 아프고 고된 일이었다고 말했다. 하지만 내 출산은 평생 가장 놀랍고 아름다운 경험이었다. 총 열네 시간이 걸렸는데, 나는 그중 열두 시간을 집에서 남편과 조산사와 함께 보냈다. 자궁문이 7센티미터 벌어졌을 때 나는 병원으로 갔다. 그리고 담당의사가 올 때까지 조용히 자기암시를 반복했다. 의사는 아기 나올 때가 다 되었다며 손을 소독하기 위해 황급히 자리를 떴다.

의사가 없는 동안 나는 무릎과 양손을 땅에 대고 엎드려 있었는데, 아기를 내보내고 싶은 충동이 솟아났다. 나는 그대로 따랐다. 세 번 힘을 주는 동안 어떤 고통이나 압박감도 없었다. 그저 황홀한 느낌뿐이었다. 아기의 머리를 보고 간호사는 경악했다. 그녀는 나오는 아기를 막으면서 남편더러 의사를 불러오라고 소리쳤다. 한 인턴의사가 달려와서는 내게 자기 등에 업히라고 말했지만, 내 남편은 우리는 그럴 마음이 없으며 이게 바로 아내가 원하는 방식이라고 말했다. 인턴의사는 아기를 마저 받아낼 수밖에 없었고, 내 담당의사는 나중에 태반이 나오는 것만을 거들었을 뿐이다.

— 뉴욕 시에 사는 지니 C.

나는 '우리'가 힘을 주었다고 말할 수밖에 없다. 왜냐면 엄마와 아기의 힘과 사랑이 신비로우면서도 맹렬하게, 그리고 즐겁게 발휘되었을 때 오스카(아기)가 나왔기 때문이다. 나는 오언(남편)의 가슴팍에 얼굴을 묻고 숨을 내쉴 때마다 힘을 주었다. 라넬은 등 뒤에서 나를 껴안고 팔을 내 배 위에 얹어 내가 아기를 내려보내는 데 집중하도록 도왔다. GB는 뜨거운 물을 적신 수건을 갖다 대서 내 회음부가 이완되도록 해주었고, 오스카의 머리를 지켜보면서 내게 조언을 해주었다. 에이미는 내 옆에 앉아서 한 손을 내 등에 대고 날 안심시켜주었다. 임신 중이던 마르셀라는 침대 주변이 더 번잡해지지 않도록 테라스의 그네 의자에 앉아 있었다. 그녀는 조금 떨어져서 조산사들을 거들었다. 나는 그때를 자꾸만 떠올리게 된다. 오스카가 세상에 나오기 직전에 우리는 모두 함께였다. 나는 진심 어린 사랑과 배려, 보호, 축하에 둘러싸여 있었다.

— 텍사스 주의 오스틴에 사는 조디 E.

모와의 유대가 깊어진다. 반대로 태아와 산모의 아드레날린 수치가 높으면 경계심이 강해진다.

다시 오르가슴 얘기로 돌아와서, 출산의 두 주인공인 산모와 그 파트너가

•• B. R. Komisaruk and G. Sansone, "Neural Pathways Medicating Vaginal Function : The Fagus Nerves and Spinal Cord Oxytocin," *Scandinavian Journal of Psychology* 44B (2003): 241-50; B.R. Komisaruk and B. Whipple, "How Does Vaginal Stimulation Produce Pleasure, Pain, and Analgesia?" *Sex, Gender, and Pain: Progress in Pain Research and Management* 17 (2000): 109-134.

••• D. Krehbiel et al., "Peridural Anesthesia Disturbs Maternal Behavior in Primiparous and Meltiparous Parturient Ewes," *Physiology and Behavior* 40 (1987): 463-72.

•••• E. B. Keverne, F. Levy, P. Poindron, and D.R. Lindsay, "Vaginal Stimulation: AnImportantDeterminant of Maternal Bonding in Sheep," *Science* 219 (1983): 81-88.

어떻게 서로에게 생리적, 감정적으로 이끌리는지를 알아보자.

파트너는 두말할 것 없이 산모와 태아의 곁에 있어야 하며, 완전히 그 속에 녹아들어 있어야 한다. 여기에 예외는 없으며, 이것이야말로 출산 중에 오르가슴을 발현시키는 핵심요소이다. 달리 말해 출산은 여성이 주도하는 성적 경험인 것이다!

학대당한 경험이 있거나 아기의 탄생이 마냥 반갑지만은 않은 산모들의 경우는 출산 직전의 이 단계가 조금 지체될 수도 있다. 극에 달한 신체적 압력이 두려움을 유발하여 자신이 찢겨나가는 듯 느끼는 산모들도 있다. 이때 간단한 해결책은 거울을 놓고 태아의 머리를 보거나 직접 손으로 만져보는 것이다. 산모의 느낌과는 다르게 태아의 머리는 대개 사진이나 비디오에서 봐왔던 것만큼 그리 크지 않다. 힘에 부친 산모들은 자세를 바꿈으로써 효과를 볼 수도 있다. 예를 들어 무릎을 꿇은 채로 상체를 숙여 머리를 땅에 닿게 하는 요가의 아기 자세는 회음부에 가해지는 압력을 최소화시킨다.

아기가 나오기 직전의 산모들은 대개 눈조차 뜨지 못하고 완전히 그 경험 속에 몰입하게 된다. 특히 출산의 둘째 단계가 30분 이내로 급히 진행되었다면 자신이 온통 뒤집혀버리는 것 같은 느낌이 들기도 한다. 둘째 아이를

> 나는 조산사들을 통해서 내가 언제 어떤 식으로 도움을 주어야 하는지를 배웠다. 나지막하게 위로의 말을 건네야 할 때는 그렇게 했고, 힘차게 격려해야 할 때는 또 그렇게 했다. 나는 아내가 자신의 상태를 있는 그대로 드러낼 것임을 믿었고, 조산사들이 필요한 것들을 제때 알려줄 것임을 또한 믿었다.
>
> — 워싱턴 DC에 사는 빌 M.

집에서 낳을 때의 내가 바로 그랬다. 내 온몸이 하나의 거대한 산도産道가 된 느낌이었고 엄청난 압박감과 극치의 전율만이 가득했다. 마침내 딸애의 머리가 보이고 그녀의 몸이 내 질을 통과할 때의 황홀한 촉감을 나는 결코 잊지 못할 것이다. 그리고 잠시 나는 넋을 놓고 있었다. 나는 눈을 떠서 아기를 볼 준비가 되어 있지 않았다. 실은, 시간이 멈춰버린 황홀경 속에 있었다. 그 후 제정신이 돌아오면서 나는 딸애를 안았다. 곁에는 남편이 있었고, 아들도 침대 위로 올라왔다. 그렇게 우리 가족은 다시 태어났다.

후에 조산사들은 내가 워낙 완벽하게 '조절'해냈기 때문에 이 과정을 녹화해두었으면 좋겠다는 생각을 했었다고 말했다. 그러나 그것은 알맞지 않은 표현이다. 나는 아무것도 '조절(control)'하지 않았기 때문이다. 그것은 '동조(attuenment)'였다. 나는 언제, 얼마나 밀고 당기고 풀고 조일지를 정확히 알려주는 내 몸의 신호를 그저 따랐을 뿐이다. 나는 조산사들이 옆에서 해준 조언들을 기억하지 못한다. 나는 그 말을 듣고 있지 않았다. 나를 이끈 것은 나의 내면이었다.

산모가 갓난아기를 안으면 아드레날린은 감소하고 옥시토신은 유대감을 더욱 높이기 위해, 그리고 태반을 배출하기 위해 재차 샘솟는다. 태반이 나오는 데는 30분 또는 그 이상의 시간이 걸리기도 한다. 태반을 내보내기 위한 체내의 수축은 아주 완만하게 진행되므로, 우리는 그 조짐으로서 산모의 기분을 살펴보는 수밖에 없다. 태반은 대개 아드레날린 수치가 충분히 낮아지면서 산모가 피로를 느끼며 눕고 싶어하기 직전에 떨어져나온다.

그동안 아기는 안정을 취하면서 폐를 비우고 호흡을 준비한다. 호흡이 시작되기 전까지는 혈액과 산소가 계속 공급되어야 하기 때문에 혈류가 끊기지 않는 한 절대로 탯줄을 건드려선 안 된다. 호흡은 아기의 순환계를 극적으로 전환시킨다. 1~2분 내로 아기의 손과 발에 혈색이 돌면서 우리는 아기가 숨을 쉬기 시작했음을 알게 된다. 아기는 엄마의 얼굴을 바라보거나 젖가슴에 코를 묻고 냄새를 맡는다. 어떤 의료적 처치도 가해지지 않았다면, 아기는 스스로 그리고 행복하게 엄마의 젖꼭지에 들러붙을 것이다.

이 시기에는 '여운을 즐긴다'는 표현이 꼭 맞을 것이다. 엄마와 아기는 서로를 반기고, 그 둘이 퍼뜨리는 안락감과 기쁨은 주변 사람들 모두를 정화시킨다. 물론 그 곁에 앉아서 엄마와 아기를 어루만지는 파트너도 여기에 합류할 수 있다. 이때는 따뜻한 음료 한 잔이 안성맞춤이다. 그리고 높은 옥시토신 수치와 낮은 아드레날린 수치, 유대감을 최고조로 높여주는 뇌파(세타파) 상태를 유지하기 위해서 실내를 따뜻하게 유지하는 것도 중요하다.

이것이 바로 놀라운 잠재력이 발현된, 그리고 진정 자연스러운 출산 과정이다. 이제는 여러분도 출산의 제반 조건 — 도와줄 사람과 낳을 장소 — 이 출산 경험만이 아니라 그 과정 중의 다양한 요소들까지 결정지어버린다는 사실을 깨달았을 것이다. 다음 장에서는 이 문제를 더 자세히 살펴볼 것이다.

산모의 선택권

자신의 선택권을 알지 못한다면, 아무것도 갖지 못한 것이다.

— 다이애나 코르테, 로버타 M. 스캐어

꿈에 그리는 황홀한 출산에 성공하려면 당신은 여러 가지 중요한 결정을 내려야만 한다. 첫째로, 어디에서 누구를 곁에 두고 아기를 낳을 것인지를 결정해야 한다. 요컨대 당신은 다양한 절차와 시술을 염두에 두고 그중에서 좀더 황홀한 출산에 보탬이 되는 대안들을 선택하게 될 것이다.

오늘날 미국에서는 98퍼센트의 산모가 병원에서 아기를 낳는다. 가정과 출산센터[●]에서의 출산은 2퍼센트밖에 되지 않는다. 그런데 미국의 영아사망률은 세계에서 29번째로 낮다. 즉, 미국보다 영아사망률이 더 낮은 나라가 28개국이나 있다.^{●●} 그리고 영아사망률이 최저인 나라의 산모들은 건강에 이상이 없는 한 조산사의 도움을 받아 출산한다. 영국의 출산관리 특별

● 문화적 차이에서 비롯되는 선입견을 배제시키기 위해 '조산원' 대신 '출산센터'로 옮겼다.(역주)
●● Association of Maternal and Child Health Programs, letter to Congress, May 2009. / 한국의 영아사망률은 미국과 비슷하다.(역주)

현명해지세요. 맥도날드에 가면 햄버거를 주고 피자헛에 가면 피자를 줍니다. 자연스러운 출산을 원한다면, 집에서 낳으세요. 의사가 받아주길 바란다면, 병원에 가세요. 의사가 꺼내주길 바란다면, 수술날짜를 잡으세요. 전직 간호사로서 저는 아기를 낳을 때 병원의 시술들을 원치 않았어요. 당연한 선택이었죠. 저는 자율, 존중, 존엄, 사생활, 시간과 장소에 구애받지 않고 맘껏 움직일 자유 등을 원했으니까요. 이런 가치들을 지키는 데는 병원보다 집이 훨씬 낫다고 확신했답니다. 안전한 출산의 첫째 조건이요? 장소, 장소, 또 장소입니다!

— 호주 멜버른에 사는 줄리 B.

조사위원회가 발표한 공식보고서에는 이렇게 적혀 있다. "산모들에게는 반드시 출산 장소 — 가정, 출산센터, 조산사가 상주하는 병원, 일반 병원 등등 — 를 선택할 권리가 주어져야 한다. … 그리고 출산 중인 산모들의 편안함과 안정을 위해 안락하고 호의적인 환경을 조성하는 데 주의를 기울여야 한다. 또한 특별한 위험요소가 없는 한, 산모의 동의하에 의료적 개입을 최소화하는 것을 목표로 삼는다."•

병원 밖 출산의 안전성과 유익함에 관한 많은 연구결과를 보는 동안, 우리는 왜 미국에서는 이처럼 가정과 출산센터에서의 출산이 과소평가되고 있는지 의구심을 품게 된다.

미국의 대중들이 가정출산과 조산사에 대해 계획적으로 살포된 거짓 정

• "Making Normal Birth a Reality," consensus statement from the Maternity Care Working Party, UK, 2007.

보에 속아왔다고 말해도 이는 전혀 과장이 아니다. 의료비를 국가가 부담하는 유럽은 미국과 상황이 다르다. 건강 수준을 높이고 의료비 예산을 줄이는 측면에서 조산사 제도는 엄청난 효과가 있는 것으로 이미 증명되었기 때문이다. 그러나 미국에서는 의료계가 의대졸업자들의 사업터가 되어버린 20세기 초부터 조산사를 택할 권리가 사라지기 시작했다. 더구나 출산 당사자인 여성들이 의사가 되기는 하늘의 별 따기였다. 의료행위를 독점하기 위해 의사들은 당시 여성들의 가장 친근한 도우미였던 조산사들을 배척했을 뿐만 아니라 대놓고 헐뜯는 캠페인을 벌였다. 예를 들어 1920년대에 널리 배포된 한 석판화 속에는 조산사가 한 손엔 작업가방, 다른 손엔 위스키병을 든 채로 아기를 받으러 가는 덜떨어진 주정뱅이로 묘사되어 있다!

물론 대부분의 주州에는 조산사 양성을 허용하는 법이 있었지만 — 대개 조산사만을 고집하는 이주민들을 위한 것이었다 — 관련 규정이나 지침들이 점차 폐기되면서 조산술 교육은 사실상 위법이 되어갔다. 동시에 의학과 약학이 의료의 주축을 이루게 되면서 현재 미국은 그 수익을 둘러싸고 엄청난 로비 활동이 벌어지는 나라가 되어버린 것이다.

이런 와중에도 조산술은 놀라운 생명력으로 살아남았다. 조산술이 다시 부흥하는 데는 두 번의 계기가 있었다. 하나는 매리 브레킨릿지Mary Breckinrdge가 낙후된 애팔래치아(미국 동부) 지역 산모들을 돌보기 위해 1940년에 프런티어 보건센터(Frontier Nursing Service)를 세우면서 간호 업무에 조산술을 접목시킨 일이다.• 다른 하나는 1960~70년대에 '자연으로 돌아가 자족自足하는' 삶을 이상으로 삼았던 — 가정출산의 선택권도 그들의 요구 중 하나였

• 후에 이곳의 산모 사망률이 전국 평균치보다 크게 밑돈다는 연구결과가 나오면서 조산사 양성에 대한 정부의 지원이 본격화되었다.(역주)

다 — 청년운동의 영향력이었다. 서문에서 언급했듯이, 가정출산을 도왔던 1세대의 조산사들은 거의 독학을 해야만 했다. 그리고 공인된 교육 자체가 없었던 탓에 무면허 의료행위라는 죄목으로 많은 수가 법적 처벌을 받았다. 이 선구적 조산사들의 용기는 놀라운 것이었고, 이는 조산사라는 직업을 보장받고 사회적 기반을 다지기 위해 무수한 난관을 돌파해야 했던 다음 세대의 조산사들도 마찬가지였다. 법정에서 싸우는 동시에 전문인을 양성하는 것만으로도 벅찼기 때문에 그들에게는 대중의 오해를 바로잡을 시간적, 금전적 여력이 없었다. 그래서 조산술에 관한 부정적 통념이 지금까지 이어지고 있는 것이다.

그 대표적인 통념으로는, 조산사는 그저 옆에서 힘을 북돋워주는 미미한 역할에 불과하다는 생각이 있다. 그렇다면 실제로 조산사들이 어떤 훈련을 받는지를 알아보자.

현재 미국의 조산사들은 여러 경로로 양성되고 있다. 일부는 간호직과 관련이 있고, 일부는 그렇지 않다. 간호 교육의 일환으로 조산술을 훈련받은 사람들은 공인간호조산사(certified nurse-midwives; CNMs)라고 불린다. 그리고 간호직과 무관하게 활동하는 사람들은 직접등록조산사(direct-entry midwives; DEMs)라고 불린다. 직접등록조산사들은 공인전문조산사(certified professional midwives; CPMs)라는 국가자격을 취득할 수 있다. 그런데 직접등록조산사에 관한 법률은 주마다 제각각이다. 어떤 곳은 반드시 공인전문조산사 자격을 취득해야 하지만, 해당 주에서 정해놓은 특정한 절차를 통해 조산사 자격을 얻거나 인가받는 곳도 있다.

직접등록조산사들은 대부분 가정이나 출산센터에서 교육을 받고, 공인간호조산사들은 대형병원에서 교육을 받는다. 그리고 이는 출산을 대하는 관점이나 작업 방식이 서로 달라지는 원인으로 작용한다. 예컨대 공인간호조산사들은 병원 밖의 출산 환경을 거북해한다. 직접등록조산사와 공인간호조산사들이 동의하는 부분은 조산사 역할의 범위 — 초기진료, 출산, 신생아 검사까지 포함한 산후처리, 그리고 (부수적으로) 여성의 평생 건강관리 등 — 정도이다. 그에 따라 조산사들은 산모의 병력과 위험요인을 살펴 필요한 경우 대안을 제시하거나 다른 전문가를 추천한다. 또한 출산 과정을 설명해주고 감독하며, 영양상태와 운동, 스트레스 조절에 관해 조언하고, 산모와 가족들이 주산기周産期(임신 20주부터 출산 후 28일까지) 동안 감정을 잘 추스를 수 있도록 돕는다.

일반적으로, 특별한 병력이 없고 임신 내내 건강을 유지한 산모들에게만 병원 밖 출산이 허용된다. 그럼에도 출산 중에는 여러 변수가 생길 수 있기 때문에 조산사들은 바로 이런 문제들에 대처하기 위한 전문지식을 교육받는다. 그리고 바로 이런 점 때문에 우리는 조산술과 가정출산이 안전하지 않다는 대단히 뿌리 깊은 통념에 사로잡히는 것이다.

지금껏 조산술과 가정출산이 위험하다는 증거가 '설득력 있게' 제시된 적은 한 번도 없다. 내가 '설득력 있게'라고 표현한 이유는, 적대적인 의사들은 병원 밖 출산을 연구할 때 미처 병원에 도착하기 전 차 안에서 홀로 아기를 낳거나 조산早産으로 인해 허겁지겁 가정에서 아기를 낳는 등의 '계획되지 않은' 출산 사례들까지 포함시키기 때문이다.

북미의 가정출산에 관한 가장 규모가 크고 '설득력 있는' 연구결과는 2005년 영국의학저널에 발표된 것으로, 이는 아주 엄정하고 객관적인 내용이었다. 이 연구는 사전 계획하에 공인전문조산사의 도움을 받은 5,418건의 가정출산 사례를 수집하여 태아/신생아 사망률, 병원 이송률, 출산 중 처치, 모유 수유율, 산모의 만족도 등을 측정하였다.•

그 결과는 어떠했을까? 오직 12퍼센트의 산모만이 병원으로 이송되었다.

흡족한 출산을 위해서 문명에 반기를 들거나, 기계를 혐오하거나, 시대의 반역자가 될 필요는 없어요. 하지만 오늘날 출산 산업을 움직이는 것은 거대한 무지와 반인륜적 이윤 추구입니다. 나는 여성들조차 우리를 좀체 반기지 않는다는 사실을 잘 알아요. 심지어 그들은 전혀 싸울 의사가 없는 — 얼마든지 상대해줄 순 있지만 — 우리에게 시비를 걸곤 하지요. 이처럼 출산에 관한 권리를 포기하라는 보이지 않는 압력에 굴하지 않고 안전하고 멋진 출산 환경을 끝내 얻어내기 위해서는 상당한 용기가 필요해요.

— 줄리 B.

그리고 그중 4.7퍼센트가 경막외마취, 2.1퍼센트가 회음절개, 3.7퍼센트가 제왕절개에 의해 아기를 낳았다.(단적으로 비교해서 미국 내 제왕절개율은 평균 32퍼센트에 달한다.)[**] 사망한 산모는 하나도 없었고, 태아/신생아의 사망률은 1,000명 중 1.7명 수준으로 다른 연구들에서 발표된 병원출산의 평균 수치와 비슷했다. 산후 6주가 될 때까지 95.8퍼센트의 산모가 모유를 먹였는데 그중 89.7퍼센트는 모유만 먹였다. 산모의 만족도는 97퍼센트에 이르렀다.

　캐나다에서 행해진 두 번의 연구에서도 비슷한 결과가 나왔다. 하나는 브리티시컬럼비아 주에서 이뤄졌는데, 공인된 조산사가 감독한 2,899건의 가정출산 / 공인된 조산사가 감독한 4,604건의 병원출산 / 의사가 감독한

[*] Kenneth Johnson and Betty-Anne Daviss, "Outcomes of Planned Hospital Birth with Certified Midwives: A Large Prospective Study in North America," *British Medical Journal* 330 (2005): 1416 / 웹사이트 www.bmj.com/cgi/content/full/330/7505/1416.full에서 그 내용을 확인할 수 있다.

[**] E. D. Hodnett et al., "Continuous Support for Women During Childbirth," *Cochrane Review* 3 (2003)

5,331건의 병원출산 사례가 비교·조사되었다. 그 결과 유아사망률은 조산사가 감독한 가정출산의 경우가 0.035퍼센트로 가장 낮았고, 조산사가 감독한 병원출산이 0.057퍼센트, 의사가 감독한 병원출산이 0.095퍼센트로 가장 높았다.[*] 다른 하나는 온타리오 주에서 이뤄진 연구로서, 사전 계획하에 가정과 병원에서 출산한 각 6,692건의 사례를 조사해본 결과 태아/신생아 사망률에는 유의미한 차이가 없었으며 오히려 심각한 후유증을 겪는 산모의 수는 집에서 출산한 경우가 더 적었다.[**]

이와는 대조적인 〈산모들에게서 듣는다 2부〉(2006년)의 연구결과를 살펴보자.(1부는 2002년에 발표되었다). 이 연구는 산모 1,574명이 출산 전후로 병원에서 겪은 경험을 조사한 것으로 뉴욕을 중심으로 출산 관련 조사, 교육, 정책 활동을 하는 출산기구(Childbirth Connection)에 의해 이루어졌다.[***]

아래는 그 산모들이 출산 중에 겪은 처치와 제약사항의 목록이다.

- 15퍼센트의 산모들만이 음식을 먹을 수 있었다.
- 24퍼센트의 산모들만이 걸어다닐 수 있었다.
- 90퍼센트의 산모가 태아감시 장비에 줄곧 연결되어 있었다.
- 81퍼센트의 산모가 한 차례 이상 내진 검사를 받았다.

[*] Patricia A. Janssen et al., "Ourcomes of Planned Home Birth with Registered Midwife versus Planned Hospital Birth with Midwife or Physician" (Published online ahead of print August 2009), www.cjma.ca.

[**] Eileen K. Hutton, Angela H. Reitsma, and Karyn Kaufman, "Outcomes Associated with Planned Home and Planned Hospital Birth in Low-Risk Women Attended by Midwives in Ontario, Canada, 2003-2006: A Retrospective Cohort Study," Birth 36 (September 2009): 180-89.

[***] Eugene R. Declercq et al., "Listening to Mothers II: Report of the Second National US Survey of Women's Childbearing Experineces" (New York: Childbirth Connection, 2006).

- 80퍼센트의 산모가 정맥주사를 맞았다.
- 71퍼센트의 산모가 경막외마취술을 받았다.
- 25퍼센트의 산모가 회음절개술을 받았다.
- 59퍼센트의 산모가 인공양막파막술을 받았다.
- 55퍼센트의 산모가 피토신을 투약받았다.
- 49퍼센트의 산모가 진통 유도제를 맞았다.
- 43퍼센트의 산모가 도뇨관導尿管을 꽂았다.
- 57퍼센트의 산모가 뒤로 누운 자세를 강요당했다.
- 21퍼센트의 산모만이 자기 의지대로 힘주기를 할 수 있었다.
- 28퍼센트의 산모만이 출산 후 한 시간 이내에 아기를 품을 수 있었다.
- 32퍼센트의 산모가 제왕절개술을 받았다. 그중 25퍼센트는 태아감시 장비에 의한 이상소견, 25퍼센트는 적절치 못한 태아의 위치, 12퍼센트는 태아가 너무 크다는 의사의 판단이 이유였다.

가정출산과 병원출산의 방식과 절차가 이처럼 다른 이유를 이해하려면, 출산에 관한 접근법을 크게 좌우하는 각각의 건강 패러다임을 먼저 살펴보아야 한다. 인류학자 로비 데이비스 플로이드는 건강 패러다임을 기술만능주의(technocratic), 인본주의(humanistic), 전일주의(holistic)라는 세 가지로 구분했다. 기술만능주의 패러다임에서는 인간의 몸을 기계로 보고, 질병이란 외부로부터 오는 것이므로 불의의 위험요소를 줄이는 표준화된 의료가 최선이라고 여겨 의사를 전적으로 신뢰한다. 쉽게 말해서, 이것은 통제 중심의 패러다임이다. 인본주의 패러다임은 기술만능주의 패러다임을 다소 '인간적으로' 완화한 것으로서, 환자의 감정과 욕구를 염두에 두고 배려하며 좀더 충분한 시간을 들여 환자를 돌본다. 이것은 선의와 애정 중심의 패러다임이 나는 이런 주장을 자주 들었다. "아기의 안전만큼 중요한 건 없어. 산모의 입장에서 출산 경험만을 우선시하는 건 옳지 않아." 물론 그럴듯하게 들린다. 산모에게 최선인 것이 곧 아기에게도 최선이라는 사실을 깨닫기 전까지는.

나의 아들은 자신이 존재 그 자체만으로 사랑받고 있음을 잘 안다. 왜냐하면 우리 부부는 계획적으로 그리고 조심스럽게 그 애를 갖고, 보살피고, 낳았기 때문이다. 나는 내 손으로 그 애를 받았다. 그리고 곧장 내 품에 안았다. 그 애가 젖을 물 때까지 우리는 여전히 탯줄로 연결되어 있었다.

이것이 엄마는 물론 아기에게도 참으로 신성한 경험이었음을 나는 아들을 보면서 확신한다.

― 호주 브리즈번에 사는 제네비브 S.

다. 전일주의 패러다임은 환자를 자기 건강에 대한 선택권을 지닌 의뢰인으로 재정의한다. 각각의 환자는 건강 문제의 주체로서 정서적·심리적·신체적인 모든 측면에서 항상 자신을 돌볼 책임이 있으며, 여러 종류의 의료 방식을 탐색하고 스스로 선택할 권리가 있다. 이것은 성장과 자율 중심의 패러다임이다. 일반적으로 조산술은 인본주의 또는 전일주의에 가깝지만, 의학계는 기술만능주의와 궤를 같이한다.•

병원출산의 절차와 시술은 절대적으로 기술만능주의 패러다임의 핵심원리를 따르고 있다. 우선 우리는 이 방식을 효율성 측면에서 상세히 살펴보

• Robbie-Davis Floyd and Gloria St. Jean, *From Doctor to Healer: The Transformative Journey* (Piscataway, NJ: Rutgers University Press, 1998), 142-43.

출산에 대한 책임을 질 때 당신은 권리를 지킬 수 있습니다. 그 책임을 다른 누군가에게 떠넘길 때 — 그게 남편이나 조산사라 하더라도 — 당신은 내면의 힘까지 포기하게 됩니다. 무방비 상태가 되는 거지요. 그러니까 누구에게도 의존하려 들지 마세요.

— 줄리 B.

고, 그것을 가정 또는 출산센터의 대안적 방식과 비교해볼 것이다.

참고로 출산보다 훨씬 이전, 즉 통상적인 태아 검사를 받는 순간부터 기술만능주의 패러다임을 마주치게 된다는 사실을 유념하자. 우리는 뭔가에 동의하기에 앞서 그것에 대한 찬반양론과 적절성을 스스로 검토해보아야 한다. 이는 신생아 검사의 경우도 마찬가지다. 만약 당신이 위험요소가 많은 산모로 진단받았다면, 실제로 그 위험이 어느 정도 수준인지를 스스로 확인해보려는 노력이 필요하다. 그리고 위험요소가 명백한 경우에도 조산사와 병원이 협력하는 방식의 출산은 여전히 가능성이 열려 있다.

주제로 돌아가서, 병원이 주장하는 출산 중 금식禁食과 금수禁水에 대해 알아보자. 그들은 왜 음식과 음료를 금하는가? 그리고 앞장에서 설명했듯 산모의 영양상태는 중요한 생리적 조건인데, 이것이 불충분할 때는 어떤 일이 벌어질 수 있는가? 산모의 체내에 출산에 필요한 만큼의 칼로리가 없어 축적된 지방을 대신 연소시키게 되면 혈액 내 수소이온농도(pH)가 떨어진다. 이를 케토산증(ketoacidosis)이라 하는데, 이때 혈액은 산성이 강해지고 산소 운반율이 떨어져 자궁이 제 역할을 하지 못하고 최악의 경우에는 태아가 사망에 이를 수 있다. 물론 정맥주사로 균형을 맞출 수는 있지만 이는 산모의 움직임을 제한하고 불쾌감을 높이는 또다른 결과를 낳는다. 그러면 산모는 계획에 없던 마취제를 서둘러 요구하게 될 것이다.

마취제 투여의 가장 흔한 방식은 경막외마취술이다. 잘 알려진 대로, 경막외마취는 산모의 혈압을 떨어뜨려 태아를 위험에 빠뜨리고 제왕절개를 필요케 할 수 있다. 또한 신생아의 체온을 높이기 때문에 세균에 감염되지도 않은 아기가 부득이 엄마와 장시간 떨어져서 고된 패혈증 검사에 시달려야 하는 부작용을 낳는다.[*] 자궁 수축이 느려져 피토신이 투약되는 데서 그치는 경우는 그나마 양호한 편이라고 할 수 있다. 그러나 이처럼 피토신으로 촉진된 자궁 수축이 태아를 지나치게 몰아붙이게 되면 다시 제왕절개밖에는 다른 방법이 없게 된다. 이것이 바로 병원출산에서 흔하게 일어나는 '단계적 시술'의 실체이다.

그럼에도 병원에서 음식과 물을 금하는 이유는 무엇일까? 기술만능주의의 관점에서는 산모의 위장이 비워져 있어야만 한다. 그래야 혹시라도 제왕절개를 위해 전신마취를 하게 되더라도 흡인기로 음식물을 빼내는 수고를 덜 수 있기 때문이다. 이 얼마나 앞뒤가 뒤바뀐 생각인가! 건강한 출산과 생리적 안정을 위해 꼭 필요한 영양소를 산모에게서 박탈하고는, 그것의 당연한 결과로서 산과다(acidotic) 상태가 되었다는 이유로 제왕절개를 시술한다? 애초에 음식을 금했던 바로 그 가능성이 그대로 실현되었다! 게다가 제왕절개 시에 전신마취까지 하는 경우는 더 이상 흔하지 않다. 또한 전신마취를 한다 해도 이제는 기도(airway) 유지를 위한 관이 별도로 삽입된다.[**]

출산 기구의 조사에 의하면 90퍼센트의 산모가 태아감시 장비에 줄곧 연

---

[*] Ellice Lieberman et al., "Epidural Analgesia, Intrapartum Fever, and Neonatal Sepsis Evaluation," *Pediatrics* 99 (1997): 415-19.
[**] 전신마취 시에 미리 금식을 시키는 이유는 위장에서 역류한 음식물이 기도를 막아 질식시키는 상황을 예방하기 위해서다. (역주)

사람들이 출산에 관해 물으면 나는 끝내줬다고 답한다. 나는 그날을 지금도 매일 떠올린다. 그 감정, 흥분, 소리, 통증 … 그 모두를 평생 기억하고 싶다. 그건 마치 체외이탈과 같은 경험이었다.

모든 사람이 내 의견을 존중하며 따라주었다. 원격 측정기에서 태아의 심박수 표시가 사라졌을 때 그들은 나를 침대로 끌고 갈 수도 있었지만 그러지 않았다. 대신 간호사는 본인의 옷이 젖는 것을 개의치 않고 욕실에 있던 내 옆으로 와서 직접 상태를 확인해주었다. 아기가 나온 후에 간호사와 조산사와 둘는 한목소리로 아름다운 출산이었다고 말했다.

나는 다음 아기는 아예 집에서 낳을 계획이다.

— 오리건 주의 포틀랜드에 사는 라야 B.

결되어 있었다. 그러나 무수한 연구를 통해 밝혀졌듯이, 이런 장비는 엄청난 양의 거짓 양성(false positives)* 반응을 만들어낸다. 즉, 감시 모니터에는 정상이 아닌 것으로 표시된 아기의 상당수가 실제로는 아무 문제 없이 잘 태어난다.** 왜 이런 일이 생길까? 당연한 말이지만 건강한 태아라면 일시적인 스트레스 정도는 잘 견디고 극복할 수 있다. 내가 초보 조산사였던 시절에는, 감시 장비에 태아가 위험하여 병원 이송이 필요하다는 신호가 나타나면 먼저 태아의 두피를 살짝 절개하여 혈액의 수소이온농도(pH)부터 검사했다. 그리고 혈액이 산성을 띠지만 않는다면 태아가 스스로 그 상황을 극

---

* 이상 수치를 찾아 표시하도록 프로그램되어 있는 경우, 정상 수치를 이상 수치로 분류하는 오류를 거짓 양성 (false positive)이라고 하고 이상 수치를 정상 수치로 분류하는 오류를 거짓 음성(false negative)이라고 한다.(역주)
** American College of Obstetricians and Gynecologist, Task Force on Cesarean Delivery Rates, *Evaluation of Cesarean Delivery* (2001), 25-26.

복해 나갈 것으로 판단했다. 하지만 책임을 떠안지 않으려면 상황에 따른 능동적 대처보다 표준화된 절차를 따르는 편이 낫기 때문에, 이런 조산술은 점점 더 보기가 힘들어지고 있다.

태아감시 장비의 또다른 단점은 산모의 움직임을 제한한다는 것이다. 비록 지금은 많은 병원에서 원격 장비를 쓰고 있지만(측정 결과가 무선으로 송신되기 때문에 산모는 자유롭게 움직일 수 있다), 그래도 항상 관찰당하고 있다는 사실 자체가 본능적으로 출산에 몸을 내맡기는 데 뚜렷한 장애물로 작용한다.

가정출산에서는 태아감시 장비를 무엇으로 대체할까? 조산사들은 출산의 각 단계마다 태아의 심장박동수를 확인하고 적절히 대처하도록 훈련받는다. 실제로 미국의 산부인과 의학회(ACOG)는 적절한 시차를 둔 간헐적 검사는 지속적인 감시와 결과적으로 큰 차이가 없다는 연구결과를 발표했다.[•] 그렇다면 왜 대다수의 병원은 태아를 항상 감시하려고 하는 것일까? 태아감시 장비는 매 순간 아기의 상태를 기록하고 출력한다. 그리고 그 기록은 법적 소송이 발생했을 때 결정적인 증거로 사용될 수 있다. (출력지가 수십 년간 보관되는 이유는 바로 이 때문이다.) 반대로 간헐적 검사는, 특히 가정출산에서 수작업으로 시행되었을 경우에는 더더욱 실수의 여지가 있는 것으로 간주되어 조산사의 책임소지를 크게 만든다.

태아감시 장비를 간헐적으로 활용하는 데만 동의하는 것도 나름의 대안이 될 수 있다. 아무런 기록도 남기지 않는 편보다는 나을 것이다. 하지만 이런 문제는 담당 의료진과 미리 상의가 되어 있어야 한다. 장비를 떼었다 붙였다 할 간호 인력이 부족한 경우가 보통이기 때문에 이런 대안을 관철시키

• American College of Obstetricians and Gynecologists, ACOG practice bulletin, "Intrapartum Fetal Heart Rate Monitoring," *Obstetrics and Gynecology* 106 (2005): 1453-1460.

기는 쉽지 않을 것이다. 병원 입장에서는 산부인과의 모든 감시 장비를 일원화된 간호 부서로 연결시켜놓으면 한 명의 인력만으로도 모든 일처리가 가능해진다.

태아감시 장비에 쓰이는 기술 그 자체도 또다른 논쟁거리다. 태아감시 장비와 도플러 기계(태아의 심장박동 검출기)는 초음파를 사용하는데, 미국의 식품의약국(FDA)은 이에 대해서 "누구도 초음파가 안전하다고 확신할 수 없다"고 밝히고 있다. 실제로 많은 연구결과들이 출산 중 또는 임신 초기에 초음파를 너무 자주, 장시간 접하게 되면 해롭다고 말한다.* 나는 마땅히 감시 장비를 사용하기 전에 초음파의 유해성을 제대로 설명하고 동의를 구해야 한다고 생각한다.

이런 이유로 많은 조산사들은 초음파 장비의 사용을 자제하고 태아청진기(fetoscope)처럼 안전한 수동 장비를 쓴다. 그것들로도 태아의 심장박동과 기타 위험요소들을 잘 확인할 수 있을까? 물론이다. 정확한 방법을 따르기만 한다면 말이다.**

자, 그럼 출산 중의 내진(internal exams)에 대해서 알아보자. 우리는 진행 상황을 확인하는 데 내진이 필요하다고 알고 있지만 그것은 관점에 따라 달라질 수 있다. 자궁문의 확장에 대한 현재 의학계의 판단 기준을 이해하려

---

* E. Ang et al., "Prenatal Exposure to Ultrasound Waves Impacts Neuronal Migration im Mice," *Preceedings of the National Academy of Science of the USA* (June 2006): 12903-10; H. Kieler, S. Cnattingius, and B. Haglund, "Sinistrality - A Side Effect of Prenatal Sonography: A Comparative Study of Young Men," *Epidemiology* 12 (2001): 618-23; C. Rodgers, "Questions about Prenatal Ultrasound and the Alarming Increase in Autism," *Midwifery Today* 80 (Winter 2006); B. Fowlkes, "American Institute of Ultrasound in Medicine Consensus Report on Potential Bioeffects of Diagnostic Ultrasound," *Journal of Ultrasound Medicine* 27 (2008): 503-15.

** Elizabeth Davis, *Heart and Hands: A Midwife's Guide to Pregnancy and Birth*, 4th edition (Berkeley, CA: Celestial Arts, 2004), 113-14, 121.

면 먼저 프리드만 곡선(Friedman's Curve)을 알아야 한다. 산과의사인 에마뉘엘 A. 프리드만은 출산 시간을 조사하여 초산인 산모의 자궁문은 평균 두 시간마다 1센티미터씩, 출산 경험이 있는 산모는 한 시간마다 1센티미터씩 벌어진다고 추정했다. 그러나 이것을 기준으로 삼는 데는 문제가 있다. 실제로는 산모마다 출산 시간이 상당히 제각각이며, 여기에는 1장에서 언급한 '정점(진입기)'의 개념도 전혀 반영되지 않았기 때문이다. 이 주제는 뒤에서 좀 더 논의할 것이다. 어쨌든 지금은, 자궁문이 벌어진 정도가 태아와 산모의 상태를 나타내는 지표가 될 수 없다는 사실만 기억하자. 그보다는 태아의 심장박동과 산모의 기본적 생체신호가 훨씬 더 의미가 크다.

조산사의 능력은 기본적으로 출산 과정의 장애와 자연스런 진행 과정의 차이를 구분하여 적절히 대처하는 데 있다. 출산의 첫 단계에서, 자궁문은 6센티미터까지는 특별한 압력 없이 벌어지지만 그 이후로는 태아의 머리가 중심 역할을 한다. 만약 6센티미터에서 더 벌어지지 않는다면(특히 자궁문이 태아의 압력으로 팽팽히 당겨져 있지 않다면), 조산사는 태아의 위치를 의심하고 가능한 모든 조치를 취해야 한다. 태아의 머리가 어딘가 끼인 채 아직 골반을 제대로 향하고 있지 못할 가능성이 있다.(허리 통증을 확인하라.) 만약 태아의 머리에 손이 닿는다면 조산사가 손수 자세를 풀어주고 회전시켜야 할 때도 있다.[*] 만약 태아가 계속 내려오지 못한다면, 조산사는 적절한 자세와 움직임을 유도하는 것은 물론이고 약초, 지압, 온수(샤워기 또는 욕조) 등등 산모를 이완시키고 자궁 수축을 촉진할 수 있는 — 아기를 밀어내는 압력을 높여줄 — 다양한 방법을 시도하게 된다.

병원에서 훈련받은 조산사들도 손수 태아를 회전시키는 방법을 사용할

---

[*] 같은 책, 150-52.

까? 그 답은 그들이 교육받은 내용과 철학에 따라 다르다. 또한 어떤 병원에서는 조산사들이 그저 출산의 보조 역할만을 맡고 있기 때문에 이런 기술을 발휘할 여지가 없을 수도 있다.

자궁 수축이 약화되었을 때, 조산사는 여러 정황과 산모가 부딪힌 한계 등을 살핌으로써 위에서 언급한 장애물들을 간파해내야 한다. 이때는 내진이 꼭 필요해지는 순간이다. 하지만 세균 감염의 위험성 때문에 내진이 상당히 꺼려지는 것도 사실이다. 또한 내진 탓에 아래로 밀어내던 힘의 방향이 위로 역행하는 듯 느꼈다고 보고하는 산모들도 있다.

가끔은 출산에 거의 임박했는데도 산모는 계속 확인을 요구하고 조산사는 그대로 들어주는 경우가 있다. 이것은 판단을 왜곡시키며 쓸데없는 근심만 늘리는 짓이다. 어찌 되었든, 양막이 파열된 이후에는 내진을 금해야 한다.(이 역시 두려움을 불러일으키는 표현으로, '양수가 배출된다' 정도로 순화할 수 있다.) 연구에 의하면, 양수가 흘러나오기 시작하면 내진에 의한 감염의 가능성이 기하급수적으로 커진다고 한다.[*] 소독제와 멸균 장갑을 사용하더라도 손가락이 자칫 질부의 배출물을 자궁경관으로 밀어올리면 (성교 시와 마찬가지로 분비된) 질액 등이 자궁으로 흘러들 수 있기 때문이다.

그렇다면 왜 병원에서는 양막파막술(AROM)[**]이 흔히 쓰이는 것일까? (이때는 의료인이 실제로 내진을 하면서 뜨개질 코바늘 같은 도구로 양수 주머니에 구멍을 내기 때문에 '파열'이란 용어가 적합하다.) 양막파막술은 태아가 산소 부족으로 괄약근의 힘이 빠져 태변(첫 번째 배변)을 보았을 때 필요한 시술이다. 하지만

---

[*] M. F. Schutte et al., "Management of Premature Rupture of Membranes: The Risk of Vaginal Examination to the Infant," *American Journal of Obstetrics and Gynecology* 146 (June 1983), 395~400.

[**] artificial rupture of the membranes.

거꾸로 생각해보면, 양수가 배출되면 탯줄이 압박을 받아 태변이 유발될 수 있으므로 이 또한 스스로 함정을 파는 셈이 된다. 결국 내진보다는 주기적인 심박수 확인이 태아의 상태를 진단하는 더 좋은 수단인 것이다.

혹은 피토신이 투약되었을 때 자궁의 수축 정도를 측정하는 카테터(튜브형의 기구)를 넣기 위해 양막을 파열시키는 경우도 있다. 이 또한 감염의 가능성을 높이지만, 그럼에도 카테터가 필요한 이유는 피토신이 자궁을 이완하지 못하게 만듦으로써 태아를 위험하게 할 수 있기 때문이다. 그러나 더 흔한 경우는, 대개 좋지 않은 결과를 낳지만, 출산을 앞당기기 위해 양막을 여는 것이다. 태아는 자궁 내에 여유 공간을 두고 스스로 자세를 바꿔가며 아래로 내려올 때라야 제힘을 발휘할 수 있는데 양수가 바로 그러한 역할을 돕는다. 따라서 여러모로 양막파막술은 얻는 것보다 잃는 것이 더 많은 시술이다.

예외적으로 양막이 부풀어서 자궁문의 확장을 방해할 때가 있다.(양수 주머니는 태아의 머리보다 무르기 때문에 자궁문을 완전하게 열지 못한다.) 이럴 때는 양막을 찢어주는 것이 산모의 힘을 더는 방법이 될 수 있다.

그러나 우리는 불편한 진실을 마주해야 한다. 대다수의 병원은 출산 그 자체에 이득이 되기보다는 법적으로 유리한 기록을 남기는 편을 선택한다. 이는 출산의 정상/중단 신호들을 감지해내고 잘못 자리 잡은 태아를 돌려놓는 등의 기본적인 조산술이 소실되는 안타까운 결과를 낳았다. 예전의 의서 醫書들이 거듭 언급하며 강조해놓았음에도 더 이상 의대에서는 이런 기술들을 가르치지 않는다. 오늘날의 의사들은 쌍둥이나 뒤집힌 태아를 받는 유서 깊은 기법들을 배우지 않으며, 그것들을 배우고 훈련하는 것은 온전히 조산사들의 몫이 되었다. 그저 제왕절개가 거의 모든 '문제' 상황의 해답으로 자리 잡았는데, 이는 정상적인 생리 작용에 대한 무지, 조산술의 소실, 예방적 조치의 부족으로부터 기인한 것이다. 그리고 미국의 의료계가 이타주의만큼이나 탐욕에도 깊이 물들어 있음을 기억하라. 의사와 병원의 입장에서는 제왕절개가 자연출산보다 더 이득이다. 게다가 제왕절개는 쉽기까지 하다. 소요 시간이 불규칙하다는 이유로 점점 더 많은 의사들이 자연출산을 '못마땅하게' 여기게 되었다. 또한 제왕절개는 법적인 책임도 덜 수 있다. 법정에서 유산 또는 위험요소에 대처하기 위한 제왕절개를 부적당하다고 진술할 증인은 어디에도 없다.

아래는 캐나다의 브리티시 컬럼비아 주 옐로나이프 시에 위치한 스탠턴

나는 변화를 주기 위해서 주변을 조금 걷다가 물을 받아둔 욕조에 들어갔다. 곧 아기가 자궁문을 통과해 나오기 시작했다. 신디와 나는 조금만 힘을 주면 한고비 넘길 수 있을 거라 생각했지만 아기가 꽉 끼어버렸다. 그래서 신디는 아기의 머리를 뒤로 밀어냈는데, 그건 썩 좋은 느낌이 아니었다. 아기가 다시 나오려고 할 때, 신디는 한 번만 더 아기를 뒤로 밀고 양수를 터트리면 일이 더욱 수월해질 거라고 말했다. 나는 동의했고, 그렇게 하자 정말 아기가 내려오는 것이 느껴졌다. 모두가 나를 응원해주고 있었다. 신디는 회음부가 찢어지지 않도록 최선을 다해 나를 이끌었다. 그렇게 나 스스로 상황을 주도해가면서 캐서린의 조그만 머리가 나오는 것을 직접 보는 것은 정말 놀라운 경험이었다. 동시에 그 순간은 가장 고된 시간이기도 했다. 질 입구가 완전히 확장되면서 마치 불타는 듯한 고통이 몰려왔기 때문이다. 순식간에 미끄러져 나왔던 첫 아이 마이클 때와는 무척 달랐다. 하지만 나는 이번이 훨씬 더 좋았다. 곧 캐서린이 나왔고, 나는 엄청난 기쁨에 휩싸였다.

— 뉴저지 주의 브랜치버그에 사는 아일린 C.

병원의 산부인과 학과장 앤드루 코타스카가 미국의 산부인과 의사회(ACOG)에 보낸 공개서한이다.

"저는 산부인과 의학회가 다른 의학 분야들과 뜻을 함께 해주길 요청합니다. 오늘날 21세기의 윤리가 가리키는 바는 명확합니다. 선한 목적의 의료적 조언이라 할지라도 산모의 의지보다 우선일 수는 없다는 것입니다. 그 조언이 과학적으로 합당한 것이든 터무니없는 것이든 마찬가지입니다. 현재 의료계의 전 분야는, 당연하게도 환자를 그 중심에 놓고 있습니다. 오직 산부인과만 예외입니다. 우리는 환자에게 수술, 수혈, 화학요법을 강요하지 않습니다. 가정출산의 잠재적 위험요소보다 백 배 더 심각한 문제가 발견되더라도 환자 본인이 시술을 거부한다면 어쩔 수 없습니다. 그런데 유독 산부인과만큼은 제왕절개 후 자연출산(VBAC), 역아逆兒출산(태아가 거꾸로 선 자세), 가정출산 등의 가능성을 일부러 감춤으로써 일방적 처치를 산모에게 강요하는 일이 비일비재합니다."•

그러나 이 책의 공동저자 데브라는 한 의사에게서 "그때 제왕절개를 왜 했을까 하고 후회하는 일은 결코 없다"는 얘길 들은 적이 있다. 앤드루와 같이 진보적인 의사는 소수에 지나지 않는다. 산부인과의 모든 절차 속에는 의료진의 두려움이 깔려 있고, 그 위에서 출산을 바라볼 때 우리는 보스턴 대학 공공보건학부의 유진 데클레르크 교수가 "1퍼센트 원칙"이라고 부르는 것을 발견하게 된다.

• http://jenniferblock.com/wordpress/index.php?paged=2, June 2008.

"의료계는 우선순위를 망각하면서 자원을 낭비하고 있다. 꼭 필요한 예방적 처치는 뒷전이고 1퍼센트의 가능성밖에 없는 최악의 사태를 막는 데 온 힘을 쏟고 있는 것이다. 자궁적출술부터 심폐기를 이용한 관상동맥우회술까지, 앞뒤가 바뀐 의사결정이 의료계에 만연해 있다. 제왕절개술의 급격한 증가는 바로 그 뚜렷한 실례이다."•

이제 우리는 진통 촉진제를 맞은 산모의 비율이 무려 49퍼센트에 달하는 이유를 이해할 수 있다. 주저 없이 제왕절개를 행하는 의사들의 보편적인 태도, 그리고 그에 따라 더욱 소실되어가는 조산술을 감안한다면 유도분만의 보편화는 그리 놀랄 일이 아니다. 제왕절개술로 직행하기 때문에 산모의 골반 크기를 측정하고 태아의 자세를 바로잡는 등의 기술은 이제 무용지물이 되어버렸다. 만약 태아가 정해진 때에 나오지 않는다면 우리는 그 이유가 무엇이든 간에 끄집어낼 것이다! 유도분만의 가장 흔한 변명은 태아가 "너무 크다"는 것이다. 하지만 그것이 정말 위험한 정도인지를 정확히 판단해줄 조산술은 더 이상 쓰이고 있지 않다. 대신 태아의 몸무게와 머리 크기, 산모의 골반 크기를 잘못 측정하기로 악명 높은 초음파 기기가 그 역할을 대체했다.

조산사들은 손으로 골반 크기 등을 정확하게 판단하는 기술을 보존하고 계승해왔다. 그래야 산모의 자세를 해치지 않고 옳은 판단을 할 수 있고, 골반의 특정 부위를 확장시키기 위해 외부적 조치를 할 수 있고(자세한 내용은 곧 알게 된다), 태아의 머리가 다소 좁은 골반 속을 하강할 수 있게 하는 내부

• http://www.orgasmicbirth.com/birth-by-the-numbers

적 조치도 할 수 있기 때문이다. 그리고 조산사들은 이 모든 작업을 골반의 이완과 확장을 촉진하는 일련의 과정 속에서 해낸다.

결론을 말하자면, 태아가 너무 커서 산모의 골반을 통과하기 어려운 경우의 확률은 고작 1퍼센트에 불과하다. 그럼 이 모든 야단법석은 무엇 때문인가? 미국의 유도분만 비율이 이렇게 높은 까닭은 태아의 어깨가 산모의 골반에 걸려 내려오지 않는 난산에 대한 극심한 공포가 현재 산부인과 분야에 팽배해 있기 때문이다. 덩치가 큰 태아의 어깨가 산모의 치골에 걸려 머리만 빠져나오고 몸은 못 나오는 경우가 그에 해당한다. 보통의 출산 과정에서는 아기의 머리만 나온 상태에서 몇 분간 지체되더라도 혈색만 괜찮다면 굳이 서두를 필요가 없다. 반면 어깨가 걸린 아기는 가슴이 조여지고 머리쪽의 혈압이 증가하여 낯빛이 새빨갛게 변한다. 그 상태를 빨리 벗어나지 못하면 뇌손상을 입을 수도 있다. 여러분이 인터넷에서 "어깨 난산(shoulder dystocia)"이란 단어로 검색을 해본다면 의료정보 사이트보다 훨씬 더 많은 법률자문 사이트를 보게 될 것이다. 이는 바로 이 문제로 인한 의료분쟁의 손해배상금이 가장 크기 때문이다. 따라서 의료계에는 태아가 "너무 클지도 모른다"는 두려움이 팽배한 것이다.

그렇다면 가정출산을 돕는 조산사들은 어깨 난산을 해결하는 기술을 가지고 있을까?* 물론이다. 조산사들은 늦지 않게 산모를 병원으로 옮겨야 할 책임이 있기 때문에 이런 긴급 상황에서 가장 효과적인 조치를 할 수 있도록 철저하게 대비한다. 나 역시 이런 골치 아픈 상황을 수없이 겪으면서도 최선의 결과를 얻어왔다. 그럴 때마다 나는 가장 극단적으로 양어깨가 걸려

• Ina May Gaskin, *Spiritual Midwifery*, 4th edition (Summertown, TN : Farm Publishing, 2002), 354.

있는 태아를 다루는 조산술을 시행한다.*

이런 사실을 이해하더라도, 예정일이 이미 지났고 얼른 임신 상태를 벗어나고 싶은 산모들은 심리적으로 유도분만에 크게 끌릴 수밖에 없다. 그렇다면 유도분만을 가능한 한 피해야 할 이유는 무엇일까?

첫째로, 단적으로 말해 대부분의 유도분만에는 피토신이 사용되며 이는 곧 경막외마취술 등 일련의 외과적 시술로 이어지기 십상이다. 우리는 이미 자궁문의 확장을 위해 쓰이는 피토신에 대해 알아보았다. 피토신은 정체되어 있는 산모의 자궁 수축을 강하게 촉진한다. 그러나 자궁문을 '확장'시킬 때와 분만을 '유도'할 때 쓰이는 피토신의 양은 서로 다르다. 일반적으로 유도분만에 훨씬 더 많은 피토신이 쓰이는데, 이것이 바로 유도분만이 제왕절개술로 이어지는 비율이 높은 이유이다. 피토신으로 유도된 자궁 수축의 강도는 불규칙하며 자연출산보다 훨씬 고통스럽다. 유도분만을 하는 산모들은 자연출산처럼 차근차근 단계에 따라 감정적, 생리적 적응을 할 기회를 잃고 그저 고통을 견뎌야만 한다. 마찬가지 이유로 유도분만은 태아에게도 혹독한 시련을 준다.

더 우려할 만한 사실은, 이처럼 산모와 태아를 수시간 동안 인공호르몬에 노출시켰을 때의 단기적/장기적 영향에 대한 연구가 전무하다는 것이다. 무려 50퍼센트에 달하는 산모와 태아를 검증되지 않은 무언가에 노출시킨다는 것은 전혀 앞뒤가 맞지 않는 생각이다.

초음파 기기를 통해 임신 기간을 추정하는 경우가 많아지면서 점점 더 많은 아기들이 때 이르게 세상에 나오도록 강요받고 있다. 유나이티드헬스케

---

* Elizabeth Davis, *Heart & Hands : A Midwife's Guide to Pregnancy and Birth*, 4th edition (Berkeley, CA : Celestial Arts, 2004), 159-60.

어[*]의 뉴저지 대표인 마이클 맥과이어는 〈트렌턴 타임즈〉 지에 이런 글을 실은 적이 있다. "중환자실로 옮겨진 신생아의 48퍼센트는 제왕절개술 등의 임의적 일정에 맞춰 ― 그중 상당수는 39주를 채우기 이전에 ― 태어난 아기들이다." (정확히 말하면 '임의적 일정'의 주된 원인은 유도분만이다. 제왕절개술을 사전에 계획하는 경우는 그리 많지 않다.) 마치오브다임즈 재단[**]은 1980년대 초반에 9.4퍼센트였던 조산早産의 비율이 2008년에는 12.1퍼센트로 증가했음을 지적하며 때 이른 출산을 신생아 사망의 가장 큰 원흉으로 꼽고 있다.

이제 유도분만의 구체적인 방법을 살펴보자. 유도분만에는 피토신뿐 아니라 절대로 사용되어서는 안 될 싸이토텍[***]까지 쓰이고 있다. 미국식품의약국은 싸이토텍을 분만 유도의 목적으로 사용하는 것을 인가한 적이 없으며, 제조업체인 설Searle 제약(현재는 화이자Pfizer 제약)도 같은 입장을 취하고 있다. 그런데 왜 이런 용도로 쓰이기 시작했을까? 싸이토텍은 본래 궤양의 치료제로 개발되었으나 자궁 속을 비워내는 작용을 하는 응급피임약(성교 후 복용)과 그 성분이 일치한다. 그러나 그 결과는 상당히 예측이 불가능하고 극단적이다. 그것은 산후 출혈에 도움을 주기도 하지만 강직성 경련과 강제적인 수축을 일으켜 자궁 내 파열은 물론 태아와 산모를 사망에까지 이르게 할 수 있다.[****] 또한 산모의 순환계로 양수를 유입시켜 양수색전증이라는 치명적인 결과를 낳기도 한다.

• UnitedHealthcare는 미국 내에서 최다 의료진과 시설을 보유한 의료보험네트워크이다. (역주)
•• the March of Dimes는 '동전의 기적' 정도로 번역할 수 있으며, 아기의 건강한 출산을 위해 연구/모금/의료정보 제공 등의 활동을 하는 비영리 단체이다. (역주)
••• Cytotec은 위, 십이지장 궤양의 예방과 치료를 위한 정제약으로 주된 성분은 미소프로스톨이다. (역주)
•••• Marsden Wagner, MD, MS, "Cytotec Induction and Off-Label Use," *Midwifery Today* 67 (Fall 2003).

충격적이지 않은가? 출산협회의 이사인 모린 코리Maureen Corry는 "산모들은 자신이 얼마나 위험천만한 문제들에 노출되어 있는지 전혀 알지 못한다"고 말한다.

유도분만을 하게 되는 또다른 이유는 42주가 넘어가면 아기가 사산될 가능성이 높아진다고들 알고 있기 때문이다. 그러나 그 믿음은 그다지 뚜렷한 근거가 없고, 조산사들은 예정일이 지난 태아의 상태를 확인하는 여러 가지 방법을 알고 있다. 기본적으로 병원에서는 태아감시 장비로 확인한 심박수와 초음파 기기로 확인한 양수의 부피와 태아의 호흡, 움직임, 근육 상태 등을 종합한 생물리학적 계수(biophysical profile)를 살핀다. 그러나 조산사들은 주로 대안적인 방법을 사용한다. 태아의 심박수는 직접 들어서 확인하고, 촉진을 통해 양수의 부피를 살피고(이때 정확성과 편의성을 위해 방법에 여러 변화를 준

나는 첫째를 병원에서 낳았다. 유도분만을 했고, 그 후로 일련의 시술이 이어지며 결국 겸자(forceps)로 아기를 꺼내야 했다. 그때 나는 그런 것들이 정상이라고 생각했다. 둘째는 대단히 뛰어난 조산사의 도움으로 집에서 낳았다. 그녀는 나의 영혼을 깊이 어루만졌고, 나는 그녀를 보며 조산사가 되기로 마음먹었다. 둘째의 출산을 계기로 나는 출산이 완전히 자연스러운 과정이며 사랑으로 감싸 안고 저 스스로 흘러가도록 두는 것이 최선임을 깨닫게 되었다. 그것이 정석이다. 그래야만 치유와 성장으로 이끄는 깊은 영적, 변성적 상태를 경험할 수 있다. 그리고 나는 출산이 집안일에 속하는 것임을 알게 되었다. 당연히 셋째를 낳을 때도 둘째 때처럼 누군가 나를 이끌어주기를 바라게 되었다.

— 호주의 구넹게리에 사는 태닐 B.

> 남들의 말을 곧이곧대로 믿지 마세요. 직감적으로 아니란 생각이 들면 그게 무엇이든 의심하세요. 출산은 당신이 함부로 조작할 수 있는 게 아니에요. 그러니 배우고, 읽고, 생각하고, 사랑하고, 느끼세요. 아이에게 첫 번째 생일선물로서 평화로운 출산을 안겨주세요!
>
> — 펜실베이니아 주의 피닉스빌에 사는 디나 J.

다), 산모로 하여금 식후 한 시간 동안 태동의 횟수를 세어보게 한다. 태아의 근육과 호흡 상태는 평균 심박수와 태동 횟수를 토대로 추정이 가능하다.[*]

만약 이런 수치들이 정상 범위를 벗어나거나 산모가 당장 출산을 해야 한다는 의사의 말에 부담을 느낀다면, 우리는 피토신의 대안으로서 침술, 아주까리기름, 약초 등을 선택할 수 있다. 정액에도 자궁문을 이완시켜주는 프로스타글란딘이 포함되어 있기 때문에 섹스를 하는 것도 하나의 대안이다. 또는 파트너 또는 산모가 직접 달맞이꽃 기름으로 자궁문을 마사지하는 것도 도움이 된다. 산모의 젖꼭지를 자극하는 것도 마찬가지다. 즉, 옥시토신 분비를 유발하는 모든 방법은 출산을 유도할 수 있다. 태아는 반드시 스스로 준비가 되었을 때 나온다는 사실을 명심하라. 열매가 익는 데 나무마다 알맞은 시간이 다른 것과 똑같다. 태아가 생리적 준비를 마치고 골반을 빠져나올 기회를 갖는 것은 당연한 일인데, 우리가 왜 서둘러야 하는가?

유도분만은 제왕절개 비율을 높이는 데 직접적으로 기여하고 있는 듯 보인다. 질병관리예방본부에 따르면 2007년의 제왕절개 비율은 31.8퍼센트였

---

[*] Elizabeth Davis, *Heart & Hands : A Midwife's Guide to Pregnancy and Birth*, 4th edition (Berkeley, CA: Celestial Arts, 2004), 87–88.

고 계속해서 증가하고 있다. 물론 의사들의 책임이 크지만, 가볍게 생각하고 제왕절개에 흔쾌히 동의한 산모들에게도 상당한 책임이 있다. 제왕절개는 위험성이 큰 외과수술이다. 자연출산과 비교하면 산모의 감염과 출혈 위험성이 엄청나게 증가하고, 심각한 상해를 입거나 긴급한 자궁 적출술이 필요해질 수도 있다. 산후에 장기간 통증에 시달리고 병원에서 추가적인 관리를 받아야 할 가능성도 높아진다. 장기적인 부작용으로는 수술 부위가 아물면서 서로 떨어져 있어야 할 조직들이 들러붙는 식의 유착이 생겨나기도 한다. 이는 만성적인 골반 통증과 내장의 폐색을 일으켜 추가적인 수술이 필요해지게 만들고, 그로써 다시 상해를 입어 결국 불임이 될 수도 있다. 제왕절개로 태어난 아기는 외과적 수술의 표적인데다가 흔히 호흡 기능에 문제를 보이기 때문에 모유 수유를 하기 어렵고 장차 천식이 생기기 쉽다. 또한 제왕절개는 다음번 임신에서 자궁 외 임신, 전치태반(태반이 자궁 출구에 매우 근접해 있거나 출구를 덮고 있는 경우), 태아 조기박리(태아가 만출되기 전에 태반이 먼저 떨어지는 경우), 태반 유착, 양수 색전증, 자궁 파열 등의 위험성을 높인다.•

이처럼 제왕절개는 결코 최선의 선택이 아니며 순리에 따르는 자연스런 욕구를 가로막기 때문에 엄격하게 제한되어야만 한다. 가장 좋은 방법은 정상적인 생리 작용에 근거한 출산 환경을 택함으로써 수술로 이어질 위험성을 증가시키는 외과적 시술을 최소화하는 것이다.

지난 10년을 되돌아보건대, 제왕절개 경험이 있는 산모의 자연출산을 지원해주는 의사를 찾기가 점점 더 어려워지고 있다. "한 번 제왕절개했으면

• Childbirth Connection, *What Every Pregnant Woman Should Know About Cesarean Section*, 2nd edition (New York : Childbirth Connection, 2006).

계속 제왕절개"라는 격언이 굳어지고 있는 것이다. 아마도 '제왕절개 후 자연출산'은 자궁 파열의 가능성이 크다는 믿음 때문일 텐데 그 믿음의 근거는 무엇일까? 많은 연구가 있었지만 그 대부분은 자발적인 '제왕절개 후 자연

> 새벽 3시 45분. 나는 내가 제대로 힘을 주고 있는 건지 의심이 들었다. 조산사들은 예전의 제왕절개 경험이 ─ 충분한 마음의 준비와 명상 훈련을 했음에도 불구하고 ─ 두려움을 불러올 수 있다고 말했고, 그건 사실이었다. 나는 첫 애 캐디를 낳을 때 침대에 누워서 감시장비에 연결된 채로, 얼굴이 새빨개질 정도로 숨을 참으며 두세 시간 동안 힘을 주어야 했다. 그때 의사는 나를 보더니 한숨을 쉬었고 "움직임이 전혀 없습니다"라고 말했었다. 그 기억 때문에 난 다시 불안해졌다.
>
> 캐런이 물었다. "아기가 내려오는 게 느껴져요?" 나는 소리쳤다. "모르겠어요! 제발 좀 알려주세요!" 캐런은 상태를 확인하더니 이렇게 말했다. "아기가 질을 통과하고 있어요. 이젠 빼도 박도 못해요." 아, 얼마나 듣고 싶던 말이었던지! 그녀는 나처럼 '제왕절개 후 자연출산' 경험이 있는 조산사였다. 또한 수백 차례의 출산을 도우면서 나 같은 산모들을 수없이 만났을 터였다. 나는 그녀의 눈을 응시했고, 어깨에 얹힌 그녀의 손길을 느꼈고, 아기가 곧 나오리란 사실을 가슴속 깊은 곳에서 직감했다. 나는 노래를 부르기 시작했고, 몸의 신호에 따라서 힘을 주었다. 4시 5분, 리처드 스몰우드의 〈치유〉(Healing)이란 노래가 울려 퍼지는 가운데 페니모어의 머리가 나왔고, 4시 7분에 드디어 몸 전체가 따뜻한 물속으로 미끄러져 나왔다. 나는 팔을 축 늘어뜨리고 잠깐 황홀경 속에 잠겨 있다가 곧 아기를 가슴으로 안아 올렸다. 첫 애 캐디보다 170그램이나 더 무거웠다. 제왕절개 후 자연출산으로 낳은 아기들은 이처럼 크다!
>
> ─ 워싱턴 DC에 사는 캐서린 H.

출산'이 피토신 또는 싸이토텍으로 유도된 분만보다 더 위험하다는 결과를 보여주지 못했다. 오히려 분만 유도제가 양수 색전증과 자궁 파열의 가능성을 크게 높인다는 사실만 명백해졌다.* 다행스럽게도 적절한 검진과 관리만 가능하다면 전치태반, 태아 조기박리, 태반 유착 등의 '제왕절개 후 자연출산'과 관련된 위험요소들은 예방될 수 있다. 가정에서 '제왕절개 후 자연출산'을 돕는 조산사를 선택할 권리는 주마다 다르므로, 해당 지역의 조산사들과 직접 논의해보길 바란다.

제왕절개술을 강행하는 것은 탄생의 신비와 변성적(transformative) 작용을 훼방하는 엄청난 장애물이다. 제왕절개를 선택하는 다수의 산모들은 그저 두려움 때문에, 또는 합당한 결정을 내리는 데 필요한 정보들을 모르기 때문에 그렇게 한다. 질을 통해서 아기를 낳는 것보다 제왕절개가 더 안전하고 쉽다고 믿는 산모들이 적지 않다. 《더 나은 출산을 위한 안내서》**의 저자이자 《산부인과의 미신과 진실》***의 공저자인 헨시 고어Henci Goer의 글을 읽어보자.

"여성은 자신이 몸으로 겪을 일들을 선택할 권리가 있다. 물론 제왕절개술도 그중 하나이다. 그 선택은 반드시 그녀가 수술 이외의 대안들을 검토하고 거부한 이후에 왜곡되지 않고 정확한, 그리고 충분한 양의 정보에 근

---

* D. Ravasia, S. Woods, and J. Pollard, "Uterine Rupture During Induced Trials of Labor in Women with a Previous Cesarean Delivery," *American Journal of Obstetrics and Gynecology* 182 (January 2000); C. M. Zelop et al., "Uterine Rupture During Induced or Augmented Labor in Gravid Women with One Prior Cesarean Delivery," *American Journal of Obstetrics and Gynecology* 181 (October 1999): 882-86.
** *The Thinking Woman's Guide to a Better Birth*
*** *Obstetric Myths Versus Research Realities*

거해서 내려져야 한다. 그러나 실제로 그런 경우는 흔치 않다. 제왕절개를 택할 산모의 권리를 옹호하는 의사들은 대부분 산모들에게 부작용의 가능성에 대해 제대로 된 정보를 제공하지 않으며, 산모들의 두려움과 조심스러움에 무신경하다. 심지어는 제왕절개술에 동의하지 않을 산모의 권리마저 무시한다. 제왕절개술에 '예스'라고 말하는 경우에만 산모의 선택권이 보장되는 셈이다."

계획적인 제왕절개술은 자연출산 중에 제왕절개술로 전환되는 경우보다 더 위험하며, 특히 출혈의 문제가 그러하다. 아무리 피토신을 많이 투약하더라도 옥시토신이 자연스럽게 분비되지 않았다면 출산 직후에 응당 솟구쳐야 할 감정은 생겨나질 않는다. 자궁이 절개된 산모에게는 그것이 더욱 절실한데도 말이다.

출산 장소에 대해서도 새로운 시각이 필요하다. '지속 가능성(환경 파괴의 최소화)'이라는 개념이 생소했던 1980년에, 나는 조산사의 역할을 "생태적으로 조화롭고, 자연의 섭리를 존중하며 자원을 효율적으로 이용하는 것"이라고 정의한 바 있다.• 병원의 출산 환경은 엄청난 양의 물질적 낭비와 과학기술의 남용을 일으킨다. 미국에서 연간 지출되는 2.4조 달러의 의료비 중에서 출산과 관련하여 병원에 지출되는 입원 비용은 무려 790억 달러에 달한다. 거기에 수반되는 인적 자원과 능력의 낭비는 또 어떠한가. 아래는 이 문제에 대해서 펜실베이니아 토마스 제퍼슨 대학의 산과의사 로렌 플랑트가 쓴 글이다.

• Elizabeth Davis, *A Guide to Midwifery: Heart & Hands* (Santa Fe: NM: John Muir Publications, 1980), 2.

"상업화된 산부인과 의료는 산모들의 주체성을 철저히 배제한다. 미국 내 출산 문화의 역사는 한 마디로 의료진의 개입과 의료적 시술의 지속적인 증가라고 할 수 있다. 출산 문화는 먼저 '집'을 벗어났고, 지금은 '질(vagina)'에서 벗어나고 있다. … '정상'의 범주는 점점 더 좁아지고 다양성은 존중받지 못한다. 출산은 진짜 위험뿐만 아니라 진짜 기쁨까지 박탈당한 '규격화된' 경험이 되어가고 있다. 산모들은 자기 몸의 능력으로부터 동떨어진 채로, 수술대 위에서 전문의가 개봉해주길 기다리는 소포 꾸러미 신세가 되었다.

슬로 푸드Slow Food를 먹고 유기농 달걀을 사는 여성들이 결국엔 '슬로 출산(Slow birth)' 운동까지 일으키게 될까? 상상해보라. 유기농 커피를 찾고 탄소배출량을 줄이려 애쓰는 중산층 이상의 고학력 여성들이 무분별한 제왕절개 문화에 '안 돼'라고 말하는 모습을."•

이 문제는 우리를 두 가지 중요한 결정으로 이끈다. — 누구에게 도움을 받고, 어디에서 아기를 낳을 것인가? 당신은 의학박사 마스던 바그너가 쓴 《출산 계획 세우기 : 안전하고 온전한 출산을 위한 안내서》••라는 멋진 책을 통해 도움을 받을 수 있다. 특히 병원에서 아기를 낳을 산모라면, 어떤 상황에서든 원하는 바를 이루도록 모든 세부사항을 소개하고 있는 이 책이 큰 도움이 될 것이다.

당신이 병원에서의 출산을 선택했다면, 또는 그래야만 하는 건강상의 또

• Lauren Plante, "Mommy, what did you do in the industrial revolution? Meditations on the rising cesarean rate," *The International Journal of Feminist Approaches to Bioethics* 2 (Spring 2009): 140-47.
•• Marsden Wagner, *Creating Your Birth Plan: The Definitive Guide to a Safe and Empowering Birth.*

> 좋은 의료진을 만나는 것이 얼마나 중요한지는 아무리 강조해도 지나치지 않다. 보통은 의사의 말이 곧 법이기 때문에, 많은 여성들은 의문이 있어도 입을 다물거나 자신에게 귀 기울여줄 다른 사람을 찾고 싶어한다. 나 역시 첫 임신 때 막판까지 애를 먹어야 했지만 결국 만족스러운 곳을 찾게 되어 참으로 감사했다.
>
> — 뉴욕 주의 브루클린에 사는 젠 B.

는 금전적 이유가 있다면 둘라doula(비의료 출산전문가)를 고용하는 것이 이상적인 출산을 이루는 데 가장 중요한 요소가 될 것이다. 둘라는 신체적 안정과 감정적 배려, 출산 시의 조언이 주된 역할이라는 점에서 조산사와 다르지만 이런 도움이야말로 병원 환경에서 절대적으로 필요한 것들이다.

당신은 파트너가 둘라 역할을 대신할 수도 있지 않은가 생각할 수도 있다. 출산은 지극히 사적인 일이니만큼 병원 직원들과 엮이는 것만으로도 충

> 나는 출산 시의 강렬한 감정과 감각에 준비되어 있지 않았다. 그런데도 바보처럼, 당시에는 이미 다 알고 있으니까 둘라 따윈 필요 없다고 생각했다. 하지만 더 이상 진통을 견뎌낼 수 없다는 생각에 한순간 공황 상태에 빠지고 말았다. 그런데 운 좋게도, 내 조산사가 한 간호사에게 둘라 역할을 부탁했고 그녀는 아기가 나올 때까지 내 곁에 있어주었다. 그녀는 내게 여신이나 다름없었다. 나는 지금도 가끔, 그 간호사가 도와주지 않았더라면 어떻게 되었을까 생각해보곤 한다.
>
> — 라야 B.

분하지 않은가? 왜 이 내밀한 과정에 낯선 이를 끌어들여야 하는가?

이 의문에 대한 해답은 이미 나와 있다. 앞부분에서 나는 출산 중인 산모의 뇌파가 어떻게 변화하며 그때 주변에서는 어떻게 대처해야 하는지를 설명한 바 있다. 쉽게 말해서, 만약 파트너가 산모의 요청을 병원에다 전달하느라 바쁘고 심지어 말다툼까지 벌여야 한다면 출산의 기쁨과 신비는 사그라지기 십상이다. 산모가 따로 찾을 필요가 없도록 파트너는 늘 곁에 있어야 한다. 둘라는 그 둘의 감정적, 신체적 접촉을 보호해주고 활기찬 분위기를 조성하며 요구 사항을 대신 처리해준다. 둘라의 경력을 미리 확인하면 신뢰감을 높이고 마음을 여는 데도 도움이 된다.

> 둘라가 있어서 나와 남편은 훨씬 더 자신감을 가질 수 있었다. 그녀는 남편에게 할 일을 알려주었고, 진통이 올 때마다 대처법을 일러주었고, 무엇보다 걱정을 하지 않았다. 그래서 우리도 걱정을 하지 않게 되었다.
>
> — 뉴욕 주의 로체스터에 사는 신디 C.

둘라에게 기대할 수 있는 가장 큰 이득 중 하나는 의료진과 산모 간의 의사소통을 긍정적이고 유쾌하고 명확하게 중재해가면서 병원의 통상적 절차를 적절히 알려준다는 점이다. 그로써 산모는 더 분명하게 뭔가를 결정하거나 요청할 수 있다. 또한 둘라는 출산 과정에 정통할 뿐 아니라 대인 업무에 대한 교육도 받는다. 그녀가 병원 직원들을 대신 상대해줌으로써 산모와 파트너는 온전히 출산 경험에만 집중할 수 있다.

역사적으로 여성들은 출산 과정을 꿰고 있는 다른 여성들의 도움을 받아 아기를 낳아왔으며 거기에는 신체적, 감정적, 정보적 지원이 모두 포함되어

> 내 생각에 황홀한 출산을 위해서는 평소의 생활반경 안에서 안정감을 찾고, 자신의 능력을 믿고, 마음을 내려놓고, 내 몸이 할 일을 이미 알고 있음을 깨닫는 것이 중요하다. 당신은 그저 내맡기고 즐기기만 하면 된다.
>
> — 프랑스의 뇌이 쉬르 마른에 사는 프랑소와즈 R.

있었다. 둘라와 같은 존재는 의료진의 개입, 출산 시간, 제왕절개술, 산후 우울증 등을 크게 감소시키고 모자간의 유대감과 모유 수유 능력을 높여준다.[•] 만약 둘라를 고용하기 어렵다면 경험 있는 친구 또는 친지의 도움을 받는 것도 좋다. 연구에 따르면, 다른 여성이 계속 곁에 있어주면 — 심지어 모르는 사람일지라도 — 출산은 더 쉽고 빠르게 끝난다. 이는 스트레스 상황에서 여성들끼리 '똘똘 뭉치는' 생리적 기질에서 기인하는 듯하다. 긴장된 상황에서 남자들이 '투쟁 아니면 도피' 행동을 나타내는 데 비해, 여성들은 또다른 동료를 찾음으로써 옥시토신 분비를 늘리고 스트레스 호르몬을 감소시키려고 한다.

둘라를 고용하기로 마음먹었다면 어디에서 어떻게 찾아야 할까? 해당 지역의 출산 전문가에게 추천을 부탁하거나, 북미둘라협회(DONA)의 홈페이지(dona.org)에서 당신이 사는 곳을 검색해보라. 병원에서 추천을 받는 경우에는 그녀가 그 병원의 방침과는 무관하게 당신의 요청을 있는 그대로 전달해줄 수 있는지를 확인하라. 만약 만나본 둘라가 그다지 마음에 들지 않았다면 다른 사람을 더 찾아보라!

• E. D. Hodnett et al., "Continuous support for women during childbirth," *Cochrane Review* 3 (2003).

그렇다면 조산사는 어디서 찾아야 할까? 위의 과정과 동일하다. 사는 곳의 출산 전문가에게 물어보거나 북미 조산사 연합회(www.mana.org) 또는 미국 간호-조산사 대학(www.acnm.org)을 이용하라.* 이 기구들은 각 지역의 조산사 단체 또는 조산사 명단을 제공하고 있다. 조산사를 고용하기 전에 확인해볼 항목들은 나의 책 《가슴과 손: 임신과 출산에 대한 조산사의 길잡이》**를 참고하길 바란다. 그리고 둘라와 마찬가지로 조산사도 마음에 드는 사람을 찾을 때까지 노력하라. (조산사란 직업에 관심이 있는 분들은 elizabethdavis.com과 midwiferytoday.com에서 좋은 정보들을 얻을 수 있다.)

나는 매주 병원에서 출산을 지켜보는 일을 하는데, 산모들이 기회를 놓치고 있다는 사실을 부정하기가 어렵다. 의료기술을 통해 아기를 낳는 것은 마치 눈을 가리고 그랜드캐니언에 가는 것과 같다. 그곳에 있지만, 당신은 결코 장관을 보지 못한다.

— 이름을 밝히지 않음

출산센터를 고를 때는 어떤 안목이 있어야 할까? 출산센터에서 이뤄지는 출산 과정과 의료적 개입은 담당 조산사와 그녀를 지원해주는 의사, 병원의 기준에 따라 달라진다. 출산센터 중에서도 태아감시 장비를 계속 연결시키고, 40주가 넘으면 유도분만을 시행하고, 진통제를 투약하는 곳들이 있다. 따라서 출산센터를 선택할 때는 특정 병원의 시스템과 방침에 종속되어 있

---

* 대한조산협회 홈페이지 참조.(www.midwife.or.kr)
** *Heart & Hand : A Midwife's Guide to Pregnancy and Birth* (4th edition)

> 마치 총알을 피해 다니면서 규칙을 무너뜨리는 느낌이었다. 나는 나 자신을 위해 당당히 맞섰고, 그 결과로 아기와 나는 아무런 해를 입지 않았다. 나는 그 수많았던 유혹을 떠올릴 때마다 가슴이 철렁한다. 주변의 압력들은 자기 주장이 약하고, 도와줄 사람이 없고, 정보가 없는 산모들을 쉽게 굴복시킨다. 출산 중인 산모들은 힘이 없기 때문이다. 나는 기존의 방식에 짓밟히지 않았다는 사실에 큰 안도감을 느낀다. 정말 운 좋게 탈출했다. 그러나 갓 태어난 아기와의 신체 접촉을 훼방했던 고지식한 사람들에겐 여전히 화가 난다. 이미 세뇌당한 그들은 절대 이렇게 말하지 않는다. "오늘은 아기와 시간을 보내세요. 몸무게나 그 외의 검사들은 내일 할게요."
>
> — 줄리 B.

는 곳과 그렇지 않은 곳의 차이를 인식하고 있어야 한다. 만약 후자에 해당한다면 그곳에서 일하는 사람들이 따르고 있는 절차와 철학을 확인하는 것이 중요하다.

앞장에서 우리는 출산에 동참시킬 사람들을 신중하게 골라야 할 이유를 간략히 논의했다. 병원에서는 당신의 파트너와 둘라를 제외한 다른 누군가를 곁에 둘 선택의 여지가 없을 수도 있다. 그러니 이 문제에 대해 미리 담당의사 또는 조산사와 상의해두길 바란다. 많은 산모들은 출산 중에 늘 전

> 같은 가치관을 가진 부모들끼리 만든 출산 모임들이 많이 있다. 서로 아는 것을 나눌 자세만 되어 있다면 그들은 기꺼이 환영해줄 것이다.
>
> — 워싱턴 주의 벨링햄에 사는 와피오 다이앤 B.

내 머릿속에서 '넌 아기를 낳을 수 없어'란 말이 들려왔다. '아기가 너무 커… 넌 몸도 약하잖아… 너처럼 힘없는 여자가 감히 거대한 의료산업과 의료기술에 맞서려 들다니….' 서양의 의술을 철저히 경험했던 엄마의 목소리도 어렴풋이 들렸다. "출산은 위험한 일이란다." 하지만 나는 첫아이 때의 상처로 인해 울어야만 했던 기억을 떠올렸다. 냉정하게 아기를 데려가던 낯선 사람의 모습, 그리고 그의 손에 들려 있던 아기의 울음소리를 난 결코 잊을 수가 없다.

문득 우주가 운행하는 것 같은 소리가 들려왔다. 그리고 내 몸속에서 형용할 수 없는 빛이 폭발하면서 영겁의 세월 동안 존재해온 모든 산모들과 나를 연결시켜주었다. 나는 사랑하는 친구들과 엄청난 수의 여성들이 내게 사랑과 격려를 보내는 소리를 들었다. 그들의 존재는 사랑 그 자체였다.

— 호주의 시드니에 사는 재닛 F.

문가가 붙어 있을 것으로 기대하지만, 실제로 의사(혹은 일부의 조산사)는 아기를 받을 때 빼고는 잠깐씩 상태를 확인하러 올 뿐이다. 즉 간호사와 레지던트가 대부분의 검사, 내진, 판단을 하게 된다는 뜻이다. 그로써 사적인 영역을 보호받고 싶다는 산모들의 마음은 더 커진다. 의료진의 잦은 개입과 그 역효과를 경험하고 나서 병원을 택한 자신의 결정을 재고하게 되는 것이다.

비록 아직은 소수지만 점차 늘어가고 있는 또다른 선택지는 바로 '나 홀로' 출산이다. 출산 중에 생길 수 있는 여러 변수를 감안한다면 분명 위험요소가 있지만 그럼에도 이 방식을 선택하는 사람들이 존재한다. 그중에는 조산사를 부를 돈이 없는 경우도 있고, 원하는 만큼의 자율적인 출산을 지원해줄 사람을 찾지 못한 경우도 있고, 그냥 그것이 옳다고 생각하여 결정한 경우도 있다.

나 홀로 출산을 결정하기 전에는 반드시 다음과 같은 사실에 유념하라. 일단 조산사들은 산모가 원하는 바에 따라 매우 능동적으로 대처할 수 있다. 예를 들어 비용이 걸림돌이라면, 상황에 따라 보수를 적게 받거나 무료로 봉사해줄 조산사들도 무척이나 많다.

우리는 여러분이 스스로 가정출산까지는 원하지 않는다 하더라도 어디에서 누구와 함께 아기를 낳을지를 고를 수 있는 여성의 권리를 되찾는 일에 동참해주길 바란다. 의료제도를 개선하는 차원에서라도, 어떤 환경에서든 최소의 경비로 안전하게 출산할 수 있는 여성의 권리를 보장하는 법률과 정책은 반드시 마련되어야만 한다.

자신이 선택한 조건이 허락하는 범위 내에서 산모는 자유롭게 사랑하는 사람들을 부를 수 있다. 이 문제를 결정할 때 가장 중요한 점은, 진심으로 원하지 않는다면 누구도 굳이 부를 필요는 없다는 것이다. 왜 당연한 말을 하나 싶겠지만, 자신의 속마음과는 무관하게 의무감 또는 이 경험을 나누려는 의도로 가족과 친구들을 부르는 산모들이 적지 않다. 초대할 사람을 정할

우리 가족은 출산 전 과정에 대해 이야기를 나눴어요. 아기가 어디서 나오는지까지 전부 다요! 나다니엘의 호기심 어린, 천진한 질문이 대화를 주도했지요. 그 시간은 저를 크게 안심시켰고 진짜 중요한 것을 깨닫게 해주었어요. 아이들에 대한 사랑과 내 몸에 대한 존중 말이에요. 저는 아이들에게 출산의 아름다움을 가르치고 싶어요. 나다니엘과 출산에 대해 이야기를 나눈 것은 아름다운 출산을 가능케 해준 결정적인 계기였어요.

— 콜로라도 주의 모리슨에 사는 앤지 P.

때는 충분한 시간을 갖고, 마음의 변화에 따라 다시 초대를 취소할 권리를 자신에게 허락하라. 출산은 깊은 유대감이 수반되는 경험이고, 약간의 교육만 받는다면 한 사람의 파트너로도 충분히 당신을 보조할 수 있다는 사실을 명심하라.

물론 기존의 자녀들도 동참할 수 있다. 미리 책이나 DVD를 보는 정도의 준비만으로 그들은 이 멋진 출산 경험을 함께 즐길 수 있다. 평소 그들과 가까운 누군가가 와서 기꺼이 돌봐주기만 한다면 말이다. 나는 모든 연령대의 아이들이 자기 동생이 탄생하는 기적에 감동하는 모습을 자주 봐왔다. 또한 이런 경험은 형제자매들 간의 질투심을 크게 줄여주기도 한다. 언젠가는 남동생의 머리가 보이기 시작하자 두 살배기 누나가 "다시 들어가 버려!" 하고 소리를 지른 적이 있다. 그 애는 마침내 갓난아기를 품에 안은 엄마가 침대 위로 불러올렸을 때도 마지못해 가까이 가서는 아기를 툭툭 치며 의기양양해했다. 하지만 그 공주님의 미운 짓은 단 몇 분에 불과했다. 지난 몇 달간 쌓아두었던 양가감정(애증)을 단 몇 분 만에 다 해소한 것이다!

좀더 큰 아이들에게는 적당한 역할을 주는 것도 좋은 방법이다. 내 제자 중 한 명은 그녀가 여섯 살, 여동생이 네 살이었을 때 집에서 남동생을 낳는 엄마를 지켜본 적이 있다고 한다. 그녀의 엄마는 힘을 줄 때가 되자 두 딸을 가까이 불러 이렇게 말했다. "아기를 불러내려면 너희들 힘이 필요해. 이제 우리 다 같이 소리 지르자." 그래서 그녀들은 신나게 소리를 질렀다!

당신의 모든 권리를 꼼꼼하게 챙기라. 나는 실망스럽고 상처받은 출산 경험을 털어놓는 여성들에게서 낙담한 눈빛을 본다. 출산의 중요성을 너무 늦게 알았다는 그들의 목소리에는 분노와 부끄러움이 담겨 있다. 그들은 다시 되돌아가서 그것을 제대로 돌려놓고 싶어한다. 만약 출산의 환경과 조건에 대한 파트너의 의견이 다르다면 미리 그를 설득시키라. 일반적으로 여성들은 상대의 의견에 맞춰주는 성향이 있지만, 강조하건대 출산이라는 문제는 온전히 산모의 몫이다.

나는 출산과 관련하여 당신의 가장 깊은 욕구를 발견할 수 있는 간단한 명상법 하나를 제안하고자 한다. 최소한 20분 이상 방해받지 않도록 준비하고, 긴장을 완전히 풀어놓으라. (잠에 빠질 만한 시간대는 피하라.) 출산에 임박해서 자궁의 첫 번째 수축을 느끼는 자기 자신을 상상해보라. 할 수 있는 한 그 모습을 반복해서 그려보라. 어떤 이미지도 가감하거나 조작하지 말라. 그저 내면 깊은 곳에서 그 상상이 계속 이어지도록 놓아두라. 그리고 다 끝난 후에는 내가 어디에서 누구와 함께 있었는지, 그 경험이 어떤 느낌이었는지, 타인들에게 어느 정도까지 노출되는 것을 허용할 수 있겠는지 등등을 확인해보라. 이 명상법을 통해 당신의 속마음을 확인하고, 알아야 할 사람들에게 그것을 말해주라.

건강관리

신체적, 감정적 준비를 위해 임신부가 할 수 있는 일들이 있다. 태아와 엄마 모두 최고의 결과를 얻기 위해서 임신부가 할 수 있는 일들이 있다. 임신부는 그저 잘 되기만을 기도해야 하는 수동적인 존재가 아니다.

— 뉴저지 주의 워윅에 사는 루씨 S.

임신부의 건강이 중요하다는 사실은 누구나 잘 알고 있다. 그러나 '건강'은 참으로 정의내리기 어려운 문제다. 건강에 대한 욕구와 관심사는 달마다, 심지어는 날마다 바뀌기 때문에 건강의 기준은 사람마다 제각각이다.

그러나 우리는 좋은 영양 상태, 충분한 휴식, 규칙적인 운동, 스트레스 관리 등등 신체적 건강의 핵심요소를 몇 가지 꼽을 수 있다. 여기에 덧붙여 감정적인 측면에서의 전인적全人的 요소들, 예컨대 긍정적인 태도, 친화력, 역경에 대처하는 능력, 활기찬 성생활, 높은 자존감, 창조적인 자기표현, 저마다 건강에 대해 가지고 있는 이미지 등도 생각해볼 만하다.

여기에서 우리는 뻔한 충고가 아니라 실제로 쓸모가 있는 다양한 건강 관리법들을 소개할 것이다. 또한 최고의 건강 상태를 갖추지 못한 임신부가 임신기 동안 나는 엄청난 생명력과 연결되어 있었다. 나는 (현대의 인위적 사회 속에서는 좀처럼 느낄 수 없었던) 자연의 일면을 느꼈고, 병원이 없던 시절 아기를 낳았던 나 이전의 모든 여성들과 연결되었다. 그때나 지금이나 출산은 동일하다. 나는 내 마음과 몸이 감응하고 있음을 느꼈다. 나는 고요하고 편안한 상태에서 따뜻한 손길을 느꼈고, 그 손길이 바로 나 자신의 것임을 깨달았다!

— 페루의 와라즈에 사는 제니퍼 H.

출산기와 산후에 겪을 수 있는 곤란에 대해서도 살펴볼 것이다.

임신부의 현재 건강 상태를 분석하는 것이 가장 좋은 시작일 듯싶다. 아래에는 여러분이 스스로를 평가할 수 있는 항목들이 나열되어 있다. 1점부터 10점까지 점수를 매긴다고 할 때 당신은 각각의 항목에 몇 점을 주겠는가? 길게 생각하지 말고 마음속에 처음 떠오른 숫자를 믿는 것이 중요하다.

_____ 전반적인 생기

_____ 지구력

_____ 하루 중 활력의 지속성

_____ 식욕

_____ 충분한 운동

_____ 스트레스에 흔들리지 않는 능력

_____ 축 처진 기운을 끌어올리는 능력

_____ 중요한 사람들과의 의사소통

_____ 삶의 목적과 의미에 대한 자각

_____ 성생활의 만족도

_____ 근심과 걱정으로부터 자유로운 정도

_____ 행복감

모든 항목에서 내가 얼마나 부족한가를 보지 말고 어떻게 개선해나갈 것
인지를 생각하라. 그저 자기 자신에게 다음의 중요한 질문을 던져보라. ―
"이 점수를 10점으로 올리려면 나는 무엇을 해야 하는가, 또는 내게는 무엇
이 필요한가?" 이처럼 자신의 건강 상태를 진지하게 생각해보는 것은 황홀
한 출산이라는 기회를 스스로 맞아들이는 토대가 된다.

잠깐 순서를 건너뛰어서, 우선 이 장의 말미(143쪽)에 실린 〈임신부의 자
가 확인〉부터 읽어보라. 이것은 스스로 확인해봐야 하는 세부항목들을 알기
쉽게 정리한 것이다. 앞으로 나올 정보들을 더 잘 이해하기 위해서, 가능하
면 그 질문지를 먼저 작성해보길 권한다.

가만히 있지 말고 움직이세요. 운동하고, 잘 먹고, 정보를 수집하고, 옳
은 것을 골라내고, 주눅 들지 말고, 현명하게 미리 선택하세요. 주변의 압
력이나 협박에 굴하지 마세요. 머리가 지어내는 두려움과 의심을 극복할
방법을 찾으세요. 출산에 수반되는 노력, 인내, 모험과 축복을 만끽할 계
획을 지금부터 세워두세요!

― 줄리 B.

태아와 산모의 영양 관리

아마도 임신기의 식습관에서 가장 의미 있는 변화는 음식의 질에 크게 신경을 쓰게 된다는 점일 것이다. 가능한 한 유기농 식품을 택하라. 성장호르몬이 포함된 유제품은 피하라. 이런 유해물질의 포함 유무는 "무無 인공성장호르몬(No rBGH)"이라는 문구를 통해 알 수 있다. 그리고 무항생제 식품인지도 확인하라. 인공살충제, 인공호르몬, 항생제를 피해야 하는 이유는 명백하다. 이것들은 산모의 혈류를 통해 상당량이 태아에게 전해져 태아의 성장에 악영향을 미친다.

두 번째 원칙으로, 가능한 한 가공되지 않은 식품을 먹으라. 예를 들어 비타민이 따로 첨가되지 않은 과일 주스의 라벨을 확인해보면 저온살균 등의 공정 탓에 영양소가 거의 남아 있지 않음을 확인할 수 있을 것이다. 대부분의 경우에 과일과 채소는 있는 그대로 먹는 것이 최선이다. 사탕무, 감자, 당근처럼 조리를 하면 영양 흡수율이 더 높아지는 뿌리채소들도 있긴 하지만 그 역시 조리 온도와 시간이 적절할 때에 한한다.

음료에 관해서 말하자면, 임신부는 날마다 2리터 정도의 물을 마셔야 한다. 여기에 커피, 홍차, 탄산음료, 그 외 카페인이 든 각종 음료는 포함되지 않는다. 이것들은 탈수증을 유발하고 혈압을 높이기 때문이다. 임신 중에 혈압이 상승하는 것은 무척 위험하다. 고혈압은 태아의 성장을 저해하고 고난도 의료기술의 개입으로 이어질 수 있다. 술도 철저하게 금해야 한다. 일반적으로는 한 방울도 마시지 않도록 권해지고 있으며, 특히 만취하는 것은 태아에게 최악의 위협이 된다.(출산 중 의료적 목적으로 소량의 술을 마시도록 처방하는 경우는 예외이다.) 그리고 플라스틱 용기에 든 물은 우리의 기대만큼 안전하지 않다. 특히 용기가 데워졌을 때에는 용기의 화학성분이 물속으로 용해될 수 있다. 그러니 햇볕에 노출되어 있던 플라스틱 용기의 물은 절대 마시지 말라. 별도의 정수 처리를 거친, 또는 그 자체로 잘 정수된 수돗물이 가장 안전하다. 허브차를 즐기는 편이라면 해당 제품에 임신부에 대한 경고사항이 표시되어 있지 않은지 확인하라. 붉은산딸기 나뭇잎으로 만든 차는 안전하면서도 자궁 근육의 긴장을 풀어준다고 알려져 있다. 그 외에도 임신기의 여러 증상에 도움을 주는 허브차들이 있으니 전문가에게 물어 안내를 받기 바란다.

임신부에게는 하루에 최하 80그램의 단백질과 3천 칼로리의 열량이 필요하다. 그리고 중요 필수영양소는 음식을 통해 섭취하는 것이 최선이지만 몇몇 성분들만큼은 따로 보충제를 먹는 편이 더 좋을 수 있다. 아래는 각 성분들에 대해 내가 권장하는 일일 섭취량이다.

1. 비타민 E : 400 IU
2. 비타민 C : 500 mg
3. 엽산 : 800 mcg
4. 철 : 75 mg
5. 칼슘 : 1,200 mg
6. 마그네슘 : 600 mg
7. 아연 : 20 mg
8. 생선기름 : 900 mg

비타민 E는 지용성(fat-soluble)이 있으므로 지방이 함유된 음식과 함께 섭취하는 것이 좋다. 비타민 C와 철분은 같이 먹으면 흡수율이 높아진다. 그러나 칼슘과 철분은 서로 중화되므로 함께 먹어선 안 된다. 칼슘이 많이 든 음식 또는 음료를 철분제와 함께 먹지 말라. 또한 철분은 독성이 있으니 권장량을 초과하면 안 된다. 그 대신 검은콩, 렌즈콩, 호박씨, 해바라기씨, 참깨 버터, 말린 자두 또는 자두 주스 등의 음식을 통해 보충하라.

생선기름(fish oil)은 비교적 새롭게 주목받고 있는 영양분이다.(철저한 채식주의자들에게는 생선기름 대신 아마씨기름을 추천한다.) 생선기름에 들어 있는 오메가3 DHA와 EPA 지방산은 아래와 같이 여러 가지 이로운 작용을 한다.

태아에게 이로운 점

- 두뇌의 성장을 도와 지적 능력을 높여준다.
- 신경계의 성장을 돕는다.
- 시력을 높이고, 망막의 형태를 최적화한다.
- 수면 주기를 개선한다.
- 행동 장애를 감소시킨다.

임신부에게 이로운 점

- 임신중독증의 가능성을 줄인다.
- 조산早産과 제왕절개의 가능성을 줄인다.
- 산후 우울증의 가능성을 크게 줄인다.
- 유방암의 발생 확률을 크게 낮춘다.

현대 여성의 85퍼센트는 오메가3 DHA와 EPA가 부족한 상태이다. 그러나 값싼 생선기름은 오염된 원료로부터 추출되었을 가능성이 있으므로 임신부들은 질 높은 공급처를 찾는 데 신경을 써야 한다. 임신기뿐 아니라 산후에도 먹는 생선의 종류에 주의를 기울이라. 수은이 축적되어 있을 가능성이 높은 상어, 황새치, 대형 고등어*, 옥돔 등은 피하라. 인근에서 잡히는 생선을 먹고 있다면 해당 지역의 어류 관련 권고문을 확인해보라. 또한 유해한 바이러스와 박테리아가 들었을지 모르는 날생선과 조개류도 피하고, 훈제 연어처럼 나트륨 함량이 높은 훈제 어류도 피하라. 환경오염이 음식에 미치는 영향과 임신기, 수유기의 주의사항을 더 알고자 한다면 샌드라 스테인그래버의 《믿음: 생태론자의 엄마되기》를 읽어보라.** '임신부의 생태계'에 대한 그녀의 설명은 주목할 만한 가치가 있다.

작은 새우, 통조림 참치, 대구, 바다메기, 연어 등은 안전한 해산물에 속한다. 특히 연어는 기본적으로 오메가3 지방산이 많이 들어 있으며 송어와 정어리도 마찬가지다.

채식을 하는 임신부는 충분한 단백질을 섭취하는 데 어려움을 겪을 수 있다. 또한 임신 초기에 꼭 필요한 영양소인 비타민 B12가 부족해지기 쉬운데, 이것이 부족하면 태아의 두뇌와 신경계에 변형이 생길 수 있다. 채식주의자들이 비타민 B12를 섭취하는 방법에 대해서는 오해가 적지 않은데, 식물성 성분을 뱃속에서 흡수시키는 것은 불가능하진 않다 하더라도 내 연구에 의하면 그다지 믿음직스럽지 않아 보인다. 지금으로서는, 입속에서 녹이는 정제약을 통해 구강에서 곧장 혈류로 흡수시키는 방법이 채식을 하는 임신부들에게 최선의 선택으로 생각된다.

식습관을 개선하는 또다른 열쇠는 색깔을 참고하는 것이다. 더 밝고 선명한 색의 식재료를 고르라. 그리고 다양한 색의 식재료를 골고루 먹으라. 짙은 녹색부터 노란색까지, 오렌지색부터 빨간색까지, 보라색부터 짙은 파란

---

* 한국인이 흔히 먹는 일반 고등어와는 종류가 다르다(역주).
** Sandra Steingraber, *Having Faith : An Ecologist's Journey to Motherhood*.

색까지, 자연 그대로의 과일과 채소들을 가능한 한 다양하게 섭취하라. 그리고 원칙적으로 설탕, 밀가루, 백미와 같은 흰 식재료들을 피하라. 그것들은 영양소가 부족하며 고혈압, 비만, 당뇨와 관련이 있다. 또한 감정을 요동치게 하고 피로도를 높인다.

> 나는 음식을 철저하게 가려서 먹었다. 그게 이번이 세 번째 임신이기 때문인지, 20대가 지나가 버렸기 때문인지, 아니면 애들을 기르면서 좀더 느리게 살고 몸의 신호에 귀 기울이는 법을 배워서인지는 잘 모르겠다. 내 몸이 식단을 잘 챙기라고 말했고 나는 그대로 따랐을 뿐이다. 나는 단백질과 녹황색 채소들을 충분히 섭취하고 설탕과 카페인 음식은 피했다.
>
> — 캐서린 H.

임신이 주는 최고의 보상 중 하나는 몸의 신호를 잘 감지하게 된다는 것이다. 모든 임신부는 몸의 목소리를 듣게 된다. 몸은 무엇을, 얼마나, 언제 먹어야 할지를 말해준다. 그래서 임신부는 앉은 자리에서 오렌지를 여섯 개나 먹어치우거나 다른 음식은 다 관두고 어떤 특정한 단백질 음식만을 찾거나 한다. 아이를 여럿 낳은 엄마들은 각각의 아이마다 임신 중에 당기던 음식이 다 달랐다고 말한다. 하지만 이처럼 몸의 목소리를 듣는 일은 설탕, 카페인, 알코올, 대마초 등에 중독되지 않은 여성들만이 가능하다는 사실에 주의하라.

배가 고프다는 신호를 교란시키는 주요 원인으로는 섭식 장애를 꼽을 수 있다. 꽤 많은 여성들이 이 문제로 어려움을 겪는다. 나는 임신부들이 쓴 최근 3일간의 식사 일지를 읽을 때마다(조산사가 확인해야 할 일 중 하나이다) 그녀가 '이것 한 숟갈 저것 한 모금' 하는 식으로 조금밖에 먹질 못하거나 밤

늦게 먹는 습관이 있진 않은지 꼭 확인한다. 아침에 단백질을 충분히 섭취하지 못하면 오전 중에 혈당 수치가 떨어지게 마련이다. 이런 일이 잦으면 단것에 손이 가게 되고 결국 종일 단것을 달고 사는 백해무익한 악순환에 빠질 수 있다.

위의 설명에 해당사항이 있거나 거식증, 과식증, 지나친 다이어트, 폭식 등에 빠져본 경험이 있는 여성이라면 임신 초기에, 가능하면 임신을 하기 전에 전문가를 만나보길 권한다. 건강한 식습관을 갖는 것은 비단 영양소를 섭취하는 차원이 아니라 우리가 일상 속의 좋은 것들로부터 즐거움을 얻는 능력과도 관련이 깊다. 내 몸에 대한 부정적인 이미지, 낮은 자존감, 자신감 결여, 자기 비하는 실제로 영양소의 흡수를 저해한다. 임신은 스스로를 돌보고 사랑하는 방법을 배울 멋진 기회이다. 그리고 그런 엄마를 통해서 태아도 자신의 본능을 신뢰하고 만족감을 느낄 기회를 얻게 된다. 섭식 장애는 대물림되는 것이니만큼 반드시 이 기회에 악순환을 끊고 자기 자신과 태아를 소중하게 대하길 바란다.

당신은 이 모든 사항이 황홀한 출산과 어떤 관련이 있는지 궁금해할지도 모른다. 그 답은 간단하다. 내 몸의 신호를 듣고 순수하게 음식을 즐기는 것은 긴장을 풀고 섹스의 즐거움에 한껏 취하는 것과 동전의 양면을 이룬다. 아니, 그 둘은 하나와도 같다. 비록 겉으로 드러난 양상은 전혀 다를지 몰라도 자기 내면의 신체적, 감정적, 영적 측면과 깊게 합일하는 능력이야말로 황홀경으로 가는 통로이다. 먹을 때는 오감을 총동원하여 기쁨을 느껴보라. 음식의 맛뿐만 아니라 모양새, 냄새, 식감까지 전부 음미해보라. 파트너 또는 친구와 이런 방식으로 함께 식사하는 즐거움을 맛보라. 당신 자신이 언제, 어디서, 어떻게 먹는 것을 제일 좋아하는지를 스스로 발견해보라.

태아의 성장 속도가 급증함에 따라서 임신기의 마지막 석 달은 단백질,

철분, 칼슘의 필요량이 많아진다. 특히 마지막 6주 동안은 태아의 몸무게가 매주 약 220그램씩 늘어나는 만큼 산모는 날마다 영양소 섭취량에 신경을 써야 한다. 뇌조직과 근육의 성장을 위해서는 별도의 단백질 섭취가 필요하고, 뼈를 튼튼히 하려면 별도의 칼슘 섭취가 필요하다. 모유는 철분 함유량이 적기 때문에, 신생아는 태아 때 흡수한 양분을 가지고 젖을 떼기 전까지 약 6~9개월간을 버틴다. 태아 때 이런 양분들을 충분히 흡수하지 못했던 갓난아기는 성장이 덜 된 상태에서 젖을 떼어야 하거나 별도의 보충제가 필요해질 것이다.

모유 수유 초기의 산모들에게는 날마다 4천 칼로리의 열량과 별도의 단백질, 칼슘 보충제가 필요하다. 더불어 산후에 찾아올 온갖 신체적 변화와 수면 부족까지 감안한다면 미리 도우미를 확보해놓는 것도 좋은 방법이다. 특히 건강한 모유를 미리 얼려두는 식으로 준비해놓았다가 충분히 먹이고 싶은 엄마라면 한 번쯤 도우미 고용을 고려해보길 바란다.

운동

이미 좋아하는 운동이 있다면 더 바랄 것이 없다! 중요한 것은 유산소 호흡과 근력 강화, 스트레칭이 고루 포함된 운동을 실천하는 것이다. 만약 당신이 즐기는 운동이 조깅이나 에어로빅처럼 격렬한 종류라면 즉시 두툼한 쿠션으로 충격을 완화시켜주는 신발을 구입하고 운동의 강도를 다소 줄이는 방법을 찾아보라. 그리고 신축성이 좋은 운동용 브래지어를 착용하고(꼭 운동 때문이 아니더라도 점점 가슴이 커지면서 하나쯤은 필요해질 것이다), 임신기 중반이 지날 즈음엔 편한 신발을 새로 구하는 것이 좋다.

> 나는 긍정적인 확언과 심상화를 자주 연습했다. 그리고 출산을 준비하는 동안 정원을 바꾸고 밭을 일구면서 쪼그려 앉아 일을 하며 근력을 길렀다. 요가 수업도 들었다. 먹기도 잘 먹고, 숲도 자주 산책했다.
>
> — 쉐넌 A.

임신부들에게 좋은 또다른 운동으로는 관절에 부담이 없는 수영, 균형감·근력·스트레스 해소에 좋은 임신부 요가, 지구력을 키워주는 빨리 걷기*, 중심부 근력과 균형감에 좋은 필라테스, 흥겨운 춤 등이 있다. 벨리댄스도 아주 좋은 운동이다. 아직 관심을 가져본 적이 없다면 지금이 좋은 기회이다. 사회적 통념과는 정반대로 벨리댄스는 남자를 홀리고 만족시키기 위해서가 아니라 출산 중인 여성의 수고를 덜기 위해 고안된 동작에 가깝다. 엉덩이를 흔들고 복부를 물결 치듯 움직이는 벨리댄스의 기본 동작은 출산 중에 저절로 일어나는 움직임과 유사하다. 이 기회에 배워보라!

내게 조산술을 가르쳐준 티나 가제로Tina Garzero는 모든 임신부에게 "땀을 흘리는 것으로 하루를 시작하라"고 말한다. 당신이 어떤 운동을 택하든 간에, 그것의 목적은 출산에 필요한 체력을 기르는 것이다. 1단계에서 언급했듯이 첫 출산을 하는 산모는 보통 80킬로미터를 걷는 정도의 열량을 소모하게 된다. 지금 당신의 체력은 몇 킬로미터나 걸을 수 있는 수준인가? 80킬로미터를 능히 걸으려면 당신은 얼마나 자신의 식습관, 수면 패턴, 사고방식을 변화시켜야 하겠는가? 출산과 섹스의 유사성을 떠올려보라. 자신의

---

* brisk walking은 보폭을 평소보다 10~20센티미터 넓게, 발걸음도 분당 100번 정도로 빠르게 하여 힘차게 걷는 방법으로 국내에서는 흔히 '파워 워킹'으로 불리고 있다.(역주)

성욕과 희열이 피로, 스트레스, 고민거리에 의해 얼마나 크게 좌우되는지를 생각한다면 황홀한 출산을 어떻게 준비해야 할지 실마리를 찾을 수 있을 것이다. 최상의 상태로 출산에 임하고 싶다면, 다행히도 자신을 돌볼 아홉 달이란 시간이 아직 남아 있다.

나는 2년째 약초를 연구하는 한편 사업까지 준비 중이었기 때문에 임신기를 꽤 바쁘게 보냈다. 그래도 매일 걷거나 산책을 했고, 영양 공급의 중요성을 알기에 잘 챙겨 먹었다. 또한 섹스도 자주 했다.

나는 열다섯 살에 가정출산을 지켜본 적이 있어서 '출산은 기쁘고, 안전하고, 편안하다'는 인식을 갖고 있었다. 주변으로부터도 긍정적인 이야기들만 들었다. 나는 필요한 것은 다 준비되어 있고, 내가 잘해낼 수 있음을 확신했다.

— 스위스의 바젤에 사는 드미트리아 C.

한 가지 더 명심해야 할 것이 있다. 출산의 궁극적인 원칙은 온전히 지금 이 순간에 머물라는 것이다. 그것이 얼마나 아플지, 얼마나 끔찍할지를 걱정하는 데 정신이 팔린다면 당신은 중심을 잃고 정말 그렇게 되고 말 것이다. 지금 이 순간에 머묾으로써, 지금 이 순간에 온전히 참여함으로써 우리 삶의 질은 높아진다. 운동을 할 때는 자신의 몸을 섬세하고 가깝게 느끼라. 시시각각 변하는 몸의 활력과 반응을 알아차리라.

신체적 활동은 규칙적이면서도 또한 자발적일 때가 가장 이상적이다. 예를 들어 스트레스를 받거나 피로할 때는 산책을 하라. 엘리베이터를 타는 대신 계단을 오르면서 긴장을 풀고, 차를 타는 대신 걸어서 언덕을 오르며 몸을 덥히고 정신을 맑게 하라.

긴장 이완과 스트레스 감소

지금 이 순간에 머무는 것이야말로 긴장을 풀고 스트레스를 줄이는 열쇠이다. 삶이 아무리 각박하더라도, 우리의 두려움과 불안은 대부분 당면한 현실이 아니라 과거 또는 미래와 연관되어 있다. 지금 이 순간에 머물기 위해서는 정신적 수양이 필요하다. 하지만 즐겁고 행복한 활동에 참여하는 것만으로도 우리는 상당한 도움을 받을 수 있다.

앞서 출산 중 휴지기의 의미에 대하여, 특히 뇌파의 기능과 관련하여 설명했던 내용을 기억하는가? 자신을 돌볼 시간을 갖는 것은 임신부뿐 아니라 태아에게도 중요하다. 건강한 몸이란 곧 '조화로운' 몸이다. 요가는 이런 관점에서 큰 장점이 있다. 긴장을 풀고 지금 이 순간에 머물게 하는 데 요가는 특별한 효과가 있다. 요가는 우리의 뇌파를 느리게 할 뿐 아니라 직관을 일깨우는 역할도 한다.

임신기에 증가된 옥시토신의 분비가 우리의 감수성과 의식 수준을 절로 높여준다는 점을 고려하면 몇몇 치유법들은 특히 임신부에게 큰 도움을 줄 수 있다. 마사지의 효과는 탁월하며, 일종의 수기手氣요법인 레이키Reiki 또한 눈에 보이지 않는 작용으로써 많은 산모들에게 호응을 얻고 있다. 최면요법과 EMDR*은 잠재의식을 직접 다룸으로써 '말만 번드르르한' 고전적 심리요법의 한계를 뛰어넘고 있다. 이 두 요법은 트라우마를 해소하는 데 큰 효과가 있다.

EMDR이란 몸의 왼편과 오른편에 시각적, 청각적, 촉각적 자극을 반복적

• 안구운동 민감소실 및 재처리 요법(Eye Movement Desensitization and Reprocessing)은 의도적으로 안구를 움직이게 함으로써 두뇌의 정보처리 방식을 변경시켜 환자의 심리적 고통과 장애를 경감하는 새로운 관점의 정신치료법이다. (역주)

으로 주는 요법이다.(청각적 자극을 위해 헤드폰이, 촉각적 자극을 위해 소형 압력기가 사용된다.) 장비를 켜면 우선 한쪽 귀에서 잔잔한 음악 또는 자연의 소리가 들리고 같은 편의 손에서 파동이 느껴진다. 그 소리와 감각은 몇 초마다 몸의 반대편으로 넘어갔다가 되돌아오길 반복한다. 이것은 환자를 깊은 트랜스 상태로 이끄는데, 이때 요법가는 환자가 해소하고 싶어하는 기억들을 불러낸다. EMDR은 뿌리 깊은 감정들이 저절로 풀려날 수 있는 두뇌 상태를 만듦으로써 생생한 이해와 통찰을 이끌어낸다. 나는 개인적으로 트라우마를 치유하는 최고의 방법으로서 EMDR을 적극 추천한다.(트라우마에 관해서는 다음 장에서 다시 논의할 것이다.)

잠재의식을 다루는 또다른 방법으로는 예술치유가 있다. 임상심리학자인 낸시 번즈Nancy Burns는 《출산 만달라》(Birth Mandalas)라는 저서에서 출산 준비를 위한 만달라 그리기를 소개하고 있다. 그 책의 독자는 안내에 따라 자기 내면을 탐색하고 난 후에, 완전히 열린 자궁문을 나타내는 10센티미터 크기의 원을 스케치 또는 콜라주의 대상으로 삼게 된다. 그리고 완성된 만달라의 상징과 이미지는 앞으로의 출산 경험에 큰 통찰을 선사해준다. 이 방법은 재미있을 뿐만 아니라 성性과 관련된 트라우마, 출산에 대한 두려움, 난산을 했던 기억 등을 치유해주는 효과도 있다.

감정적, 심리적 행복을 위해 어떤 노력을 하고 있든 간에 명상의 시간, 최소한 침묵의 시간만은 빼먹지 말길 바란다. 근심을 내려놓고 긍정적인 면에 최대한 초점을 맞추는 연습을 하라.

나는 차크라의 균형을 잡고 활성화하는 명상법을 선호한다. 차크라에 대해 들어본 적이 있는가? 차크라는 몸 안의 에너지 소용돌이들로서 꼬리뼈, 자궁, 태양신경총, 심장, 목, 미간, 정수리에 각각 자리하고 있다.

편안히 앉아 긴장을 풀고 명상 상태에 들어간 후에, 지구 깊숙이 기다란

줄을 내려보내 땅과 접속한다고 상상하라. 동시에 따뜻하고 강력한 땅의 기운을 몸속으로 불러들인다. 이번에는 의식을 위쪽으로 끌어올려서, 천천히 정수리가 열리고 그곳을 통해 하늘의 별빛이 내 몸속으로 들어와 땅의 기운과 뒤섞이며 어우러진다고 상상하라. 그 느낌을 만끽한 후에, 꼬리뼈에 있는 첫 번째 차크라에 주의를 모으라. 아마도 어떤 색깔, 상징, 풍경, 또는 감정이 느껴질 것이다. 이 차크라는 보통 빨간색으로 표현되지만 어떤 색이 떠올랐든 관계없다. 그곳을 당신이 원하는 만큼 충분히 풍요롭고 아름답게 만든 후에는 두 번째 차크라로 넘어가서 같은 작업을 계속한다. 일반적으로 자궁은 분홍색 또는 오렌지색, 태양신경총은 노란색, 심장은 녹색, 목은 파란색, 미간은 남색, 정수리는 자주색으로 표현된다. 만약 어둡거나 힘없게 느껴지는 차크라가 있다면 그곳과 관련된 감정들에 주의를 기울여보라. 그곳에서 당신 말고 다른 누군가의 영향력이 느껴진다면, 그를 차크라 바깥으로 치워버리라. 이것은 당신의 차크라들이므로 결정권도 당신에게 있다. 활기찬 차크라의 에너지를 덜 활기찬 차크라에 나눠주는 식으로 균형을 잡을 수도 있다.

치유 작업이 만족스럽게 끝났다면, 이제 정수리를 닫고 땅속으로 내려보냈던 줄도 다시 끌어올려 원래의 몸으로 되돌아오라. 손으로 땅을 짚으며 스트레칭을 하고, 잠시 앉아서 일상으로 돌아올 준비가 끝날 때까지 기다리라.

이 명상법은 조산사 낸시 바닥Nancy Bardacke이 개발한 '마음챙김 중심의 출산·양육 프로그램'과 궤를 같이한다. 그것은 긴장을 풀고 온몸을 구석구석 훑으며 두려움의 뿌리를 찾는 명상법으로, 산모가 출산 중에 '지금 이 순간'에 머물 수 있도록 준비시킨다.•

《출산 준비를 위한 내면 작업》••을 쓴 팸 잉글랜드Pam Englnad와 롭 호로비츠Rob Horowitz는 미술 작업, 촉각적 경험, 주제별 글쓰기 등이 병행되는 깊은 이완 기법을 활용한다.(190쪽을 참고하라.) 또한 무통출산, 황홀한 출산에 엄청난 도움을 주는 최면출산 프로그램을 수강하는 산모들도 많다. 나는 당신이 이미 다른 프로그램들을 듣고 있더라도, 꼭 이것들을 접해보길 권한다.

자신의 내면을 탐색하는 것은 태아와 접촉할 좋은 기회이기도 하다. 데이비드 체임벌린David Chamberlain은 《신생아의 마음》***에서 신생아의 지력과 인식력, 감각과 취약성 등의 발달 과정을 설명하면서 부모와의 태아 간의 교감을 대단히 강조했다.****

사전 정보

우리는 앞장에서 산모들이 각자 최선의 선택을 할 수 있도록 출산의 다양한 방법과 가능성을 알아보았다. 부수적으로, 출산과 양육을 다루는 훌륭한 정기간행물들이 많으니 한 번 찾아보길 바란다. 나는 〈엄마노릇〉(Mothering)이란 잡지를 추천한다.

혼자 하는 공부 이외에도, 당신이 최적의 판단을 내릴 수 있도록 출산 현실에 관한 연구결과를 가르쳐주는 출산 준비 수업들도 찾아보라. 특히 병원에서 자연출산을 하려는 산모들에게는 꼭 필요한 일이다. 또한 이 책의 공저자이며 라마즈 출산 교육자인 데브라는 산모들이 출산을 도와줄 사람과

- www.mindbirthing.org 참고.
- *_The Birthing From Within method of preparation._
- ***_The Mind of Your Newborn Baby._
- ****David Chamberlain, _The Mind of Your Newborn Baby_, 3rd edition (Berkeley, CA: North Atlantic Books, 1998). 또다른 책으로는 Thomas R. Verny의 _Pre-Parenting : Nurturing Your Child from Conception_도 참고할 만하다.

나는 침실 바로 옆에 요가를 위한 방을 갖고 있다. 내 아들도 거기서 낳았다. 임신기 내내 나는 아침마다 요가 매트를 깔고 앉아서 기도하고 명상하고 요가를 했다. '제왕절개 후 자연출산'을 시도하는 입장이었던 나는 이런 영적 수행으로써 두려움을 가라앉히는 데 큰 도움을 받았다. 나는 요가를 통해서 내 몸이 말을 듣지 않을 거라는 부정적 생각을 떨쳐낼 수 있었다.

— 캐서린 H.

함께 '라마즈 출산의 여섯 단계'를 미리 연습해보길 권한다. 아마도 당신은 가까운 곳에서 라마즈 관련 프로그램을 수강할 수 있을 것이다.

스스로 정보를 검색해보고 당신의 신념과 관점에 들어맞는 출산법을 찾아보라. 그런 다음 가정이나 시민회관처럼 안정감 있는 장소에서 여러 부부들이 함께 모여 듣는 소규모 프로그램을 찾아보라. 이때는 자신감을 높이고, 출산 과정을 신뢰하고, 태아와 교감하고, 대화상대를 사귀고, 성性과 출산의 관련성을 탐구하고, 다양한 출산 방식을 접하여 스스로 선택하는 데 도움을 주는 수업을 선택하라.

사회적 준비

출산은 사회적 준비가 필요한 일이다. 사실 우리에게 사회적 안정만큼 중요한 것이 또 무엇이겠는가?

현장의 전문가들은 출산은 개인적이면서 또한 사회적인 사건이라고 정의한다. 당신은 출산이란 그저 우리 부부, 우리 아기에 한정되는 일이라고 생각할지도 모른다. 물론 각자가 나름대로 출산 경험을 받아들이는 맥락에서 그것은 당연히 옳은 생각이다. 그러나 출산은 사회적 변화를 수반하는 사건이기도 하다. 출산 경험의 만족도는 그녀가 후에 엄마로서의 역할을 잘 해내고 건강한 가족 관계를 창조하는 데 큰 영향을 미친다. 특히 조직사회에서 높은 지위와 자부심을 갖고 있는 여성들에겐 뒤치다꺼리해야 할 식구가하나 는다는 것이 상당한 부담이다.

출산은 엄연한 현실이다. 우리의 모든 선택은 다른 사람의 선택에도 영향을 미치며, 그럼으로써 소위 '정상'과 '상식'이 정의 내려진다. 당신이 엄마와 언니, 친한 친구로부터 출산에 관해 들었던 이야기들을 떠올려보라. 대중매체를 통해 받아들인 출산에 관한 이미지들도 떠올려보라. 우리는 실제로 직접 배운 것보다 더 많은 선입견을 가진 채로 출산을 맞이하게 된다.

> 나는 매일 긍정적 확언을 반복했고, 남편과 함께 껴안고 애정표현을 하며 긴장을 푸는 시간을 가졌다. 그리고 그 과정을 통해 내 몸에 대한, 나의 반려자에 대한 굳은 믿음을 갖게 되었다. 나는 그저 모든 게 바르고 아름답게 되어갈 것이라는 기대감 속에서 머물고자 최선을 다했다.
>
> — 호주의 퍼스에 사는 엠마 S.

> 나는 임신기 동안 정말 많이 성장했다. 그때 나는 용서와 분노 조절, 치유에 관한 책들만 읽었다. 그렇게 과거의 상처들을 정리함으로써, 나는 '그냥 여자'로부터 '엄마'의 위치로 한 단계 나아갈 수 있었다.
>
> 나는 임신기 내내 명상 상태를 유지하고자 했다. 그리고 본능을 강화시키고 따르는 연습도 했다. 아기와 대화를 나누었고 아기의 영혼이 나를 이끄는 듯 느꼈다. 진통을 하는 동안에는 최고의 엄마가 되기 위해 무엇이든 받아들이겠다고 다짐했다.
>
> — 사스키아 S.

따라서 임신은 당신 자신의 탄생 과정을 재방문하기에 완벽한 기회이다. 만약 당신이 사랑 속에서 평화롭게 태어났다면 이런 내면의 작업은 힘을 북돋아줄 것이다. 혹은 두려움과 트라우마가 수면으로 떠오를 수도 있다. 당신은 그것들을 치유함으로써 부정적 투사 없이 출산 과정을 순조롭게 해나갈 능력을 얻는다. 태아·신생아 심리건강학회(APPPAH)는 이런 측면에서 출산 준비를 돕는 많은 자료들을 제공하고 있다.•

앞에서도 말했듯이, 출산으로부터 산후 6주까지의 기간은 아마도 당신에게 가장 혹독한 시련이 될 것이다. 계획대로 아기를 잘 낳았더라도 이젠 엄마로서 겪어야 할 시행착오들이 당신의 진을 빼놓을 것이다. 적극적으로 일손을 보탤 가족이 없는 초보 부부들은 별수 없이 혼자 속만 끓이다가 결국 한계점에 도달하고 말지도 모른다. 최근 몇 년간 산후 우울증이 사회적 관

• The Association for Pre- and Perinatal Psychology and Health(APPPAH)의 홈페이지는 birthpsychology.com이다.

심사가 될 만큼 급증했음을 기억하라.

이미 아이를 길러본 엄마들은 어린 자녀의 바람에 따라 친구가 자주 바뀔 수 있음을 잘 알고 있다. 요컨대, 우리 애가 좋아하는 다른 아이의 엄마와 친구가 되어야 한다는 뜻이다. 애들 문제를 제외하고는 딱히 교류할 거리가 없다고 해도 말이다. 임신부들이 왜 다른 임신부들과 쉽게 사귀는 능력을 점점 키워가는가 하는 이유를 여기서 알 수 있다. 아기엄마들끼리 모여 함께 차를 마시는 것은 얼마나 아름다운 장면인가. 공동 관심사에 대해 수다를 떨 상대가 있다는 것만으로 얼마나 안심이 되며, 아이들이 함께 뛰어놀며 자라는 모습을 보는 것은 또 얼마나 멋진가. 그럼으로써 그 힘든 시간이

나는 첫째가 고작 8개월밖에 안 되었을 때 둘째의 임신을 알게 되었다. 게다가 바로 전달에 임신이 되려다가 말았던 일까지 있어서 마음이 더 복잡했다.

이때 최면출산(Hypno-birthing) 프로그램이 큰 도움이 되었다. 자기암시 CD를 매일 밤 들으면서 나는 내가 잘 해낼 수 있다는 긍정적 감정을 유지하려고 노력했다. 그런데 시간이 흘러도 뱃속에서 크고 있는 아이와의 유대감이 느껴지지 않았다. 나는 두려워졌다. 첫 임신 때는 분명하게 서로 교감을 나누었기 때문이다. 그때는 아이의 성별을 직감했지만 이번엔 전혀 예상이 되지 않았다.

나는 두려움을 놓아버리게 해주는 CD를 들으면서 다시 중심을 찾아갔다. 그 연습은 두려움이 아니라 긍정적 측면에 집중하게 해주었다. 출산에는 미지의 영역이 있음을, 그러나 두려움을 붙잡고 있을 필요는 없음을 깨닫게 해주었다.

— 마이클 R.

좀더 빠르게 지나가는 것이다.

그러니 먼저 마음을 열고, 출산을 준비하는 모임이나 강의에서 만나는 사람들과 가까워지도록 노력하라. 만약 당신의 의사나 조산사가 예비엄마들끼리 모이는 자리를 주선하고 있다면 아예 교육 과정의 일환으로서 이런 연습을 하게 될지도 모른다. 그 방법은 간단한데, 보통은 모든 예비엄마들이 (가능하면 파트너도 동반하여) 모인 가운데 갓 아기를 낳은 부부의 경험담을 듣고 좀더 생생하고 깊은 관점의 이야기를 나누는 식으로 진행된다. 그렇게 대화가 이어지는 동안 진행자는 자리를 옮겨다니며 각각의 임신부들과 따로 상의해야 할 부분들을 챙긴다. 이런 모임은 임신부들 간의 친목을 도모할 뿐 아니라 조산早産을 감소시키는 효과까지 있다.•

그 외의 출산 교육 과정들도 이런 자리를 마련하곤 하는데, 때론 그 모임이 산후까지 주기적으로 이어지기도 한다. 당신도 다른 임신부들과 교류하기에 결코 늦지 않았다. 안 하는 것보다는 지금부터 시작하는 것이 백번 낫다.

아기를 기르는 동안 부모는 개인적, 사회적으로 적지 않은 변화를 겪게 된다. 부모들은 첫 애에 한해서 나름의 양육법 — 그들 자신이 길러진 방식 또는 이상적이라 생각해온 방식 — 을 고수하려는 경향이 있다. 그러나 시간이 지나면서, 아이들이 맘껏 친구를 사귀고 세상을 탐험하려면 부모가 유연해져야 한다는 사실을 배우게 된다. 예를 들어 당신이 '무설탕 음식' 규칙을 고수한다고 해도 친구의 생일파티에 가서 케이크를 얻어온 자녀의 기쁨을 무슨 수로 빼앗아버릴 수 있겠는가? 좋은 의도로 집안에서 텔레비전 시청 시간을 제한할 순 있겠지만, 그렇다고 친구의 집에서 함께 텔레비전을

• K. Baldwin, "Comparison of Selected Outcomes of Centering Pregnancy versus Traditional Prenatal Care," *JMWH* 51(2006): 266-72.

보고 있는 자녀를 야박하게 데리고 나올 수 있겠는가? 만약 다른 부모들과 전부터 알고 지내왔다면, 그중에서 자신과 가치관과 관심사가 비슷한 친구를 얼마든지 찾아 사귀어둘 수 있을 것이다.

부주의에서 비롯되는 건강 문제들

최상의 건강 상태에 다시 초점을 맞춰보자. 건강관리에 소홀하면 당신의 임신기, 출산기, 산후기에 어떤 위험이 발생하게 될까? 영양소 결핍의 경우는 사실 몹시 많은 변수가 있기 때문에 그 원인을 찾기가 쉽진 않다. 우선 빈혈은 혈액 내 적혈구의 개수가 부족하기 때문에 생긴다. 간혹은 유전적 요인 탓일 수도 있지만, 일반적으로 빈혈의 95퍼센트는 철분 결핍 때문이고 5퍼센트는 엽산과 비타민 B12의 결핍 때문이다. 철분 결핍으로 인한 빈혈은 음식물 또는 보조제로 철분을 공급해주어 적혈구에서 산소를 운반하는 헤모글로빈을 늘리는 것이 통상적인 치료법이다. 그러나 임신기에는 혈액량이 늘어나기 때문에 적혈구를 건강하게 만들기보다는 적혈구의 개수를 늘리는 것이 더욱 중요하다.

그렇다면 혈액 내 세포수를 늘리는 데 무엇이 필요할까? 철분은 물론이고 단백질과 칼슘(뼈), 엽산(세포막), 비타민 C(신진대사), 비타민 A와 비타민 D(세포 활동), 아연(DNA의 생산과 복구), 구리(적혈구)도 필수적이다. 즉 빈혈을 예방하거나 치료하려면 철분만이 아니라 위의 영양소 전부를 적당량 섭취할 수 있는 식단으로의 개선이 필요한 것이다.

원인불명의 빈혈은 임신기에 꽤 위험할 수 있다. 혈류로 전달되는 산소량이 줄면 태아의 성장이 지연되어 엄마의 몸 밖으로 나오는 힘이 약해진다.

시간이 흐를수록 나는 더욱 차분해지면서 아기에 대한 명상을 자주 하게 되었다. 나는 항상 내 배를 어루만지며 아기에게 말을 걸었다. 나는 아기와 교감하고자 노력했다. 또한 출산 과정을 아기에게 설명하면서, 좀 힘들긴 하겠지만 아무 문제 없을 거라고 말해주었다. 아마도 이러저러한 느낌일 텐데 꽤 무서울 수도 있다고, 하지만 네가 뱃속에 계속 있을 수는 없는 일이라고도 말해주었다. 출산이 시작되려 할 때는, 너는 안전하니까 맞서지 말고 그저 엄마에게 협조해달라고 아기에게 부탁했다.

— 몬타나 주의 캘리스펠에 사는 애슐리 T.

임신부도 만성적인 피로에 시달리고 조산早産을 유발하는 감염에 취약해진다. 빈혈이 극심한 경우에는 출산 중에, 심지어는 임신기에 태반이 분리되기 시작하는 위험이 올 수도 있다. 이는 산모에게는 심각한 출혈을, 태아에게는 산소 결핍을 일으키므로 즉각 조치하지 않으면 사망에까지 이르게 된다. 또한 빈혈의 주된 원인인 영양소 결핍은 임신중독증을 일으켜 산모와 태아를 모두 위험에 처하게 한다. 만약 이런 증후가 있다면 가정 또는 출산 센터에서 아기를 낳겠다는 생각은 접어야만 한다.

꼭 태아가 위험해지진 않는다 하더라도 원인불명의 빈혈은 출산을 더욱 고되게 만들 수 있다. 산소가 충분치 않으므로 자궁 수축이 원활치 않고, 출산 시간이 길어지면서 산모가 지쳐 제왕절개의 가능성이 커지게 된다.

출산이 무사히 끝났더라도 지쳐버린 자궁이 태반을 완전히 분리해내지 못하거나 그 이후에 제대로 복원되지 않음으로써 출혈이 생기기도 한다. 이것은 일종의 악순환이다. 빈혈이 있는 산모는 건강한 산모에 비해 출혈의 가능성이 많을뿐더러 애초부터 혈류 내 산소량이 부족하기 때문에 훨씬 더 빠르게 쇼크 상태에 빠질 수 있다.

빈혈이 있는 산모는 출산 이후에도 몸을 추스르고 평소의 활력을 되찾는 데 몇 주간 고생을 하게 된다. 젖이 잘 나오지 않아 태아와 유대감을 형성하는 데 어려움을 겪을 수도 있다. 임신기의 마지막 6주 동안에 태아는 생후 6개월간 필요한 철분을 축적해둔다는 사실을 기억하라. 태아 때 철분을 충분히 축적하지 못한 아기는 젖을 먹어도 만족하지 못하고 칭얼대므로 미처 소화기관이 준비되기도 전에 보조제나 일반식(solid food)을 먹여야 할 수도 있다.

균형 잡힌 식사는 고혈압을 예방해주는 효과가 있다. 혈압이 기준 이상으로 높으면 태아의 성장이 더디고 태반이 미리 분리될 가능성이 있으므로 병원에서 태아감시 장비를 달고 출산을 하는 수밖에 없다. 또한 당뇨기가 있는 임신부에게도 건강한 식단은 매우 중요하다. 만약 임신으로 인해 당뇨가 심해지면 어쩔 수 없이 전적으로 의사에게 출산을 의지해야만 한다.

영양 부족 없이 성장한 태아는 안정적인 혈당 수준을 유지할 만한 지방을 축적하고 있으므로 태어난 후에도 잠을 잘 자며 양육하기가 훨씬 쉽다. 이는 산모의 산후 회복기가 단축된다는 의미이기도 하다.

영양소 결핍은 스트레스에 더욱 취약하게 만든다. 거꾸로, 만성적인 스트레스는 영양소의 작용을 제한한다. 스트레스는 태아의 성장과 산모의 혈류

나는 둘째를 가졌을 때 함께 임신 중이었던 세 명의 친구와 여러 가지 준비를 할 수 있었다. 가장 좋았던 점은 비슷한 감정을 공유함으로써 서로를 더욱 깊게 이해하게 되었다는 것이다. '여자들의 세계'를 확장시킨 것이 내겐 가장 큰 수확이었다.

— 이름을 밝히지 않음.

> 가정출산의 세부적인 사항에 대해서 공부해둔 것이 아마도 내게는 최고
> 의 출산 준비였던 듯싶다. 나는 통계수치, 경험담, 연구결과, 각종 정보로
> 단단히 무장을 하고 있었다.
>
> ― 다나 J.

량 유지에 필수적인 미량무기질(trace minerals)과 비타민 B, 비타민 C를 순식
간에 고갈시키며 조산早産과도 큰 관계가 있다. 조산의 거의 3분의 1은 그
원인이 스트레스에 있다.* 비슷한 이유로, 오래 서 있거나 쉼 없이 움직여야
하는 등의 피로가 큰 직업도 조산의 가능성을 높인다.**

심각한 잇몸질환도 영양소 결핍과 관련이 있다. 이 역시 조산의 위험성을
세 배에서 여덟 배까지 높인다. 그리고 앞장에서도 언급했듯이 산모의 탈수
증도 조산의 원인이 되며, 때론 양수를 감소시킴으로써 태아의 성장을 더디
게 하여 과숙아*** 증후군을 일으키기도 한다.

그러니 바르게 먹고 일상의 스트레스를 최대한 줄이도록 하라. 운동도 꾸
준히 하라. 그러면 기분이 좋아질 뿐만 아니라 실제로 산소 공급이 늘고 독
소는 배출되면서 불수의근을 포함한 자궁 전체가 튼튼하고 민감해진다. 적
당한 근육은 영양소를 더 효율적으로 대사시키고 지방을 분해한다. 특히 에
어로빅은 출산을 준비하기에 적합한 운동이다. 또한 유연성을 높이는 스트
레칭도 출산 중에 자발적으로 취해질 여러 자세들에 익숙해지는 데 도움이

---

* Charles Lockwood, *NEJM* editorial 346 (January 2002): 282-284.
** E. Morzurkewich et al., "Strenuous Working Conditions are Related to Preterm Birth," *Journal of Obstetrics and Gynecology* (April 2002).
*** 예정일보다 2주 이상 늦게 나온 아기로 임신 기간에 비해 체중이 적고 여러 위험에 취약하므로 초기엔 미
숙아에 준한 보호를 받게 된다.(역주)

된다.

근육 파열을 예방하고 오르가슴의 가능성을 높이기 위해서는 질 부위를 단련하는 운동도 필수적이다. 그 첫 번째 단계는 질과 회음 부위를 수축시키는 느낌과 이완한 느낌의 차이를 구분하는 것이다. 실제로 질 안에 손가락을 넣고 그 주변의 근육을 조이는 연습을 해보라.

다음으로는 '엘리베이터'라고 불리는 오래된 운동법이 있다. 마치 층층이 올라가는 엘리베이터처럼, 골반 하부의 근육들을 아래서부터 차례로 벌려보는 것이다. 1층에 해당하는 근육을 벌려보고(그 상태로 잠시 멈춘다), 2층, 3층, 4층, 5층까지 차례로 올라간다. 5층에서는 30초간 벌린 상태로 멈추고, 다시 4층, 3층, 2층, 1층, 지하 1층을 거쳐 최종적으로 지하 2층까지 내려가보라. 그곳이 바로 아기가 나오는 부위이다. 또다른 방법으로는, 질 입구의 근육을 순간적으로 조였다 벌리는 연습을 통해서 출산 시 가장 파열되기 쉬운 망울해면체근(bulbocavernosus)의 유연성을 높이는 운동이 있다. 이 운동법은 산후에 질 부위의 손상을 줄이고 탄력이 회복되는 시간을 단축시켜준다.

조산사 양성가인 베레나 슈미드Verena Schmid는 골반 하부의 근육들을 복합적인 방식으로 운동시키는 것이 더욱 효과가 크다고 말한다. 앉거나 선 자세에서 치골뼈와 꼬리뼈를 조여보라. 그다음엔 질 부위의 근육을 좌우로 벌려보라. 이번엔 질 전체를 위쪽으로 끌어올려보라. 마지막으로, 꼬리뼈에 살짝 손을 대고 엉치뼈와 치골뼈 사이의 모든 근육을 수축시켜보라. 그렇게 상하좌우전후로 단단히 조인 상태에서 한 방향씩 이완하여 최종적으로는 완전히 긴장이 풀어지도록 하라.

질과 회음부의 마사지는 선택사항이다. 마사지는 혈액순환을 좋게 하여 세포를 유연하고 탄력 있게 해준다. 예민한 내분비선에 악영향을 줄 수 있

> 나는 매일 걷고 자주 수영을 했다. 마치 바다가 날 부르는 듯 느꼈는데, 나는 여름을 뉴질랜드에서 보냈기에 이런 충동을 맘껏 충족시킬 수 있었다. 또한 저녁식사 후에는 어린 딸들을 남편에게 맡기고 집을 나와 오랫동안 혼자 걷곤 했다. 이런 해질녘의 산책은 내게 있어 기도하고, 사색하고, 직관과 어우러지고, 성령을 받아들이는 시간이었다.
>
> 몸을 건강하고 유연하게 유지하니 기분도 덩달아 좋아졌다. 나는 매일 매트를 깔고 스트레칭을 했다. 직접 선곡한 음악을 틀고는 양반다리로 앉아 복식호흡을 하고, 양손과 무릎을 땅에 대고 엎드린 채 엉덩이를 회전시키거나 쪼그려 앉는 등의 운동을 계속했다.
>
> — 줄리 B.

는 석유화학 크림제품은 피하고 대신 올리브 오일을 사용하라. 손을 깨끗이 씻고, 질이 시작되는 부근에 엄지손가락을 댄 채로 음부를 앞뒤로 마사지하라. 점점 강도를 높여보라. 최대한 긴장을 풀고, 심호흡을 하며 마음을 내려놓으라. 어디가 굳어 있는지를 느껴보고 그곳을 집중적으로 풀어주라. 질 부위의 운동과 마사지는 단지 물리적인 차원을 넘어서 감각을 더욱 섬세하게 하기 위한 준비이기도 하다. 그곳을 통과하는 아기의 머리를 더욱 섬세하게 느낄수록 오르가슴이 일어날 가능성도 그만큼 커진다.

만약 성적 학대의 경험이 있는 산모라면 이런 마사지는 그다지 내키지 않거나 심지어 불가능할 것이다. 그러나 그렇다 해도 걱정할 필요는 전혀 없다.(이 문제는 다음 장에서 자세히 다룰 것이다.)

요약하자면, 최상의 건강 상태는 내적 조화를 찾고 몸의 느낌에 주의를 기울이는 데서 비롯된다. 당신에게는 날마다 오늘 기분이 어떤지, 무얼 먹

나는 솜씨 좋은 조산사로부터 매주 마사지를 받았다. … 나는 진통 중에 아름다운 개화開花 장면을 심상화하기 위해 〈꽃〉이란 책을 구입했다. … 난 산딸기 나뭇잎으로 만든 차를 자주 마셨다. … 나는 체력을 기르기 위해 운동을 했다. … 그리고 이 새로운 존재와 대화하고, 노래하고, 춤추는 데 많은 시간을 썼다. … 남편과의 관계를 개선한 것도 큰 도움이 되었다. 우리는 조금 갈등이 있었는데, 함께 상담을 받으면서 나는 우리 가족이 뱃속의 딸애를 환영하고 있음을 확신하게 되었다. 우리가 진심으로 하나임을 깨달으면서 나는 내 몸과 가슴을 깊이 신뢰하게 되었다.

─ 앤지 P.

고 싶은지, 어떤 스트레스가 있는지, 혼자 있고 싶은지 친구가 필요한지 등등을 살펴볼 기회가 주어진다. 임신부에게 이보다 더 중요한 일은 없다. 미리 이런 연습을 해두면 출산은 더욱 깊은 경험이 되고 산후에 산모와 아기의 건강 또한 증진될 것이다.

　　임신을 즐기라. 자신의 몸을 사랑하고, 태아와 교감하고, 일생에 몇 번 없을 경험을 위해 자기 자신을 잘 돌보라.

임신부의 자가 확인

임신부는 몇 주에 한 번씩 담당의에게 진단받는 것으로 만족해선 안 된다. 스스로 매일 자신을 관리해야 한다. 아래는 몇 가지 중요 항목에 대해서 자신이 얼마나 좋은 점수를 받고 있는지를 확인해볼 수 있는 질문지이다. 빈칸에 아래의 네 가지 점수 중 하나를 써넣으라.

4점: 무의식적으로 자연스럽게 실천한다.
3점: 꾸준히 실천하고 있지만 신경을 써야 한다.
2점: 가끔 실천하고 있으며 조금 어려움이 있다.
1점: 실천하고 있다고 보기 어렵다.

영양 섭취

_____ 매일 4대 영양소를 골고루 섭취한다.

_____ 필요하다고 생각되는 영양소를 찾아 먹는다.

_____ 매일 최소 2리터 이상의 음료를 마신다.

_____ 배가 고픈지 주의를 기울이고 그 신호에 맞춰 먹는다.

_____ 산모와 태아에게 좋다고 알려진 것들을 찾아 먹는다.

_____ 건강에 좋고 입맛에도 맞는 음식들을 맘껏 먹는다.

운동과 휴식

_____ 맑은 공기를 마시고 가능한 한 매일 햇볕을 쬔다.

_____ 땀이 조금 날 정도의 운동을 매일 한다.

_____ 목, 어깨, 다리, 등 부위를 매일 스트레칭한다.

_____ 일주일에 여러 번 임신부에게 좋은 운동을 한다.

_____ 음악을 틀어놓고 춤을 추거나 자유롭게 움직인다.

_____ 매일 질을 죄었다 푸는 운동을 한다.

_____ 하루에 한 번씩 긴장을 완전히 푸는 시간을 갖는다.

_____ 한 주에 최소한 두 번 이상 더 깊은 이완을 연습한다.

_____ 한 주에 최소한 한 번 이상 파트너 또는 다른 누군가에게서 마사지를 받는다.

_____ 움직이기 편하고 자유로운 옷을 입는다.

_____ 하루에도 몇 번씩 굳은 부위를 천천히 풀어준다.

_____ 마음을 느긋하게 갖고 편안한 상태로 잠자리에 든다.

정서적 안정

_____ 울고 싶을 때는 마음껏 운다.

_____ 파트너에게 관심과 배려, 신체적 접촉과 (가능한 경우) 섹스를 솔직하게
요구한다.

_____ 불만이 쌓여 폭발하기 전에 미리 그것을 해소시킨다.

_____ 매일 파트너와 어색함 없이 애정 표현을 주고받는다.

_____ 하루에 한 번 이상 나 자신에 대한 애정을 느낀다.

_____ 나 혼자만의 시간을 갖고 그것을 즐길 방법들을 찾아낸다.

정신적 준비

_____ 한 주에 한 번 이상 임신에 관한 정보를 찾아 읽는다.

_____ 질문거리를 미리 준비하여 담당의에게 조언을 구한다.

_____ 날마다 또는 한 주마다 자신의 상태와 일상을 평가하고 검토하여 더욱
개선되어야 할 부분을 찾는다.

_____ 기회가 있을 때마다 출산에 관한 영상물을 보거나 모임에 참석한다.

사회적 준비

_____ 한 주에 한 번 이상 다른 임신부를 만난다.

_____ 다른 임신부 또는 아기 엄마들과 마주치면 이야기를 나눈다.

_____ 기회가 있을 때마다 갓난아기의 행동과 가족 간의 상호작용을 관찰한다.

_____ 임신기와 산후에 필요한 도움들을 가족과 친구들에게 구체적으로 부탁해둔다.

_____ 아기가 생김으로써 겪을 변화들을 미리 생각하고 그것에 적응할 계획을
세운다.

_____ 파트너가 다른 초보 부모들과 대화하고, 양육에 관한 책을 읽고,
아기에 관해 이야기하도록 유도한다.

태교

_____ 뱃속의 아기를 생생하게 느낀다.

_____ 매일 시간을 내서 아기와 상상을 통해 대화한다.

_____ 아기에 대한 사랑과 애정을 말로써 표현한다.

_____ 스트레스를 받게 되면, 너 때문이 아니라 다른 일 때문이라고 아기에게
설명해준다.

이 질문지의 결과는 여러 가지 방법으로 합산해볼 수 있다. 우선 각 영역별로 점수를 더해보라. 그러면 어떤 부분이 만족스럽고 어떤 부분이 개선될 필요가 있는지를 전반적으로 확인해볼 수 있을 것이다. 그런 다음 그 점수들을 모두 더해서 자신이 다음 중 어디에 해당하는지를 읽어보라.

124~160점 : 당신은 임신기를 충분히 즐기며 스스로를 잘 관리하고 있다.

96~123점 : 전반적으로는 괜찮으나 임신 상태에 좀더 주의를 기울일 여지가 있다. 어떤 항목이 잘 안 되고 있는지를 살펴보고, 그것의 생활화와 동기부여를 도울 방법들을 찾아보라.

40~95점 : 아마도 다른 일로 바빠서 그랬겠지만, 당신은 절대적으로 자신의 임신 상태에 신경을 더 써야 한다. 낮은 점수를 받은 항목과 높은 점수를 받은 항목을 연계시키도록 노력해보라. 예컨대 매일 바깥바람을 쐬지만 비타민은 못 챙겨 먹는다면, 비타민을 먹고 집을 나서는 습관을 들이라.

성(sex)과 출산

한밤중이었어요. 저는 아기가 나올 준비가 되었다는 걸 느꼈고 저 또한 그 앨 내보내고 싶어졌어요. 남편더러 소파에서 자고 있는 조산사를 불러오라고 했지요. 그리고 힘을 주면서 그 고통이 극에 달했을 때, 그것은 쾌감으로 바뀌기 시작했어요. 고통은 완전히 사라졌지요. 난 새로운 세상에 있었어요. 믿을 수가 없었죠. 내 몸은 힘과 빛으로 넘쳐났어요. 눈부시고 경이로운 흰빛 말이에요. 말로 표현 못할 환상적인 희열이 솟구쳤어요. 그건 제 삶에서 가장 아름답고, 신비롭고, 격정적인 경험이었어요.

— 프랑스의 뇌이 쉬르 마른에 사는 프랑소와즈 R.

성적으로 고양된다는 것은 무슨 뜻인가? 그것은 당신의 잠재된 성을 완전히 끌어올린다는 뜻이다. 그것은 일종의 통합을 의미한다. 여기에는 당신의 성적 행위는 물론 일상생활까지 전부 포함된다. 임신 중에 당신은 성적 접촉, 교감, 배려에 관한 욕망을 이전에는 느껴본 적 없는 수준으로 경험하게 될 수 있다. 임신기는 새로운 성적 즐거움을 발견하고 과거의 상처를 치유하기 위한 시간이다. 이 장에서 우리는 임신이 어떻게 당신의 트라우마를 해결해줄 수 있는지, 그리고 실제로 어떤 유익한 방법들이 있는지를 살펴볼 것이다.

　우선 어떤 생리적 변화가 찾아오는지를 확인해보자. 임신 초기에 호르몬의 전면적인 변화는 당신의 감정과 자아상에 큰 영향을 끼친다. 늘어난 에스트로겐과 프로게스테론은 당신을 졸리고, 늘어지고, 싫증 나고, 침울하게 만들 수도 있다. 특히 첫 임신의 경우는 내 인생이 곤두박질치는 기분이 들고 정말 이 아기를 원하는지 의심하게도 된다. 동시에 당신의 기분을 맞춰주느라 애를 먹고 있는 파트너 역시 임신에 대한 상반된 감정에 휘둘릴 수 있다. 이는 자연스런 반응이다. 출산과 양육을 준비하려면 고정관념부터 놓아버려야 한다.

　임신 중에 여성의 몸은 얼마나 급격하게 변화하는가! 갑상선이 확장되고, 태아의 성장과 온갖 생리적 필요를 위한 에너지를 공급하느라 신진대사량이 늘어난다. 50퍼센트가량 증가하는 혈류를 감당하기 위해 혈관도 확장된다. 음식물의 흡수를 돕기 위해 소화는 천천히 진행된다. 에스트로겐과 프로게스테론의 증가로 인한 나트륨 부족에 대응하기 위해 부신은 알도스테론(부신피질호르몬의 일종)을 분비한다. 그런데 알도스테론은 옥시토신이 흘러넘치기 전까지 처음 몇 주간 성욕을 감퇴시킬 수 있다. 호르몬의 변화로 인한 아침 구토증, 자궁의 확장과 방광의 자극으로 인한 잦은 소변도 성욕을 줄이는 데 일조한다.

　이와는 반대 측면으로, 자궁 확장을 위해 골반부 조직들의 대사량이 늘면서 월경 직전이나 배란기와 비슷한 충혈이 일어나기도 한다. 만약 이때 섹스를 갈망하고 있는 자신을 발견한다면 그런 성적 고양을 맘껏 즐기도록 하라. 이 시기에는 성적 흥분이 거의 끊임없이 지속된다고 보고하는 여성들이 많다.

　당신의 성욕에 영향을 미치는 또다른 변수는 바로 태아의 성별이다. 임신

나는 네덜란드에 있었고 남편은 고향인 미국에 있었다. 그래서 나는 실제 섹스를 통해 오르가슴에 도달할 기회가 없었다. 그런데도 나는 네 번이나(임신 8주, 12주, 17주, 18주) 몸이 부르르 떨리는, 미칠 듯한 오르가슴을 경험했다. 자위를 한 것도 아니었고 섹스를 하는 꿈을 꾼 것도 아니었다. 그냥 어디선가 그것이 튀어나왔다. 나는 한 번도 다른 여성들에게서 이런 얘길 들어본 적이 없다.

— 미네소타 주의 미니애폴리스에 사는 레이첼 K.

6주에서 8주 사이에, 뇌가 한창 성장하고 있는 남자아기는 엄청난 양의 테스토스테론을 엄마 몸에서 분비시킨다. 이는 영유아들의 호르몬 분비와 비교해도 거의 네 배에 가까운 양이다.[•] 따라서 남자아기를 밴 임신부의 성욕은 극적으로 증가할 수 있다. 이런 변화는 임신 초기를 지나서도 지속되는데, 테스토스테론은 일정한 주기를 두고 임신기 내내 급증하기 때문이다.

임신 초기에 격정적인 섹스를 하는 것은 위험한 짓일까? 이는 최근에 피가 비친 적이 있거나 과거에 유산 경험이 있는 임신부에 한해서 그렇다. 물론 당신의 조산사나 담당의가 조언을 해주겠지만, 이런 경우라면 첫 석 달은 오르가슴을 유도하는 성적 행위를 금해야 한다. 그 외의 임신부들은 섹스와 오르가슴을 자주 즐기는 편이 마음의 긴장을 풀고 변화에 적응해가는 데 더 도움이 된다. 성적으로 흥분되었을 때는 그 감각을 천천히 깊게 느껴보라. 더 큰 희열을 위해 속도도 바꿔보고, 그 에너지가 몸 전체로 퍼져 나가

• Niles Newton and Charlotte Modahl, "New Frontiers of Oxytocin Research" in the Free Woman: Women's Health in the 1990's, eds. E. V. Van Hall and W. Everaerd (Canforth, England: Pantheon Publishing Group, 1989.

도록 내맡겨보라. 파트너에게 당신의 요구와 욕망을 가감 없이 이야기하라. 조심스러워할 필요가 없다. 열린 대화는 당신의 경험을 더욱 깊게 해줄 것이다. 자제력을 잃을까 두려워하지 말라. 모든 커플은 이따금씩 그렇게 성욕에 휩싸임으로써 새로운 활력을 얻는다. 많은 여성들은 임신 초기의 성적 접촉을 통해 마치 파트너와의 첫 섹스 때와 같은 유대감을 경험했다고 말한다. 충분한 옥시토신이 분비되고 있는 만큼 그 즐거움을 실컷 만끽하라!

한편, 당신이 임신 상태에 적응해가는 동안 당신의 파트너도 나름대로 양육 준비에 애를 쓰고 있음을 잊지 말라. 특히 남자들은 아이의 생계를 책임지는 보호자로서 부담을 더욱 무겁게 느낀다. 당신은 대부분의 시간을 집에서 함께 보내주는 남편의 모습을 그리고 있겠지만, 그는 오히려 이럴 때야말로 업무에 문제가 생기진 않을까 근심하고 있을지 모른다.

그러니 파트너에게서 근심이 느껴진다면 어떻게 해서든 솔직한 대화를 나누기 위해 노력하라. 진실하고 온전한 접촉을 유지하는 것이야말로 관계의 기본이다. 만약 파트너가 신체적, 감정적으로 당신을 멀리하기 시작한다면 전문가에게 상담을 받거나 조언을 구하라. 그리고 임신부 교실에 함께 참여함으로써 그가 다시 마음을 다잡을 기회를 만들도록 하라.

랄로와 나는 출산에 대해 자주 이야기를 나누었다. 우리는 어떤 감정이나 두려움이 올라오든 터놓고 말하며 서로를 보살펴주기로 했다. 한 사람이 걱정에 휩싸이면 다른 사람이 위로해주고, 입장이 바뀌면 또 반대로 해주기로 말이다. 이처럼 함께 헤쳐나가기로 한 결정이 우리를 더욱 아름답게 엮어주었다. 우리의 사랑은 더욱 돈독해졌다.

— 태닐 B.

임신 초기의 신체적, 감정적 변화는 나 자신과 내 몸에 대한 자각을 새로이 하는 계기가 된다. 만약 당신이 활기 있고 힘찬 자아상에 익숙했다면 이젠 축 늘어진 근육과 감각이 당황스럽거나 심란하기까지 할 것이다. 근육질이었던 한 임신부는 슬픈 기색으로 내게 푸념했다. "제 몸이 더 이상 말을 안 들어요!" 만약 그렇더라도 시시각각 몸이 보내오는 신호들을 무시하지 말고 태아와 교감하는 데 최선을 다하라. 감각과 감정을 섬세하게 자각하고 표현하는 임신부만의 특별한 능력에 익숙해지도록 하라.

나는 아홉 달 전에 딸애를 낳았기 때문에 임신기와 산후기에 대한 기억이 아직도 생생하다. 나는 임신 초기에, 난생처음으로 아주 강렬하고 선명한 성적 판타지를 갖게 되었다. 남편이 임신 4개월까지 멀리 떨어져 있었기 때문에 나는 상상력과 바이브레이터만으로 욕구를 충족시켜야 했다. 성욕은 우리의 삶에서 대단히 중요한 요소이다. 나는 그때 성性이 놀라운 치유력을 가진다는 사실을 깨달았다.

— 캘리포니아 주의 페어펙스에 사는 레아 B.

만약 당신의 감수성이 원래 풍부한 편이라면, 위에 언급한 활동적인 임신부와는 정반대의 상황에 부딪힐 것이다. 즉 지나치게 예민해져서 정신적인 측면에만 치중하게 되는 것이다. 만약 그렇더라도 몸과의 교감을 잃지 않도록 노력하라. 음식과 운동의 필요성을 무시하면 결국 지치고 맥이 풀려서 성욕마저 감소할 것이다. 임신부를 위한 건강 지침을 찾아 실천하라. 출산을 준비하는 데는 희망을 품는 것만으로 충분치 않다. 스스로 중요한 사항들을 정리하고 계획을 세워야 한다.

당신이 머리로 인생을 설계하는 성향이라면 이젠 내려놓는 것이 당신의 과제가 된다. 자신의 임신 상태를 통제하려는 마음을 누그러뜨리라. 그러면 이전에는 알지 못했던 기쁨과 자유를 발견하게 될 것이다. 물론 변덕이 죽 끓듯 하는 기분과 식욕은 당황스러울 것이다. 하지만 춤이나 요가처럼 부드러운 운동을 통해서 몸과 마음을 잘 조화시킬 수 있다면, 거기에 감정도 함께 어우러지면서 성적으로도 완전히 새로운 세계가 열리게 될 것이다.

임신 4개월에서 6개월 동안에는 상대적으로 안정된 상태가 찾아온다. 생리적 적응이 거의 끝나가고 음식 조절과 운동, 휴식은 애써 실천할 필요가 없는 일상이 된다. 대부분의 여성들은 이 시기를 좋아한다. 이 시기의 임신부들은 아름답고 행복해 보인다. 20주 무렵이 되면 당신은 처음으로 아기의 움직임을 느낄 것이다. 소위 '태동'이라고 부르는 것 말이다. 당신은 아기의 성격과 활동/휴식 주기, 움직임의 패턴 등을 알게 될 것이다. 또한 옥시토신의 분비가 계속 늘면서 새로운 감각과 집중력을 경험하게 되고, 그것은 성

나에게 있어 섹스란 내 존재를 확장하고, 신체적·정서적·영적인 유대감을 느끼고, 자의식과 자기 한계를 내려놓고, 이러한 열림이 파트너는 물론이고 나 자신과의 관계까지 얼마나 크게 쇄신하는지를 탐험하는 일이다. 나는 아기를 낳으면서 성과 출산의 공통점을 깨달았다. 그래서 우리는 섹스를 할 때마다 이것이 출산 준비의 일환이기도 하다는 사실에 주의를 기울였다. 옥시토신이 온몸에 넘쳐흐르게 하는 연습은 신체적으로 상당히 유용하다. 옥시토신은 아기를 낳을 때 필수적 요소이기 때문이다. 나는 우리 부부가 몸을 섞을 때마다 뱃속의 아기도 즐거워하고 있음을 느꼈다.

— 뉴욕 주의 리지우드에 사는 콜린 B.

적 욕구와 애정을 배가시켜줄 것이다.

이때가 되면, 대부분의 임신부는 성행위 시에 아기의 기분까지 고려하게 된다. 즉 둘만의 일이 셋의 일이 되는 것이다.

그렇다면 이 시기에 남편들은 섹스를 어떻게 생각할까? 만약 지난 몇 달간 불안을 느껴왔다면 태동이 그 두려움을 반감시켜줄 것이다. 물론 깊은 삽입이 자라나는 태아에게 해가 되지 않을까 걱정하는 남편들도 있지만 태아는 안전하게 보호되고 있으니 염려할 필요가 없다.

그런데 이 시기에는 새로운 갈등 요인이 도사리고 있다. 새 생명을 품은 여성의 성욕이 두드러지게 발현될 수 있다는 사실로 인해, 여성성에 대한 두 가지 이질적인 문화적 관념 — 성스러운 어머니와 밝히는 여자 — 이 부딪히게 되는 것이다. 실은 상당히 많은 남성들이 이 갈등에 봉착하여 여성의 양면성을 함께 받아들이지 못하고 아내와의 성생활을 어떻게 이어가야할지 우왕좌왕하게 된다.

때론 여성들도 이런 모순을 느끼면서 섹스를 회피하거나 아기에게만 모든 초점을 맞추는 모습을 보이곤 한다. 그러나 서로 완전히 교감하고 있는 부부관계가 아닌 한, 가뜩이나 변수가 많은 이 시기에 몸까지 멀어지는 것은 불화와 불신을 조장할 수 있다. 나는 임신한 부부들에게 출산의 성적 측면을 강조함으로써 남편과 아내가 서로를 성적으로 완전히 개방된 태도로 대하게끔 격려해주고 있다.

이런 부부관계와는 별개로, 특히 파트너가 없는 산모라면 더더욱, 자기 자신을 즐겁게 하기 위해 노력해야 한다. 즐거움을 극대화할 수 있는 일이라면 무엇이든 하라. 필요하다면 당신만의 의식을 거행해도 좋다. 그러면 기분이 좋아지고, 자신감이 붙고, 활력이 생겨나 출산 준비에 큰 도움이 될 것이다.

나의 첫 출산은 끔찍했고 불필요한 제왕절개로 끝이 났다. 두 번째 출산은, 아픈 게 당연하다고 믿는 어떤 여자의 집에서 아무 도움도 받지 못한 채 이루어졌다. 내게 세 번째 출산은 이 두 번의 실수를 대가로 얻어낸 결과였다.

나는 비혼모이기 때문에 오르가슴에 익숙해지기 위해 자위를 했다. 나는 곧 능숙하게 클리토리스를 자극하여 원할 때마다 여러 차례의 오르가슴을 일으킬 수 있게 되었다. 나는 날마다 고통 없고 단순하고 희열이 수반되는 출산을 꿈꾸었다. 그리고 실제로 출산 시에 진통이 올 때마다 자위를 하여 오르가슴을 일으켰더니, 출산 그 자체가 하나의 커다란 오르가슴으로 변모했다.

물질보다는 마음이다. 우리 머릿속의 그림은 실제 경험을 결정한다. 몸이 저 스스로의 원초적 지성을 발휘할 수 있도록 마음을 열라. 자신을 믿으라. 그리고 임신부터 출산까지, 도움이 안 되는 사람들과는 떨어져 지내라. 황홀한 출산에 대한 당신의 열망이 존중되는 환경을 창조하라.

— 애리조나 주의 윌리엄스에 사는 히게아 H.

임신기의 마지막 3개월 동안에는 어떤 변화가 찾아올까? 우선 피로로 인해 성욕이 줄어드는데 가슴앓이로 잠을 설치거나 자주 소변을 보는 산모들은 더욱 심하다. 넓은 관점에서 보면 이런 불편함은 임신기를 끝마치고 출산에 접어들기 위한 준비 과정인 동시에 갓난아기를 잘 돌볼 수 있도록 미리 토막잠에 적응시키는 역할도 한다. 최대로 커진 자궁이 복부의 근육을 늘이고 등뼈를 잡아당겨 허리 통증이 생길 수도 있다. 이때 통증을 줄이려면 양손과 무릎을 땅에 대고 엎드린 자세에서 골반을 흔들고 움직여주라. 앉거나 선 자세에서도 골반 흔들기를 시도해보라. 그리고 섹스를 할 때 여성이 위로 올라간 체위를 취하는 것은 호르몬 작용으로 물러진 산모의 치골에 너무 큰 부담을 줄 수 있으니 가능하면 엎드리거나 옆으로 누운 체위를 택하라.

임신기가 막바지에 다다를 즈음 당신은 모순된 감정들로 마음이 복잡해질 것이다. 아기가 곧 이 세상에 나오면서 당신의 인생이 확 달라지리라는 생각에 시간을 멈추고 싶어질 수도 있다. 또는 아기가 아직 뱃속에 있을 때 좀더 깊게 교감하기 위해서 가능한 한 혼자만의 시간을 갖길 바랄 수도 있다. 섹스는 이젠 남일처럼 되어버리고, 한다 해도 당신 자신보다는 파트너를 위해서일 것이다. 앞으로의 일들로 걱정이 태산이라면 점점 더 까다롭고 우울하고 폐쇄적으로 변해갈지도 모른다.

하지만 정말로 출산이 코앞에 다가오면 프로게스테론 분비가 감소하면서 체내 수분량이 적어져 가뿐하고 활기찬 느낌이 들기도 한다. 그리고 산모와 태아의 뇌에서 프로스타글란딘이 분비되면서 출산의 증후가 나타나기 시작한다. 그것은 자궁문이 잘 열리도록 이완시키는 역할을 한다. 프로스타글란딘이 정액에도 들어 있다는 사실을 기억하라. 즉, 이 시기는 마음껏 섹스를

나는 임신기의 마지막 3개월 동안 섹스에 대한 흥미가 사라졌다는 재밌는 사실을 발견했다. … 그러던 어느 날 오후 격정적인 섹스를 나누고 싶은 강렬한 욕망이 솟아났다. 그 전날까지 내 자궁문은 조금도 열려 있지 않은 상태였는데, 섹스를 하고 나자 곧 출산이 시작되었고 자궁문이 빠르게 열리며 하루 만에 딸애를 낳게 되었다. 마치 임신 초기의 성욕을 되살려냄으로써 내 몸이 출산의 사전 준비를 한 것 같았다.

— 레아 B.

하거나 자위를 할 때인 것이다.(프로스타글란딘이 든 달맞이꽃 기름으로 마사지를 하는 것도 좋다.) 그러면 옥시토신과 도파민이 기분을 좋게 하여 출산을 좀더 기꺼이 받아들이게 해줄 것이다.

이윽고 출산이 시작된다. 처음에는 거의 눈치채지 못할 만큼 미세하게 자궁이 수축할 것이다. 그럼 이때 섹스를 하는 것은 어떨까? 섹스가 옥시토신을 더 많이 분비시켜주리라는 관점에서 보면 나쁘지 않은 생각이다. 하지만 한 가지는 명심하라. 감염을 예방하려면, 양수가 배출된 이후에는 질 안에 그 어떤 것도 삽입해선 안 된다. 그것만 조심한다면 출산이 시작될 때의 섹스는 골반을 이완시키고 호르몬 분비를 왕성하게 해주며, 산모와 파트너의 긴장을 함께 풀어줌으로써 출산에 적합한 정서적 상태로 이끌어준다.

나는 출산의 성적 측면이 전혀 조명받고 있지 못하다는 사실에 아직도 새삼 놀라곤 한다. 따지고 보면, 출산이란 질 부위에 온 감각이 집중되는 경험 아닌가? 아기는 골반을 하강하는 동안 클리토리스, 직장, 항문, 그 외 주변의 조직들에 엄청난 자극을 준다. 자궁이 수축하고 자궁문이 열리는 출산 첫 단계의 진통은 극심한 생리통과 비슷하지만 그 둘은 중요한 차이점이 있다. 생리통과 달리 진통은 일정한 주기로 찾아오며, 불쑥 심해지는 것이 아니라 서서히 강도를 높여간다. 쉽게 말하면, 통제하려는 마음을 내려놓고 그 리듬과 조화를 이룰 기회를 주는 것이다. 섹스와의 유사성에 주목해보라. 가끔 열정

나는 내 몸이 오르가슴을 느낄 때와 똑같이 움직이고 있음을 깨달았다. 나는 생각했다. '내 몸은 아기를 낳을 때 이렇게 반응하도록 만들어져 있구나.' 나는 몇 년간이나 이때의 희열을 간직했다. 몇 년이나!

— 주디스 C.

적이고 거칠게 관계를 가지다 보면 어딘가 불편하거나 아파질 때가 있다. 그럴 때 계속 밀어붙이면 결국 모든 게 흐트러지고 만다. 그러나 긴장을 풀고, 호흡을 고르고, 체위를 바꾸면 계속해서 안락하게 즐길 수 있다.

그렇다면 출산 중에 섹스를 해선 안 될 시기가 따로 있는가? 그렇진 않다. 다만 자궁 수축이 시작되면 대부분의 산모에게서 섹스는 뒷전으로 밀려난다. 하지만 진통이 너무 미미하거나 지지부진할 때, 심지어는 점점 희미해져 멈춰갈 때는 섹스가 새로운 동력이 될 수 있다. 한편 출산이 활발히 잘 진행되고 있을 때는 젖꼭지를 자극해주는 편이 더 도움이 된다.

> 남편이 내 젖꼭지를 만져주고 있는데 진통이 갑자기 엄청난 사랑의 에너지로 돌변하여 나에게 밀려왔다. 부부들은 출산이라고 하는 이 특별하고 귀중한 시간을 통해서 그들의 사랑을 더욱 깊고 넓게 할 기회를 갖게 된다. 부모로서의 새 인생을 시작하는 최고의 방법은 바로 그 신성한 사랑 속에서 함께 아기를 세상으로 맞아들이는 것이다.
>
> —태닐 B.

이때 진통을 줄이고 긴장을 푸는 최고의 비결은 클리토리스를 자극하는 것이다. 요즘은 바이브레이터(여성용 자위기구)를 이용하는 산모들이 늘고 있다. 데브라는 자신이 최근에 참관했던 한 산모의 출산 이야기를 들려주었다. 집에서 아기를 낳은 그 산모는, 그녀가 황홀한 출산을 바라고 있다는 사실을 아는 한 친구로부터 아기의 목욕 용품과 함께 여러 개의 바이브레이터를 선물로 받았다고 한다. 그녀는 남편과 단둘이서 이 기구의 사용법을 확인할 수 있도록 자리를 비켜달라고 데브라와 조산사에게 부탁했다. 그리고 출산 내내 욕조에 드러누운 채로 이 특별한 선물을 가지고 즐겼는데, 그녀의 얼굴에서는 웃음이 떠나질 않았다. 그녀는 후에 데브라에게 말하길, 바이브레이터를 멈춘 상태에서 찾아온 진통은 그렇지 않을 때와 확연히 달랐으며 훨씬 더 고통스러웠다는 것이다.

만약 병원에서 아기를 낳는 동안 바이브레이터를 사용한다면 어떨까? 의료진이 주시하고 있는 한가운데서 각종 소품들과 함께 바이브레이터를 꺼내놓는 모습을 상상해보라. 출산에 있어서 사적 공간을 보호받는 것이 얼마나 중요한지 새삼 깨닫게 될 것이다.

이처럼 클리토리스를 자극하면 질과 회음부의 파열을 예방할 수 있다. 보통은 질 입구를 더욱 늘리기 위해 회음절개를 시술한다. 의사들은 회음절개가 '골반 하부의 변형을 막기 위한' 것이라고 말도 안 되는 주장을 한다.[*] 사실을 말하면, 여성의 질은 아기를 낳기에 충분하지 않으며 외과적 시술로 보완을 해줘야만 한다는 것이야말로 현대의 산부인과에서 흔히 통용되는 가장 대표적인 거짓말이다. 질의 표면은 위장 속의 조직과 마찬가지로 주름으로 이루어져 있으며 임신기 동안 출산에 대비하여 충분히 늘어나지만 대부분의 여성들은 이런 사실을 알지 못한다. 이완된 상태에서 출산의 마지막 순간에 집중하고 있다면, 외부로부터 재촉당하지 않고 내면의 본능을 잘 따르고 있다면, 당신은 별다른 상처 없이 출산을 마치거나 딱히 치료가 필요 없는 찰상 정도만이 남을 것이다.

회음절개술은 자궁이 아래로 처지는 자궁탈출증이나 비뇨기의 장애를 장기적으로 예방한다고 알려져 있다. 그러나 사실을 말하자면 이런 문제들은

---

[*] M. C. Klein et al., "Relationship of Episiotomy to Perineal Trauma and Morbidity, Sexual Dysfunction, and Pelvic Floor Relaxation," *American Journal of Obstetricians and Gynecologists* 171(1994): 591-598.

나는 한창 힘주기를 하고 있는 산모를 돕고 있었다. 내가 따뜻한 수건으로 그녀의 회음부를 덮히고 있을 때, 그녀가 내 손을 잡더니 자신의 클리토리스로 가져갔다. "제발, 이렇게 만져주세요." 그녀는 마치 자위를 하듯이 내 손으로 그곳을 문질렀다. 나는 그녀가 시킨 대로 했고 그녀는 만족해했다. "네, 바로 그렇게요." 나는 한순간 고개를 들어 간호사를 쳐다보았는데 눈이 휘둥그레진 간호사의 표정은 마치 이렇게 말하는 듯했다. "세상에나, 대체 뭐하는 짓이에요!" 나는 그저 웃으면서 계속했다. 꽤나 우스운 상황이었지만, 한편으로 그녀가 자신의 집에서 우리의 도움을 받아 스스로를 돌보고 있는 모습이 얼마나 아름다웠는지 모른다. 후에 그녀는 자신의 출산에 대해 깊은 만족감을 표했다. 간호사는 여전히 회의적이었지만, 나는 70년대부터 쌓아온 나의 가정출산 경험과 산모의 욕구에 대한 수용력이 새삼 감사할 뿐이었다.

— 펜실베이니아 주의 칼리지빌에 사는 가젤 L.

무리한 출산, 무리한 힘주기(보통은 출산의 둘째 단계에서 잘못 인도되는 경우가 많다), 또는 겸자나 진공흡인기 등의 사용과 더 관련이 크다. 두려움으로 긴장되었거나 물리적으로 아직 덜 이완된 질 속에서 아기가 강제적으로 당겨지거나 밀리게 되면 근육 조직은 정상 상태를 벗어나 영구적인 손상을 입게 되기 때문이다.

회음절개술의 또다른 옹호론은 그것이 질의 탄력을 원상태로 회복시켜준다는 주장이다. 하지만 성기의 기능을 온전히 지켜내는 열쇠는 바로 황홀한 출산에 있다. 회음절개는 득보다 실이 많은 시술이다. 회음절개 부위에 남은 딱딱한 흉터는 이후의 성행위 시 통증의 원인이 되기 쉽다. 깊은 상처를 입은 후에 회복된 여성보다는 자연출산을 해낸 여성이 후에 훨씬 능동적이

나는 출산 내내 평화로웠다. 고통과 쾌감이 뒤섞인 파도를 타고 있던 나는 "이렇게 해라, 저렇게 해라"는 지시에 정말 짜증이 났다. 펑크 락 취향의 내 자아는 어떻게 반응해야 할지를 알고 있었다. 나는 "싫어요"를 연발했다.

진짜 재밌는 건 지금부터다. 나는 멋지게 쪼그려 앉은 자세로, 간호사에게 내 아들이 23분 안에 태어날 것이라고 장담했다.(나는 초음파 검사를 하기 전부터 직감으로 아들임을 알고 있었다.) 물론 그 간호사는 나를 '돌아이'라고 생각했을 것이다. 간호사는 아기가 곧 나올 것을 확인하고 의사를 불렀고, 의사는 커다란 바늘을 들고 나타났다. 상상해보라. 배가 불룩한 예쁜 산모가 쪼그려 앉아 있고, 두 살 난 꼬맹이가 그녀 등 위에서 소방차 장난감을 굴려대고 있는 모습을. 그때 의사와 나는 이런 대화를 나눴다.

나: 그건 어따 쓸려고요?

의사: 회음절개를 할 건데요.

나: 뭐요? 싫어요!

의사: 무슨 소리예요? 다른 산모들도 다 하는 거예요. 이걸 안 한 산모는 아무도 없었어요. 안 하면 상처가 나서 정말 고생할 거예요.

나: 상처 안 나요.

의사: 아기가 꽤 크다니까요!

나: 믿어봐요, 상처 안 난다니까. 날 고기처럼 썰 순 없을 걸요.

의사: 하지만 그러면 당신 질이!

나: 내 질이 어떻게 되든 그건 내 남편 문제죠. 두고 봐요. 상처 없이 낳은 아기를 오늘 보게 될 테니까.

그 여자의사는 거의 울 듯한 표정으로 뛰쳐나갔다. 그때 남편에게 전화가 걸려왔고 나는 "금방 나와"라고 말했다. 의사조차 포기했던 사실을 안 간호사들은 어떻게든 나를 구슬리려 했지만 내 고집 탓에 결국 그냥 지켜보기 시작했다. 나중에 이 이야기를 남편에게 들려주었더니 옆에서 듣던 한 친구가 여자의 똥고집은 못 말린다며 데굴데굴 굴렀다.

몇 분 후에 아기가 나왔다. 한 세 번 정도 힘을 준 것 같다. 장난감 소방차를 들고 침대와 내 등 위를 오가던 꼬맹이와 함께, 나는 이렇게 둘째를 낳았다.

— 드미트리아 C.

고 만족도 높은 성생활을 즐긴다는 것은 자명한 사실이다.

간혹 자연스럽고 여유로운 출산 과정 중에도 막바지에 위험이 찾아와 회음절개가 필요해지는 경우가 있다. 어쩔 수 없이 회음을 절개한 경우에는, 꿰맨 부위가 아무는 동안 달맞이꽃 기름으로 마사지를 해주도록 하라. 그러면 환부가 가라앉으면서 회복이 빨라질 것이다.(더 자세한 내용은 5단계를 참고하라.)

크게 보면, 성과 출산이 하나로 어우러지는 정도는 당신을 임신으로 이끈 각자의 성적 취향과 관련이 깊다. 아래의 질문들은 자신의 성적 충동과 오르가슴의 수준을 명확히 이해시켜줄 것이다.

1. 당신의 삶에서 섹스는 얼만큼 중요한가?
2. 당신은 섹스에 얼마나 만족하는 편인가?
3. 당신은 얼마나 자유롭게 자신의 성욕을 표현하는 편인가?

4. 당신은 얼마나 쉽게 오르가슴에 도달하는가?

5. 당신은 성적 접촉을 할 때 얼마나 잘 몰입하는가?

6. 당신은 성적 주체로서 어느 정도의 자신감을 갖고 있는가?

7. 당신은 성적 파트너와 어느 정도 다투거나 갈등을 빚고 있는가?

더 깊은 질문들도 있다. ─ 당신은 성적으로 자신의 어떤 측면을 더 드러내놓고 싶은가? 현재의 성관계에서 지속적으로 무시되고 있다고 느껴지는 요소는 없는가? 당신의 성생활에서 무엇이든 바꿀 수 있다고 한다면, 무엇을 가장 바꾸고 싶은가? 현재 파트너와의 섹스에서 무엇이든 바꿀 수 있다고 한다면, 그게 무엇이었으면 좋겠는가?

충분한 시간을 갖고 머릿속으로 그려보라. 자신이 지금 섹스를 진심으로 원하고 있다고 상상하고, 파트너에게 원하는 것과 원하지 않는 것이 무엇인지를 느껴보라. 당신은 어느 정도의 속도를 좋아하는가? 어떤 비밀스런 욕망을 펼쳐볼 수 있겠는가? 당신으로 하여금 가장 흥분되고, 달아오르고, 활짝 웃게 하는 것은 무엇인가? 당신의 오르가슴은 어떤 패턴인가? 그리고 오르가슴 후에는 어떤 유희를 원하는가?

많은 여성들의 경우, 그들의 성적 자존감은 타고난 취향과 욕구보다는 (현재와 과거의) 파트너로부터 오는 반응에 더 크게 의존한다. 임신은 이런 종속적이고 수동적인 방식을 완전히 떨쳐버려야 할 시기다. 황홀한 출산을 원하고 있다면 더욱 그러하다. 앞서 우리는 왜 여성들이 다른 사람들의 욕구에 ─ 정작 본인의 바람과는 어긋날지라도 ─ 맞추려 하는 경향을 보이는지 그 이유를 자세히 알아보았다. 그러나 지금은 자신의 성적 욕구에 비추어 그런 측면을 되돌아봐야 할 때이다. 당신의 첫 경험은 어떠했는가? 당신은 사랑과 배려, 존중을 받았는가? 아니면 그저 노리개로 전락한 듯한 느낌이었는가? 후자였다면, 누군가에게 그런 감정을 털어놓았을 때 그들은 당신을 토닥여주었는가, 아니면 무신경했는가? 당신의 첫 경험은 그 이후의 성관계에 어떤 영향을 미쳤는가? 이런 질문들을 통해 숨어 있던 트라우마를 발견했다면 이제는 그것을 해결할 차례다.

난 첫 남자친구로부터 강간을 당한 이후로 사람들에 대한 불신과 무력감에 시달려왔다. 나는 역아逆兒 때문에 첫 애를 제왕절개로 낳았었는데, 태반의 위치가 불안했음에도 둘째만은 제왕절개로 낳고 싶지 않았다. 나는 걱정스런 마음에 매일 울었다. 그러다가 최면출산 강사로부터 특별한 상담을 받게 되었다. 우리는 제왕절개에 대한 나의 불안감이 과거의 어떤 기억으로부터 비롯되었는지를 추적했다. 그것은 첫 남자친구에게 범해지던 순간으로 거슬러 올라갔다. 나는 한참을 울었다. 강사는 그 경험으로부터 어떤 교훈을 얻을 수 있으며, 지금의 상황은 또 그때와 얼마나 다른지를 물었다. 나는 내가 제왕절개를 받게 되더라도 지금은 내 선택이 존중되는 상황임을 깨달았다. '제왕절개가 최선이라면, 난 아기를 위해 그걸 선택할 것이다. 선택권은 내게 있다.' 이런 자각은 엄청난 도움이 되었다. 그 다음 주에 우리 부부는 자연출산을 시도해볼 수 있는지 물으러 갔고, 나는 더 이상 그 결과에 안달복달하지 않았다. 다행히 상황은 긍정적이었다. 하지만 그 뿌리 깊은 두려움을 제거하는 것은 결코 만만한 일이 아니었다.

— 신디 C.

황홀한 출산은 허공에서 툭 튀어나오는 것이 아니라 한 여성의 연속적인 삶의 맥락 속에서 등장하는 것이다. 성적 상처를 회복하는 것은 바로 당신을 위한 것이다. 당신의 파트너나 다른 누군가를 위한 것이 아니다. 우리는 앞서 출산이란 여성이 주도권을 쥐는 경험이라고 이야기했다. 기억나는가? 임신 중에 지난날의 성적 트라우마를 치유하게 되면, 아기를 낳을 때 이전에는 한 번도 인식하지 못했던 내 안의 힘을 발견하게 될 가능성이 커진다.

이처럼 내 안의 힘을 발견하는 것은 성적 만족도를 높여줄 뿐만 아니라 삶의 모든 영역에서 행복감과 자신감을 샘솟게 한다. 우리에게 경험담을 공유해준 거의 모든 여성들은 황홀한 출산이 자기 능력에 대한 신뢰와 시련에 맞설 힘을 영구적으로 선사해주었다고 말했다. 다시 말하지만, 성적인 상처를 치유하는 데 시간과 노력을 들이는 것은 큰 가치가 있는 일이다.

> 출산 직후에 느껴진 오르가슴은 평생 처음 겪는 것이었다. 딸애를 낳고 있을 때, 나는 내 질의 근육과 단지 교감하는 정도가 아니라 실제로 그것이 된 듯 느꼈다. 놀라운 힘이었고 최적의 속도 조절이었다. 그전에 섹스를 할 때는 내 의식은 여기에 있고 내 질은 저 아래쪽에 있었다. 하지만 지금은 의식과 자각이 내 몸 전체와 연결되어 있다. 나는 내 몸으로 하는 일에 아무런 두려움이 없다. 내겐 그런 능력이 있다. 아기를 낳을 때 자신을 내맡겼던 것처럼 섹스를 할 때도 똑같이 내맡긴다면 당신은 상상도 못했던 곳으로 가게 될 것이다.
>
> — 캘리포니아 주의 샌프란시스코에 사는 캐시 R.

성적 학대의 경험이 출산에 어떤 악영향을 줄 수 있는지를 좀더 깊이 들여다보자. 평범한 여성들을 대상으로 하더라도 성적 학대를 받은 비율은 15~25퍼센트에 이를 만큼 높으며, 원인불명의 골반 통증, 정신적 장애, 약물 남용 등에 시달리는 여성들을 대상으로 조사하면 그 비율은 더욱 높아진다. 그러니 설령 당신이 성폭력의 피해자일지라도, 당신은 결코 혼자가 아니다. 그리고 이들을 위한 지원책이 늘어나면서 점점 더 많은 여성들이 억눌려 있던 기억들을 다시 되살려 치유하고 있다. 임신기에는 인식력이 더욱 섬세해지면서 그 기억들을 (어쩌면 처음으로) 불러낼 수 있음에 주목하라.

다음은 과거의 학대 경험을 발견하게 해주는 질문들이다. — 당신은 원치 않은 성관계를 강요당한 적이 있는가? 누군가가 당신의 허락도 없이 당신의 몸을 만진 적이 있는가? 사랑을 나누는 동안 마음을 내려놓기가 힘들었던 경험이 있는가? 다른 사람과의 관계에서 선을 긋기가 어려웠던 적이 있는가? 누군가를 믿는 데, 특히 이성을 믿는 데 어려움을 느끼고 있는가? 잘못된 관계에 반복적으로 빠져드는 경향이 있다고 생각한 적이 있는가? 심각한 산부인과 질환을 앓고 있는가? 섹스를 하는 동안 '몸의 바깥으로' 나오는 듯한 느낌을 종종 받는가? '예'라는 답이 하나라도 나왔다면 당신은 성적 학대를 받았을 가능성이 있다.[•]

그 외에도 성적 학대의 경험이 있는 사람들은 아래와 같은 경향을 보이곤 한다.

- 자신은 아이를 가질 수 없을 것이라고 말한다.
- 통제권을 빼앗기게 될까 봐 몹시 염려한다.
- 자신의 성기를 다른 사람에게 보이려고 한다.
- 섹스를 할 때 이유 없는 통증을 느낀다.
- 성에 대한 생각이 지나치다.
- 신체 접촉에 너무 예민하다.

[•] Laura Davis and Ellen Bass, *The Courage to Heal: A Guide for Women Survivors of Child Sexual Abuse* (New York: Harper Collins Publishers, 1994).

- 반복적으로 타인에게 이용당한다.
- 가족과의 관계가 심각하게 틀어져 있다.
- 늘 억압받고 있다는 생각에 사로잡혀 있다.
- 다른 사람은 물론 자기 자신과도 분리되어 있다고 느낀다.
- 만사에는 다 그럴 만한 이유가 있다고 보고 무신경한 태도로 일관한다.
- 어린애 같은 행동, 옷차림, 외모를 보여주려고 한다.
- 전혀 외모에 신경을 쓰지 않는다.
- 잡동사니를 늘어놓으며 산만하다.
- 지나치게 깔끔을 떨고, 그렇지 않으면 못 견딘다.
- 자신만의 영역이 없다.
- 아무도 믿지 않는다.
- 이유 없이 또는 필요 이상으로 분노를 느끼거나 표출한다.
- 타인에게 감사한 마음을 가질 줄 모른다.
- 타인을 맹목적으로 추종한다.
- 종교적, 철학적으로 광적인 신념을 가지고 있다.
- 성급하게 뛰어들거나 속단한다.
- 의사 결정에 어려움을 겪는다.•

학대받았던 이들의 성적 행동이 두 가지 — 억압하거나 과장하거나 — 로 양분된다는 사실에 주목하라. 후자의 경우는 좀 의외로 생각될지 모르겠지만, 사실 그들은 자신을 무덤덤하고 상처입지 않는 존재로 만듦으로써 가해자와 동일한 힘을 가진 듯 가장하고 있는 것이다. 두말할 필요도 없이, 이는

• 위의 책과 같음.

내려놓음으로써 얻어지는 성적 희열에 전혀 보탬이 되지 않는다.

여기서 중요한 것은 자존감과 자기표현에 관한 올바른 시각이다. 당신에게 있어 출산 경험과 엄마가 될 준비보다 더 중요한 것이 있겠는가? 자신을 연약하면서도 동시에 강한 존재로 여기라. 마음을 열라. 동시에 무엇이 당신에게 옳고 그른지를 분명히 파악하라. 마음속에 묻어둔 학대의 경험이 본능과 욕구에 따라 출산을 해나갈 자유를 얼마나 제한하는지를 인식하라. 임신기에 그 문제를 해결하는 것이 얼마나 가치 있는 일인지 생각해보라. 당신의 파트너를 그 작업에 동참시킬 것인가? 그가 가해 당사자만 아니라면, 선택은 당신의 몫이다.

긍정적이고 즐거운 출산을 위한 최선의 준비는 무엇이었을까? 나에게 그것은 남편과의 관계 개선이었다. … 서로를 더욱 깊이 신뢰하기 위한 작업들을 더 이상 회피하지 않는 것이야말로 내가 내 인생을 받아들이는 데 꼭 필요한 과정이었다. 나는 우리 부부 사이의 오래된 불신과 두려움이야말로 우리의 몸을 옥죄고 아름다운 출산을 훼방하는 장애물이었다는 생각을 종종 한다. 서로에 대한 믿음 속에서 우리는 무엇이든 해낼 수 있다. 하지만 그 믿음이 가짜라면, 우리의 몸은 그것에 결코 속지 않는다.

— 앤지 P.

다시 강조하지만, 나는 의식을 우회하여 잠재의식의 정보에 접근하는 최면이나 EMDR(안구운동 민감소실 및 재처리 요법) 같은 요법들을 추천하는 바이다. 그리고 미키 스펄리치Mickey Sperlich와 줄리아 성Julia Seng의 감동적인 책《승리한 엄마들: 성적 학대 이후의 출산, 양육, 치유 이야기》*도 꼭 읽어보라. 이 책은 어린 시절의 학대 경험이 이후의 파트너 선택에 어떤 영향을 주는지를 주요 주제로 다루고 있다. 일부만 인용하면 그 내용은 이렇다. "첫 경험은 그 이후 관계의 거푸집이 될 수 있다. 그리고 이처럼 건강치 못한 관계가 반복되는 것은 학대의 상처를 치유하는 데 가장 큰 걸림돌이 된다. 전쟁의 볼모조차 자신의 감시관에게 정서적 애착을 갖게 되는 법이다."

이 글은 많은 의미를 담고 있다. 이 글은 우리가 다른 사람들과 함께 심각한 상황 속으로 어떻게 치달려 가는지를 알려준다. 그리고 학대 '경험'이란 말이 잘못된 표현일 수 있음을 보여준다. 그 상처로부터 치유되는 길은 때로 기나긴 '현재진행형'의 과정일 수밖에 없기 때문이다.

학대의 피해자가 출산 중에 보이는 반응은 그녀가 얼만큼 옛 상처를 치유했는가에 따라 크게 달라진다. 지극히 당연한 신체적 양상, 예를 들어 골반과 질 부위의 압박감이나 심지어 땀냄새조차도 지난 기억을 되살려낼 수 있다. 이 분야의 전문가인 페니 심킨과 필리스 클라우스는 이렇게 말한다. "어릴 때의 성적 학대로부터 비롯된 불안과 자기보호 반응들이 가장 자주 재연되는 때는 바로 출산과 양육을 하는 시기이다."**

산모를 돌보는 사람들은 "긴장을 푸세요", "그냥 놓아버리세요" 같은 말들이 오히려 그녀를 자극하여 두렵게 하거나 자신감을 잃게 하거나 억제력을 잃게 할 수도 있음을 명심해야 한다. 일단 그렇게 되고 나면, 그녀는 출산이란 경험으로부터 분리되어 뒤로 물러날지도 모른다. 어떤 측면에서는 이런 분리가 산모에게 도움이 될 수도 있다. 하지만 대개의 경우는 주체적으로 출산 과정을 헤쳐나갈 능력이 감소되고 후에 아이와의 애착 형성과 모유

• *Survivor Moms: Women's Stories of Birthing, Mothering, and Healing after Sexual Abuse.*
•• Penny Simkin and Phyllis Klaus, *When Survivors Give Birth: Understanding and Healing the Effects of Early Sexual Abuse on Childbearing Women* (Seattle, WA: Classic Day Publishing, 2004).

> 딸애를 낳는 동안 나는 거대한 힘을 느꼈다. 강렬하게 빛나는 덩어리가 내 질을 통과하면서 그곳에 찌든 수치심을 제거하고 순결과 권능을 되찾아주고 있었다. 아기의 머리가 질을 벌리면서 열기가 느껴졌다. 불타는 듯 쓰라린 느낌이었다. 그러다가 딸애의 귀여운 몸이 나오는 순간, 나는 전에 경험해보지 못한 오르가슴에 빠져들었다. 그 극치의 쾌감을 한 번 더 경험할 수 있다면 무슨 짓이든 할 수 있겠다는 생각이 들었다. 하지만 품 안에서 딸애의 온기를 느끼고 그녀의 보드라운 피부에 핏기가 돌기 시작하는 모습을 보면서, 나는 금세 또다른 황홀경 속으로 빠져들었다.
>
> — 이름을 밝히지 않음.

수유에까지 문제가 생긴다.

또 하나의 자극제는 바로 내진(internal exam)이다. 한 연구에 따르면, 학대의 피해자들 가운데 45퍼센트가 산부인과 검진 중에 옛 기억을 떠올린다고 한다.[*] 이런 산모들은 미리 의료진과 상의를 해두어야 한다. 그들로부터 산모의 의지를 존중하겠다는, 약속된 신호가 주어질 때는 바로 내진을 중단하겠다는 약속을 받아두라. 몰아붙이듯 처치가 진행되어서는 안 되며 당신은 언제든 요구사항을 말할 수 있어야 한다. 당신의 이야기를 둘라, 상담가, 또는 믿을 만한 친구에게 털어놓는 것이야말로 치유의 주춧돌이다. 산모의 이야기를 충분히 경청하는 것은 조산사의 당연한 책무이며, 그 때문에 성적 학대의 피해자들은 의사 대신 조산사의 도움을 받아 아기를 낳는 비율이 50

---

[*] B. Leeners, et. al. "Effect of Childhood Sexual Abuse on Gynecological Care as an Adult," *Psychosomatics* 48 (2007): 385-93.

퍼센트나 더 높다.*

그렇다면 마취제 투약은 어떨까? 물론 그것은 항상 산모의 선택에 달린 문제다. 한 연구에 의하면, 성적 학대 경험이 있는 산모들은 그렇지 않은 산모들보다 집 또는 출산센터에서 병원으로 옮겨가는 비율이 두 배이며 그중 82퍼센트가 제왕절개술을 선택한다. 반면 학대의 경험이 없는 산모들은 29퍼센트만이 제왕절개술을 받는다. 핵심은 출산 중에 그녀가 어떤 대우를 받는가이며, 적당한 배려 속에 있다면 출산의 치유력이 산모의 자신감과 주체성을 되살려줄 것이다.

임신은 신체적, 정서적 학대와 의료적 학대에도 치유력을 발휘한다. 신체적 학대는 일반적으로 알아차리기가 쉽지만 때론 방치, 감금, 빈곤 등의 눈에 보이지 않는 형태로 이뤄지기도 한다. 임신기의 신체적 학대는 임신부뿐만 아니라 태아에게도 대단히 위험하므로 의료진은 학대의 증거나 당사자의 고백이 있는 경우 이를 반드시 신고해야 할 의무가 있다.

정서적 학대는 다양한 행동을 통해 가해질 수 있으며 좀더 미묘하여 알아차리기가 어렵다. 당신의 파트너가 아래의 조건에 해당하지 않는지 확인해보라.

- 당신의 기분을 무시한다.
- 여자들을 싸잡아 조롱하거나 무례하게 군다.
- 당신의 소중한 신념, 종교, 인종, 전통, 계급을 모욕한다.
- 일종의 벌로서 당신에 대한 애정과 수용을 거둬들인다.

---

* C. M. Sampselleet. al., "Prevalence of Abuse Among Pregnant Women Choosing Certified Nurse-Midwife or Physician Providers," *Journal of Nurse-Midwifery* 37 (1992): 269-73, 1992.

- 당신을 비난하고 헐뜯는다.
- 당신의 자존심을 상하게 한다.
- 당신과의 관계를 부정한다.
- 일을 그만두게 하여 경제권을 독점하거나 모든 결정권을 갖는다.
- 경제활동을 하지 않거나 생활비를 내려 하지 않는다.
- 당신의 차 열쇠나 돈 따위를 마구 가져간다.
- 자신이 떠나겠다고 협박하거나 떠나버리라고 말한다.
- 당신에게 화가 났을 때 대신 아이들을 벌준다.
- 당신이나 당신 가족을 해치겠다고 협박한다.
- 날 떠나면 아이들을 다신 못 볼 거라고 협박한다.
- 당신을 괴롭게 하려고 애완동물을 학대한다.
- 거짓말과 기만으로 당신을 조종하려 든다.[●]

'의료적 학대'란 당신의 불신을 키우고, 권리를 무시하고, 의지에 반하는 시술을 강요하는 모든 상황을 가리킨다. 나는 소위 여성들을 위한 심리요법이란 것들이 아직까지도 이런 사례들을 제대로 정리해내지 못하고 있다는 사실이 놀라울 뿐이다. 비록 소수이긴 하지만, 산부인과에서 얻은 트라우마의 심각성을 이해하고 그 피해자들을 도울 방법을 알고 있는 전문가들이 있으니 출산 교실이나 둘라, 조산사들의 단체에 문의하여 알아두기 바란다.

만약 혼자서 자신을 치유하고 싶다면 쉴라 키징거Sheila Kitzinger의 《출산 위기》(Birth Crisis)란 책을 읽어보길 바란다. 그녀는 지난 40여 년간 출산, 양

● N. Tallman and C. Hering, "Child Abuse and Its Effects on Birth," *Midwifery Today* 45(1998): 19-21, 67.

육, 성욕에 관한 여성들의 권리를 되찾는 데 앞장서온 국제적인 유명인사다. 그 책에서 그녀는 전 세계적으로 증가하고 있는 출산 시의 폭력과 트라우마 사례들을 기록하면서 그 치유법도 함께 제안하고 있다.

'의료적 학대'의 상처를 치유하기가 쉽지 않은 이유는 그 문제의 뿌리가 다양한 측면 속으로 뻗어 있기 때문이다. 당신은 만족스럽지 못했던 출산 경험을 다른 사람들에게 터놓으며 잘 대처해왔다고 자부할 수도 있지만, 어쩌면 그것은 그 트라우마를 지속시키는 방편으로서 작용하고 있는지도 모른다. 트라우마가 당신의 신체, 감정, 의사소통, 성생활 등에서 심각한 긴장으로서 나타나고 있지는 않은지 살펴보라. 가장 신뢰할 만한 친구들에게 솔직한 의견을 말해달라고 부탁하라. 그리고 어떤 증후가 발견된다면 빨리 심층적인 요법을 받도록 하라. 보통 트라우마는 잠재의식 속에 숨어 있다가 다시 튀어나오는데, 출산은 그 기억을 다시 끄집어내기에 충분한 자극제가 된다.

트라우마를 극복하는 데 가장 큰 장애물은 그 기억과 연계된 깊은 상실감을 받아들이는 것이다. 깊은 상실감은 크나큰 슬픔을 수반하며, 이는 분노-

마음의 준비를 위해서 나는 이전의 출산 경험들을 감정적으로 깊이 되짚어보는 작업을 해보았다. 그 경험들은 공포와 불안, 자신감과 기쁨의 측면으로 나뉘어 있었다. 나는 예전의 상황과 감정들을 좋은 것 또는 싫은 것으로 분별하고 있는 내 나름의 기준에 대해 숙고해보았고 나의 통제 밖에 있었던 측면들까지도 받아들이려고 노력했다. 나는 이 문제에 관해 남편, 조산사, 둘라와 충분한 이야기를 나눴다.

— 콜린 B.

부정-타협-분리-재통합의 치유 과정을 한 차례 겪어내는 것만으로는 다 아물지 않을 수도 있다. 본인은 슬픔을 있는 그대로 표현하고 드러냄으로써 잘 다스리고 있다고 믿고 싶겠지만, 상실감은 매 순간 다양한 측면에 영향을 미치면서 상당히 오래 지속되기도 한다. 현대 사회는 '비생산적'이라는 이유로 이런 상실감의 치유를 기피하거나 두려워하게 만든다. 그러나 상실감 자체를 부정하는 것은 곧 자기 자신을 부정하는 것이며, 앞으로 꼭 필요한 경험들을 맞이하는 데도 크나큰 걸림돌이 된다.

깊은 상실감은 더 이상 '개성'과 '능력'이라는 가면으로 스스로를 속이지 못하게 만들 뿐 아니라 모든 인과관계를 넘어서 그저 있는 그대로 존재할 수밖에 없는 '텅 빈' 상태로 우리를 이끈다. 다시 말하지만, 이 상태가 바로 우리가 출산 중에 경험하게 될 그것이다. 따라서 이처럼 밑바닥까지 내려가는 과정, 즉 치유 작업은 일종의 예행연습이 될 수 있다. 수많은 신화들이 이런 상황을 암시하고 있다. 수메르의 이난나 여신을 예로 들면, 그녀는 저승의 일곱 관문을 통과하는 동안 아상我相을 하나씩 내려놓게 되고, 철저히 홀로 남겨지며, 절망 속에서 헤매다가 결국 광명을 다시 발견한다. 이는 출산 과정과 정확히 일치한다! 서양의 문화는 이런 과정을 기피하게끔 만들지만, 이것을 빼놓고는 삶을 논할 수 없다.

가끔은 실제로 겪었던 일들에 대한 상세한 정보 없이는 발견해내기가 쉽지 않은 출산의 상처들도 있는데 이를 확인하기 위해서는 당시의 의료기록이 필요하다. 당신은 그것을 직접 요청할 수도 있고 둘라를 통해 얻을 수도 있다. 내게 조산사 수업을 들었던 한 여성은 제왕절개까지 가지 않고 아기를 낳았으면서도 당시 자신의 몸을 충분히 믿지 못했다고 자책하고 있었다. 하지만 알고 보니 그녀의 불만족은 아기가 중간에 걸려 있었던 것보다는 그런 상황에 대처할 능력과 기술이 부족했던 담당의사의 책임이 더 컸다. 만약 병원에서 아기를 낳을 계획이라면 상황을 있는 그대로 관찰하고 의료기록을 자세히 검토하기 위해서라도 조산사를 따로 고용하길 권한다.

임신기에 상처를 치유하는 것은 좋은 일이지만, 어떤 산모들은 기억을 다루는 데 어려움을 겪으며 외상 후 스트레스 장애(PTSD)의 증후를 나타내기도 한다. 외상 후 스트레스 장애는 억압되었던 충격이 발현되는 것으로 아래와 같은 특징이 있다.

- 당시의 충격과 혼란을 재경험한다.
- 반복적으로 악몽을 꾼다.
- 그 상황이 마치 지금인 것처럼 행동하거나 느낀다.
- 뭔가가 그 사건을 상기시킬 때마다 심각한 정신적 혼란에 빠진다.
- 뭔가가 그 사건을 상기시킬 때마다 신체적 고통이 나타난다.

외상 후 스트레스 장애는 사산, 유산, 낙태 등의 경험으로부터 비롯될 수도 있다. 물론 그중에서는 낙태가 가장 적은 비율을 차지한다. 낙태는 대부분 스스로 선택한 것으로서 "내가 결정한 일이잖아, 뭐가 불만이야?"라며 자신을 추스를 여지가 있기 때문이다. 하지만 낙태 역시 때론 복잡한 감정과 깊은 슬픔을 불러일으킬 수 있으며, 어떤 여성들은 그 경험을 사회적 '낙인'으로 간직하기 때문에 이런 경우에는 반드시 치유가 필요하다.

임신중절 수술을 받은 여성 수백 명을 돌본 경험이 있는 조산사 낸시 밀스Nancy Mills는 수술 후 3~6주 정도에 다시 방문해보면 그중 상당수가 우울 증세를 보였다고 말한다. 또한 중절을 한 여성은 빠른 시일 내에 다시 임신을 할 확률이 매우 높으며, 상실감을 채워줄 만한 다른 계기가 없는 경우에는 더욱 그러하다.•

《여성의 손, 사자의 심장: 한 조산사의 이야기》[**]의 저자인 캐럴 레너드는 중절 수술을 받은 여성들로 하여금 핑크색 하트 모양 종이에 메모를 적게 한 후에, 산모들이 분만실로 가는 통로에 그것들을 붙여두었다. 아래의 글들이 바로 그 예이다.

- 저는 스무 살이고, 이미 어여쁜 두 살배기 딸애가 있지만 아직 학생이라 부모님과 함께 살아요. 저는 아직 이 애를 맞아들일 준비가 되지 않아서 이런 결정을 내렸어요. 저는 진심으로 제가 아이에게 헌신할 준비가 되었을 때, 이 애가 다시 절 찾아와줄 거라고 믿어요.

- 임신한 걸 알았을 때 저는 참 많은 생각을 했어요. 저는 열여덟 살이고 세 가지 일을 하면서 열심히 돈을 벌고 있어요. 중절을 하는 건 정말 어려운 결정이죠. 하지만 모성이라는 본능을 거스르더라도 저는 이게 옳다는 걸 알아요. 그냥 낳는다면 이 애는 결국 저와 같은 인생을 살 거예요. 그건 제가 원하는 게 아니에요. 저는 절대로 제 아이가 저처럼 살길 원치 않아요.

- 오늘은 제가 살면서 가장 힘든 결정을 한 날이에요. 전 이 세상 무엇보다 아이들을 사랑하지만, 애가 하나 더 생기는 것은 제 능력 밖의 일이에요. 전 이미 7개월 된 아들이 있거든요. 그 애에게서 벌써 엄마의 사랑과 시간을 거두어간다는 건 옳지 않잖아요. 그리고 전 혼자 애를 키우니까 사실 힘들다는 말로도 부족하죠. 갓난아기를 둘이나 돌볼 순 없어요. 첫 애와 저 자신

- Nancy Mills, comment from interview, June 2009.
- Carol Leonard, *Lady's Hands, Lion's Heart: A Midwife's Saga*.

을 위해선 어쩔 수 없는 결정이었어요.

● 결국 태어나지 못한 아기에게 미안하고, 내 사랑이 충분하지 못해서 또 미안해. 당신이 이 일로 상처받을 거란 걸 알아. 하지만 나 같은 여자들도 자기 자신과 아기에게 무엇이 최선인지를 생각하고 있다는 걸 이해해줘. 이제 그만 슬퍼하고. 이건 우리가 감당해야 할 몫이야.

● 내 결정에 동의해줘서, 젊은 여자로서 다시 살아갈 두 번째 기회를 줘서 고마워. 당신 덕분에 살았어.

당신 자신을 위한 해방구를 만드는 데 주저하지 말라. 그것은 분명한 치유 효과가 있다. 어떤 여성들은 아기에게, 자기 자신에게, 또는 파트너에게 편지를 쓰는 것으로 큰 위안을 받는가 하면 친구나 전문가에게 상담을 구하는 여성들도 있다.

나는 최근에 한 50대의 남자와 흥미로운 대화를 나누게 되었다. 우리는 다 큰 자식들에 대해 수다를 떨고 있었는데, 그가 갑자기 화제를 바꾸더니 처음으로 아기를 가졌던 때를 이야기해주었다. 그는 그 아기의 영혼과 깊이 연결되는 느낌을 받았는데 — 아들이라는 확신이 들었다 — 여자가 한 마디 상의도 없이 아기를 혼자 지우고 와서는 일을 마치고 돌아온 그에게 통보했다고 한다. 그는 그녀의 선택을 존중하고 또 여성의 직감을 믿는다고 대답했지만 깊은 슬픔만은 어쩔 수가 없었다. 나는 이 얘길 다른 남자에게 털어놓은 적이 있냐고 물었고, 그는 나를 바라보며 생각에 잠기더니 낮은 목소리로 "없어요"라고 대답했다. 나는 이때부터 남자들의 억눌린 상실감이 이후의 출산과 양육에 어떤 영향을 주는가를 숙고하기 시작했다. 아쉽게도 이

나는 과거에 아기를 지운 후로 큰 슬픔에 빠졌었다. 다시 임신이 된 이후까지도 한두 번 훌쩍인 게 아니었다. 나는 친구들에게 그 일을 털어놓았고, 그들도 저마다의 경험을 들려주었다. 이렇게 상실감을 있는 그대로 꺼내놓고 나니 한결 마음이 가벼워졌다. 나는 그 상실감의 의미를 깨달았고 작은 영혼을 받아들이지 못했던 과거의 나를 용서했다. 그리고 더 이상 과거를 부정하지 않겠다고 마음먹었다.

— 덴마크의 코펜하겐에 사는 크리스타 벨라 H.

이야기는 우리의 주제를 벗어난다. 하지만 앞서 제시된 방법들은 분명 남자들에게도 도움이 될 것이다.

비슷한 맥락에서, 외상 후 스트레스 장애(PTSD)의 증상들이 환자의 주변 사람들에게까지 전파될 가능성이 있음에 유의하라. 만약 당신의 파트너가 외상 후 스트레스 장애를 겪고 있다면 하루빨리 그(그녀)가 치료받을 수 있도록 하라.

아기를 입양보냈던 기억도 엄마의 마음과 정신에 큰 상처를 남긴다. 입양이란 결정은 보통 심사숙고 끝에 이루어지지만, 그럼에도 임신과 출산을 통해 형성된 교감과 인상들은 엄마와 아기 둘 다에게 깊이 새겨져 쉽게 잊혀지지 않는다.

극심한 스트레스 상황은 트라우마를 불러내기도 하지만 교감이 다시 형성되는 계기가 될 수도 있다. 예를 들어 출산 시에 곁을 지켜주는 사람들은 — 엄마, 파트너, 자녀, 그 외의 보호자 — 산모와의 관계에서 (원인이 뭐였든 간에) 부정적이었던 요소를 긍정적인 것으로 변화시킬 수 있다. 또한 자녀와의 유대감도 다시 돈독해질 수 있다. 태어날 때 엄마와 분리되는 경험을 했나는 낙태를 한 적은 없지만 첫 아기를 입양보냈던 경험이 있다. 그 애를 비롯한 네 명의 아기를 촉진제와 마취제에 의존해서 낳았었기 때문에, 나는 이번의 가정출산을 위해 정신적으로 많은 준비를 했다. 나는 이번의 가정출산이 병원에서 이루어졌던 네 번의 부정적 출산 경험을 치유해주었다고 생각한다. 또한 첫 애를 입양보내면서 받았던 깊은 상처도 상당 부분 치유가 되었다.

— 애리조나 주의 서플라이즈에 사는 트레이시 C.

던 자녀들은 동생의 출산을 지켜보면서 엄마와 다시 연결된다. 이전의 출산 시에 떨어져 있었거나 무신경했던 파트너도 이번의 출산을 관계 재건의 기회로 삼을 수 있다.

상실감이나 학대의 경험을 치유하려 할 때는 먼저 당신이 그 '트라우마'에 속박된 존재가 아님을 명심하라. 충분한 시간과 노력을 들여서 당신이 뭘 잊고 있는지, 또 뭘 과장하고 있는지를 발견하는 데 집중하라. 과거를 부정하란 뜻이 아니다. 트라우마가 만들어낸 두렵고, 옥죄고, 답답한 틀을 벗어나 이 넓은 우주 속에서 더 큰 자아를 찾으라는 뜻이다.

트라우마는 무엇보다 스트레스를 만들어내며, 스트레스는 성욕과 성관계에 영향을 끼친다. 이야기는 다시 아드레날린과 옥시토신의 힘겨루기로 되돌아온다. 만약 당신의 삶이 긴장으로 채워져 있다면 그걸 풀어내지 않는 한 옥시토신은 분비되지 않을 것이며 섹스 또한 남의 일이 될 것이다. 섹스를 한다 해도 전혀 즐겁지 않을 것이다. 게다가 아드레날린의 과다분비는 부신을 혹사시킴으로써 '모든 호르몬의 모체'라 할 수 있는 DHEA의 분비를 감소시킨다. 그 결과 성욕의 증폭제이자 성교 후 행복감의 원인인 테스토스테론과 도파민이 모두 줄어들게 된다.

스트레스는 우리가 감당하기 어려울 만큼 인간관계에 큰 영향을 준다. 대체로 우리는 스트레스를 도저히 벗어날 수 없는, 현대 사회의 불가피한 측면이라고 느낀다. 스트레스 상황에서 남성은 한발 물러나려 하고 여성은 공감대를 찾아나서므로, 이런 기질 차이로 인해 이성커플이 종종 불화를 겪는 것은 자연스러운 일이다. 그러나 서로 터놓고 대화하지 않는다면 분노와 적개심이 쌓여 성관계에 문제가 발생하게 될 것이다.

매릴린 루만은 이렇게 말한다. "분노는 항상 성욕을 갉아먹는다. 성생활이 균형을 잃을 때는 가장 먼저 분노를 살펴봐야 한다."[•] 분노를 표출하지 못하거나 다른 감정 속에 숨겨놓는 여성은 중심을 잃기 쉽다. 예를 들어, 우선순위를 정해 일을 처리할 능력을 잃고 온갖 의무를 한꺼번에 떠안다가 결국 애꿎은 설거지거리나 바닥에 떨어진 냅킨 따위에 폭발하게 되는 것이다.

이 얘기가 남의 일 같지 않다면 주변에서 도움을 좀 받도록 하라! 이미 마음을 터놓고 상담받을 사람이 있다 하더라도, 말상대를 더 늘리는 것은 당신의 감정을 추스르고 해결책을 찾는 데 효과가 있다. 내가 탐독하는 《여성들의 앎의 방식》이란 책에서 저자는 '확실한 사실'만 이야기하려는 남자와 '불완전한 사실'일지라도 말 안 하고는 못 배기는 여자의 차이를 비교한다.[••] (여자들은 그래야 '진짜 대화'로 쳐준다.) 이와 관련해서 《외설과 침묵》의 저자 수잔 그리핀은 빼어난 통찰을 보여준 바 있다. "내적 자각과 외적 표현은 떼려야 뗄 수 없는 관계다. 만약 속마음과 말이 분리된다면 우리는 심각한 괴리감을 경험하면서 슬픔, 좌절, 광기 등을 향해 내달리게 된다. 이런 측면에서 보

• Marilyn Ruman, *New Woman*, April 1991.
•• M. F. Belenky, et al., *Women's Ways of Knowing* (New York: Basic Books, 1986), 144.

면, 우리의 문화는 여성들의 경험적 앎을 파괴하고 있다. 한 여성이 다른 여성들과 마음을 터놓지 못할 때, 자신의 감각과 감정 앞에서 솔직하지 못할 때, 그녀는 결국 자기 자신과도 거리가 멀어지게 되는 것이다."•

같은 관심사를 가진 여성들을 만날 때마다 가능한 한 자주 '진짜 대화'를 해보도록 하라. 동년배들의 모임에 끼고, 마음 맞는 친척들과 만나고, 새로운 친구를 사귀고, 옛 친구와 더욱 돈독히 지내라.

여자와 남자의 차이점을 좀더 살펴보자. 남녀가 스트레스에 달리 반응하는 데는 생물학적인 이유가 있다. 연구에 따르면, 남녀 간의 기질 차이는 성별에 따른 사회화가 이뤄지기 훨씬 이전인 갓난아기 때부터 나타나기 시작한다. 예를 들어 남자아기는 온갖 물건들에 정신을 팔리는 데 반해 여자아기는 사람들의 얼굴을 쳐다보며 소통하는 데 더 집중한다. 이런 차이는 성인이 되어서도 그대로 유지된다. 남성들의 시각은 조금 떨어진 거리에서 특정 범위에 집중하는 데 적합하고, 여성들의 시각은 망막에 간상체와 추상체가 더 많은 덕분에 주변을 큰 그림으로 넓게 파악하는 데 유리하다. 촉각도 마찬가지다. 아무리 촉각이 예민한 남자라도 촉각이 둔한 여자만 못하다. 촉각의 감수성을 검사해보면 남성과 여성 사이에는 좁혀지지 않는 간극이 존재한다.••

뇌의 구조를 살펴보자면, 앞서 설명했듯이 태아는 임신 6주 즈음 성기와 뇌의 발달을 이끄는 호르몬들을 분비한다. 이때부터 남성은 좌뇌와 우뇌 중하나가 특화되는 쪽으로 발달하는 데 반해 여성은 양쪽 뇌가 균형을 맞추며 고르게 발달한다. 감정을 처리할 때도 여성은 좌뇌와 우뇌를 모두 쓰지만

• Susan Griffin, *Pornography and Silence* (New York: Harper & Row, 1981).
•• Anne Moir and David Jessel, *Brain Sex* (New York, NY: Carol Publishing Group, 1991), 18.

남성은 우뇌만을 사용한다. 보통 남성들이 감정 표현에 서툰 것은 이처럼 언어(좌뇌)와 감정(우뇌)을 처리하는 곳이 생물학적으로 서로 분리되어 있기 때문이다.[*]

여성들은 일반적으로 양쪽 뇌를 함께 사용하는 데 반해 남성은 단선적 사고와 연계된 좌뇌에 의지하는 경향이 있다. 그런데 몸 전체와 더 긴밀히 연결된 곳은 좌뇌가 아닌 우뇌이기 때문에, 여성은 남성보다 몸의 신호와 지혜를 잘 알아차린다.[**]

또한 여성들은 양쪽 뇌를 연결해주는 뇌량(corpus callosum) 다발이 굵기 때문에 좌뇌와 우뇌를 자유로이 오갈 수 있다.[***] 여성들이 어떤 문제를 해결하거나 결정을 내리려 할 때 정반대의 관점까지 끌어안으며 다양한 각도에서 들여다보는 '진짜 대화'를 선호하는 이유는 바로 이것 때문인지 모른다. 같은 상황에서 남성들은 각각의 요소들을 분석하고 분류한 후에 벽돌처럼 쌓아올리려고 한다. 따라서 남녀가 문제를 함께 해결해야 할 때, 남성은 '관계없는 요소들'을 잔뜩 늘어놓고 '요점이 뭔지' 당최 이해할 수 없는 여성이 당황스러운 반면, 여성은 남성이 대화를 '독점'하고 결정을 '강요'한다고 느끼게 되는 것이다.

이런 사실을 통해서 우리는 여성의 성욕이 남성의 성욕과 어떻게 다른지를 이해할 수 있다. 여성들이 파트너에게 가장 원하는 것은 무엇일까? 바로 집중하도록 도와주는 것이다! 특히나 바쁘고 힘든 하루를 보낸 여성은 한껏 확장되고 확산된 주의를 자기 자신에게로 되돌리는 데 누군가의 도움을 필

---

[*] 같은 책, 136.

[**] Christiane Northrup, *Women's Bodies, Women's Wisdom*, rev. ed. (New York, NY: Bantam, 1999), 33.

[***] Laura Allen and R. A. Gorski, "Sexual Dimorphism of the Anterior Commissure and the Massa Intermedia of the Human Brain," *Journal of Comparative Neurology* 312 (1991).

황홀한 출산을 위하여 **181**

요로 한다. 오르가슴에 도달하는 데 남성들은 2~3분이면 충분하지만 여성들은 평균 18분간의 성적 자극이 필요한 이유가 바로 이 때문이다.[*] 여성들을 꼭 껴안아주라. 성감대의 애무는 잠깐 미뤄두고, 먼저 부드럽게 그녀를 어루만져주라.

성을 종교적 차원으로 승화시킨 탄트라와 같은 전통에서는 여성의 몸이 성과 관련된 에너지장을 창조한다고 보기 때문에 성교의 속도를 제한한다. 탄트라의 이완법과 호흡법은 몸 안의 에너지를 모으고 발산하는 기술, 즉 오르가슴을 향해 내달리는 대신 성적 자극과 욕구를 조절하는 기술을 포함한다. 탄트라는 다양한 섹스 방법을 통해 몸 안의 에너지 통로를 열고 성욕을 증폭시키게 해준다. 다이애나 리처드슨의 글을 읽어보자.

"보통 우리는 무슨 수를 써서든 최종 목적지(절정)로 달려가야 한다고 생각한다. 그러나 그 샛길에는 오르가슴과는 다르지만 예상 밖의 행운이라고 할 만한 경험들이 기다리고 있다. 그것은 일어날 수도 안 일어날 수도 있는데, 한 번 일어나고 나면 저 스스로 흘러간다. 그때는 '지금 이 순간 내 몸 안에' 머무는 즐거움에 빠져들기 때문에 목적지는 더 이상 중요하지 않게 된다. 방향이 정해지지 않은 미지의 여행이 시작되는 것이다."[**]

탄트라와 출산은 닮은 점이 많다. 탄트라 수준의 섹스를 하려면 성적인 상처와 트라우마를 먼저 치유해야 하고 파트너와의 원활한 의사소통이 필수적이다. 그러나 영적인 관점에서 성을 바라보게 하고 치유의 길을 제시하

---

[*] John Gray, *Men, Women and Relationships: Making Peace with the Opposite Sex* (Portland, OR: Beyond Words Publishing, 1990).
[**] Diana Richardson, *Tantric Orgasm for Women* (South Paris, ME: Park Street Press, 2004).

최근 몇 년 동안, 나는 섹스를 하면 기분이 좋긴 했지만 좀체 오르가슴에 도달하진 못했었다. '뭐가 문제지? 어디가 고장 났나? 과연 고칠 수 있을까?' 시간이 흐르면서, 나는 내 증상을 문제가 아니라 몸의 신호로 바라보기 시작했다. '내 몸이 무얼 말해주고 있는 걸까?' 나는 그 원인을 묻어두는 대신 끄집어내어 직면하겠다는 용기를 냈다. 그리고 오르가슴의 부재가 일종의 경고 신호였음을 깨달았다. 나는 성관계에 있어서 내가 원하는 바를 털어놓지 못하고 억누르고만 있었다. 하지만 더 중요한 사실은, 때론 거칠거나 대책 없이 달려드는 남편을 나 스스로 받아들이지 않았다는 점이었다. 그렇게 실컷 즐겨도 되는 걸까 하는 생각 때문에 나는 항상 남편의 흥을 깨는 편이었다.

생각하는 데 에너지를 쏟는 대신 모든 것을 받아들이면 엄청난 즐거움이 쏟아진다. 나의 이런 궁극적인 깨달음은 탄트라 철학과 일맥상통한다. 내가 다시 오르가슴을 경험하게 되었냐고? 물론이다. 그뿐 아니라 나는 모든 것을 받아들이고 사랑하게 되었다. 나는 절정에 이르든 그렇지 않든 간에 항상 엄청난 희열을 경험할 수 있었다.

지금은 섹스를 할 때 머리를 굴리는 대신 온몸으로 그 순간순간을 느낀다. 나는 결과에 연연하지 않는다. 뭔가를 얻으려고 할수록 만족감은 줄어든다. 나는 더 자주 오르가슴을 경험하지만 섹스에 관한 관점 자체가 완전히 바뀌었다. 때로는 오르가슴이 훼방꾼으로 여겨질 만큼 또다른 엄청난 쾌감 속에 빠져들거나 오르가슴의 극치를 넘어 새로운 곳으로 떠밀려갈 때도 있다. 사랑은 단순한 것이지만, 사랑으로부터 나오는 감정과 감각들은 우리를 안팎으로 무한히 확장시켜준다. 거기에는 더 이상 육체와 영혼, 기쁨과 고통, 너와 나의 구분이 없다. 그저 희열의 바다가 출렁이고 있을 뿐이다.

—어설러 F.

는 것은 오직 탄트라만이 가진 미덕이다.

타고난 성적 희열과 잠재력을 잃어버린 모든 여성이 부디 치유를 통해 축복받기를!

상상 그 이상을 기대하라

우리가 온전히 진실하고자 한다면, 출산이란 곧 미지로의 여행이며 모든 여성에게는 용기와 통찰이라는 날개가 필요하다는 사실을 받아들여야 한다.

— 엘리자베스 노블

　임신기는 여성의 삶에서 엄청난 변성이 이뤄지는 시기이다. 많은 원주민 문화에서는 주산기(임신 20주부터 출산 후 28일까지)를 신성한 권능 속으로 발을 내딛는 통과의례로, 이를테면 극도의 정신적, 감정적, 신체적 시련을 극복해야 하는 남자들의 사냥이나 접신接神 의례와 맞먹는 것으로 간주한다.

　이제 우리는 임신기의 스트레스가 주는 긍정적 역할을 살펴볼 것이다. 우선 출산이 여성의 삶에서 생물학적으로도, 영적으로도 중요한 이정표라는 사실로부터 시작하자. 원주민들의 표현 중에는 '피의 신비'(Blood Mystery)라는 말이 있는데, '피의 신비'는 여성의 몸(월경)이 크게 변할 때마다 정신적으로도 새로운 인식과 지혜가 쏟아져 들어온다는 의미를 함축하고 있으며 출산과 더불어 초경과 폐경이 여기에 포함된다. 이 세 가지 경험은 여성의 자궁뿐 아니라 정신까지 변화시킨다. 초경은 소녀를 처녀로 만들고, 출산은 처녀를 엄마로 만들며, 폐경은 엄마를 할머니 또는 지혜로운 대모代母로 만든다.

'피의 신비'는 구체적으로 어떤 작용을 할까? 그 각각의 경험들은 호르몬 작용을 확 갈아엎고 상당한 정서적 불안정을 불러온다. 초경의 경우를 말하자면, 나는 오래전에 열 살 난 딸을 두고 조산사 회의에 참석해야 할 상황에 처했다. 그때 나는 딸에게 생리대를 몇 개 주면서 어떻게 사용하는지를 알려주었다. 그리고 실제로 내가 없는 동안 딸애는 초경을 시작했다. 내가 돌아왔을 때 딸애는 흥분하며 물었다. "엄마, 어떻게 알았어?" 나는 속으로 생각했다. '어떻게 모를 수가 있겠니?' 마치 진통 주기처럼 애정표현과 반항 사이를 오가던 딸애의 변덕이 점점 더 심해지는 것을 보고, 나는 조산사로서 그 애의 초경이 가까워졌음을 직감했던 것이다.

폐경에 관해서는 나 자신을 예로 드는 편이 좋겠다. 나는 폐경을 겪으면서 그것이 내가 예상한 것보다 훨씬 큰 심리적 변화를 일으킨다는 사실을 깨달았다. 나는 꼬박 1년간을 다시 10대 소녀가 된 것처럼 두려움과 분노, 흥분 사이를 오가며 지냈다. 나는 친구들 중에서 가장 빨리 그 '변화'를 겪었고 친구들은 어떤 약초가 좋다더라, 어떤 음식이 좋다더라 하는 충고만 늘어놓았다. 결국 나는 절망 속에서 조산사 모임의 가장 나이 많은 어른에게 이렇게 물었다. "제가 원하는 건 폐경에 대처하는 방법이 아녜요. 저는 이 변화의 의미를 이해하고 싶다구요!" 이 사건을 계기로 그 어른을 비롯한 몇몇 여성들이 폐경 자문단을 만들었다. 그리고 그분은 모임의 행사전단에 이렇게 자기 약력을 적었다. "그녀는 50세에 월경을 멈추었다. 폐경이란 문을 열고 들어가 자기 자신을 만났고, 그녀만의 나라에서 여왕이 되었다." 또 다른 창립자는 이렇게 자신을 소개했다. "그녀는 52세에 월경을 멈추었다. 지방방송을 꺼버리고 자기 내면의 목소리를 듣기 시작했다." 당시에 내가 원했던 것이 바로 이런 말들이었다!

'피의 신비'는 초경, 출산, 폐경이라는 극적인 순간뿐 아니라 그 전후의 긴 시기를 전부 포함한다는 사실에 주의하라. 통제 불가능한 호르몬의 변화로 인해 이 시기의 여성들은 절로 야성을 되찾게 된다. 나는 '야성'이란 단어를 참 좋아한다. 이 아름다운 단어는 많은 의미 — '길들지 않은 / 순수한 / 섞이지 않은 / 희석되지 않은 / 진한 / 거리낌없는' — 를 담고 있다. 아래는 '피의 신비' 기간에 나타나는 야성의 특징들이다.

- 감수성의 증가와 고양
- 깊은 상실감과 슬픔
- 분노
- 두려움
- 고독
- 예지 경험
- 세상을 더 넓게 바라보도록 확장된 공간감

오늘날의 사회는 여성들이 이런 경험들을 안전하고 온전하게 겪어가도록 돕는 데 별 관심이 없다. 오히려 '불안정하다'는 이유로 이 시기의 여성들은 애들 취급을 받거나 심지어 놀림거리가 된다. 조금만 선을 벗어나도 병원으로 보내지거나 침묵을 강요받으며, 분위기 좀 망치지 말라는 따끔한 충고로 끝나는 것은 그나마 양반이라 할 수 있다.

그러나 중국의 전통의학은 이 시기의 여성들로 하여금 부정적이든 감정적이든 감정을 있는 그대로 전부 표출하도록 권한다. 만약 긍정적 감정만을 강요한다면, 억눌린 부정적 감정이 결국 그들 자신을 향하게 되기 때문이

> 안전한 출산을 원한다면, 앞서 간 여성들의 유산을 물려받고 싶다면, 절대 뜻을 거스르거나 욕먹을 짓을 하지 않는 내면의 '착한 소녀'를 잠재우고 대신 맘껏 반항기를 발휘하라. 원하는 게 있다면 고집을 부리고 말썽도 좀 일으키라. 가만히 있으면 아무것도 얻지 못한다. 이 세상은 마치 서로 짠 듯이 정상적인 출산을 훼방하고 있으므로, 방해받지 않을 권리를 획득하려면 그 요새를 함락시켜야만 한다. 얌전하고 순하고 조용한 여성들도, 자기 자신과 귀중한 아기에게 최선을 다하지 않는 못된 구조에 반기를 들 충분한 힘을 갖고 있다.
>
> — 줄리 B.

다.(임신부의 경우에는 태아를 향하게 된다.)[*]

진실을 보고 말하는 임신부들의 특별한 능력이 존중받지 못하고 거부당하는 것은 엄청나게 해로운 결과를 낳는다. 이 차이가 출산과 양육 준비에 얼마나 큰 영향을 미치는지 상상이 되는가!

'피의 신비'를 존중하는 문화권에서는 이 시기의 여성들을 잘 보호하고 돌본다. 그러나 동전의 양면처럼, 정상적 생리 작용을 교란시키는 온갖 의례들로 출산을 물들이는 악습들도 산재해 있다. 예를 들어 출산 시에 산모는 몸을 움직일 수 없고, 갓난아기를 바로 안을 수 없고, 아빠는 밖에서 기다리고 있어야 한다는 식의 금기들이 널리 퍼져 있는 것이다.[**] 따라서 오늘날의 임신부들은 어느 문화권에 속해 있든 스스로 자구책을 찾아 '피의 신비'를 존중하고 떠받쳐야 한다는 과제를 다 함께 짊어지고 있다고 할 수 있다.

---

[*] Michael Broffman, TCM Practitioner, lecture notes, 1977.

[**] Michel Odent, *The Function of the Orgasms: The Highways to Transcendence* (London, England: Pinter & Martin, 2009) 21-25.

당신이 이 시기에 자신의 감정을 온전히 표출하기로 결심했다면 먼저 내면의 천사와 악마를 동시에 만날 마음의 준비를 하라. 설령 예상치 못한 경험을 하게 되더라도, 펼쳐지는 대로 받아들이는 것이야말로 이 신비를 여는 열쇠이다.

커다란 변화는 반드시 그만큼의 스트레스를 수반하는 법이다. 그런 의미에서 임신과 출산은 일종의 '긍정적인' 스트레스라고 할 수 있다. 하지만 그것이 만성화되도록 마냥 방치해서는 안 된다. 이 스트레스가 만성화되는 것을 예방하고, 우리를 성장과 배움으로 이끄는 긍정적 요소로 탈바꿈시키려면 어떻게 해야 할까?

만성적 스트레스의 첫 번째 원인은 정서적 고통의 회피이다. 우리는 상실감과 괴로움을 받아들이는 대신 스트레스를 선택함으로써 아드레날린을 통해 그 감정들을 덮어버리려 한다. 그러나 '피의 신비' 기간에는 이런 수법이 먹히지 않는다. 호르몬 변화로 인해 깊숙한 곳의 감정이 튀어올라 휘젓고 다니기 때문이다. 많은 여성들이 진실한 말상대를 찾기 어렵다고 불평하지만 진실로 당신의 가장 중요한 말상대는 바로 당신 자신이다!

부정적 감정들을 분출하기 위해서는 그것을 큰 목소리로 말하거나 글로 적는 등의 작업이 필요하다. 당신의 파트너 또는 다른 주변인의 감정과 자신의 감정을 구분하는 것이야말로 '피의 신비' 기간에 배울 수 있는 최고의 교훈이다. 그럼으로써 당신은 삶의 다음 단계에 필요한 새로운 자아, 새로운 목소리를 얻게 될 것이다.

이런 작업을 할 때는 감정적 고통과 스트레스에 대한 평소 자신의 대처법을 살펴보라. 당신은 힘을 보태줄 동료를 찾아나서는가? 아니면 혼자 시간을 보내길 원하는가? 당신은 어떤 수단으로 자신을 위로하길 좋아하는가? 스트레스를 마주한 당신에게 누군가가 저지를 수 있는 최악의 행동은 무엇인가? 반대로 당신에게 가장 도움이 되는 행동은 무엇인가? 임신기는 이런 질문들에 대한 당신의 반응을 가장 깊게 탐색할 수 있는 기회이다. 출산 시에 함께 있을 파트너, 조산사, 둘라 등에게 당신이 찾은 답을 미리 일러두도록 하라.

위의 질문들은 당신이 신체적 고통에 대처하는 방식도 확실하게 밝혀줄 수 있다. 《내면을 따르는 출산》의 저자이자 조산사인 팸 잉글랜드는 통증에 대처하는 자신의 습관적 반응을 확인시켜주는 실험을 고안했는데, 그 방법은 아래와 같다. 조그만 얼음을 손에 쥐고 1분간 있어보라. 그리고 자신의 반응을 관찰하라. 발을 동동 구르든 어쩌든 마음 가는 대로 하라. 그리고 한 번 더 실험하는데, 이번에는 자신의 호흡에 주의를 기울여보라. 이 고통이 들숨과 날숨을 어떻게 변화시키는지 살펴보라. 이 두 번의 실험을 통해서 당신은 후자의 경우가 고통을 훨씬 덜 느끼게 해준다는 사실을 발견하게 될 것이다.*

호흡에 주의를 두는 것 말고 심상화, 긴장 이완, 특정한 움직임 등의 다른 대안을 찾아볼 수도 있다. 출산 시에 도움을 받을 수 있도록 여러 대안을 실험하여 무엇이 가장 당신의 고통을 덜어주는지 확인해보라.

이처럼 저항하지 않고 고통을 받아들일 때 아드레날린은 뒤로 물러나고 엔도르핀이 체내를 순환하면서 안정과 휴식을 가져다주며 우리는 고통을 넘어 오르가슴을 향해 나아갈 수 있다. 출산을 온전히 경험하고 느끼겠다는 의지, 자기 자신에 대한 신뢰와 더불어 이런 준비 작업이야말로 황홀한 출산의 필수요소이다.

---

* Pam England and Rob Horowitz, *Birthing From Within* (Albuquerque, N M: Partera Press, 1998) 225.

쾌감과 통증에 관한 수잔 암스의 글을 읽어보자.

"쾌감과 통증은 뇌의 같은 영역에서 인식된다. 따라서 기쁨과 고통에 대한 민감도는 정비례하고, 불편한 신호를 차단함으로써 행복에 이르고자 하는 시도는 언제나 실패할 수밖에 없다.

하지만 뇌는 통증과 쾌감을 동시에 인식하지 못한다. 하나가 두드러지면 다른 하나는 움츠러들기 때문이다. 만약 두려움과 불안함이 신체적 통증을 유발하고 출산 과정을 왜곡시킬 수 있다면, 이는 반대로 산모가 마음을 편안히 다스림으로써 실제로 통증을 감소시킬 수 있다는 뜻도 된다."•

자연출산의 아버지라고 불리는 그랜틀리 딕 리드는 명저 《두려움 없는 출산》에서 두려움과 통증의 관계를 밝혔다. 그는 이렇게 자문했다. "출산 그 자체가 산모의 정서 상태를 결정짓는 것인가, 아니면 산모의 정서가 출산 과정을 결정짓는 것인가?" 많은 연구 끝에, 그는 "산모의 두려움만큼 자연출산을 훼방하는 것은 없다"는 결론을 내렸다.••

임신기에 자신의 두려움을 마주해보아야만 출산 시에도 그것을 내려놓을 수 있다. 아래의 항목들 중에서 당신을 가장 두렵게 하는 것은 무엇인가?

- 부부관계의 변화
- 가족관계의 변화
- 내가 아기를 잘 기를 수 있을까?

• Suzanne Arms, *Immaculate Deception II* (Berkeley, CA: Celestial Arts, 1994) 128-129.
•• Grantly Dick-Read, MD, *Childbirth Without Fear, The Principles and Practice of Natural Childbirth*, First Perennial Library Edition (New York, NY: Harper and Row, 1970) 19

- 내가 아기를 잘 낳을 수 있을까?
- 내가 하루하루의 스트레스를 잘 헤쳐갈 수 있을까?

나는 통증에 무딘 편이다. 엄마는 이런 농담을 던지곤 했다. "네가 아기를 낳을 때 난 다른 나라에 가 있을 거야. 네 비명이 호주 전체에 울려 퍼질 테니까." 각자의 기질이 어떻든 간에 우리의 몸은 아기를 낳도록 만들어져 있다. 엄마의 생각과는 달리, 나는 한 번도 비명을 지르지 않았다. 자신을 믿으라. 그러면 그 믿음은 당신에게 놀라운 선물을 줄 것이다.

— 호주의 빅토리아에 사는 사라 L.

앞서 확인해본 본인의 스트레스 대처방식을 감안할 때, 이 두려움들을 극복하는 최선의 방법은 무엇이겠는가? 다른 사람들이 당신을 어떻게 도와주면 좋겠는가? 이 두려움들이 오히려 자기 자신을 신뢰할 기회를 주고 있다고 생각해볼 순 없겠는가? 그런 신뢰가 생겨나면 고통이 기쁨으로 바뀐다는 사실을 알고 있는가?

물론 이런 내면 작업을 미리 연습해보는 것과 실제 삶 속에서 두려움이 닥쳤을 때 실천하는 것은 별개의 문제다. 그러니 연습하고, 연습하고, 또 연습하라! 기회는 날마다 주어진다. 나는 생전 처음 보는 임신부들에게 아무런 죄책감도 없이 쓸데없는 충고나 끔찍한 경험담을 늘어놓는 사람들을 도저히 이해할 수 없다. 당신 또한 당신의 희망과 자신감을 흔들어놓는 비관론자, 불신으로 가득 찬 사람들을 만나게 될 것이다. 그럴 때는 두려움과 의심 앞에서도 평정을 유지하는 자기 자신에게로 주의를 돌리라. 나 자신의 반응을 통해 스스로를 좀더 깊이 이해하라. 걱정거리를 솔직히 표현하는 동출산 중에 나는 한순간 자신감을 잃었다. 그리고 내가 잘하고 있는 걸까 하는 두려움은 실제의 육체적 고통으로 이어졌다. 나는 조산사에게 도움을 청했고, 우리가 함께 그 두려움을 가라앉히자 고통도 곧 사라졌다. 나는 출산을 즐기려면 통제하려는 마음을 내려놓고 자연의 흐름에 따라야 한다는 사실을 깨달았다. 아기를 내보내는 느낌은 오르가슴과 너무나 비슷했다. 나 자신에 대한 믿음과 내 몸속의 자연 마취제는 내 몸과 마음에 정말 극치의 오르가슴을 일으켰다. 내가 경험해본 중에 최고였다.

— 캘리포니아 주의 발렌시아에 사는 로라 D.

시에 그것을 놓아버리는 연습을 하라.

여자들만의 모임에 들라. 마땅한 곳이 없으면 임신부 교실이나 요가 수업에 참여하라. 또는 임신부 모임을 주최하는 출산 전문가를 찾으라. 남성과 여성은 뇌 구조와 의사소통 방식이 다르다는 사실에 주의하고, 남자 파트너를 동성친구처럼 변화시키려는 어리석은 짓은 하지 말라. 어떤 단체들은 '붉은 천막'(Red Tent)•이라는 모임을 운영하는데 이는 '피의 신비' 기간에 여성들이 모이던 옛날 전통을 되살린 것이다. 〈출산〉(Birth)이란 연극의 극작가인 캐런 브로디Karen Brody는 여성들의 출산 경험담을 공유하는 볼드(BOLD)•• 활동의 일환으로 '붉은 천막 세계 운동'(global Red Tent movement)을 전파하고 있다.

내면의 목소리와 힘을 완전히 깨닫게 될 때 당신은 신성한 '피의 신비'

• Anita Diamant, *The Red Tent* (New York, NY: St. Martin's Press, 1997).
•• BOLD는 Birth on Labor Day의 약자로, www.blodaction.org에서 더 자세한 내용을 볼 수 있다.(역주)

나는 남편이 없기 때문에 약해지지 않기 위해 더더욱 애정을 갖고 나 자신을 잘 보살폈다. 골고루 잘 먹고, 체력을 기르고, 그때그때 떠오르는 것들을 친구들에게 털어놓으며 많은 대화를 나눴다. 나는 그 친구들과 정말 가까워졌다. 나는 내가 그들에게 기대고 있다는 사실을 인정하기 싫었지만 결국 그런 나 자신을 있는 그대로 받아들였다. 그러자 자신감도 커졌고 스스로를 더 깊이 이해하게 되었다.

— 이름을 밝히지 않음.

속으로 발을 내딛고 바라마지 않는 출산 경험에 더욱 가까워질 것이다.

물론 당신이 최선을 다해도 계획대로만 되진 않을 것이다. 여러 가지 변수로 당신의 계획은 크게 변경될지도 모른다. 뱃속의 아기가 쌍둥이거나 뒤집어진 상태일 수도 있고, 가정출산을 도와줄 조산사나 마땅한 출산센터를 도저히 찾지 못할 수도 있다. 태반이 조기 분리될 수도 있고, 태반이나 탯줄이 불안정하여 태아가 위험에 처할 수도 있다. 그 둘 모두는 출산에 큰 위협이 된다. 심지어 당신은 아이를 사산할 수도 있다. 삶이 그러하듯 출산에도 확실한 것은 없다. 잘못될 것만 같다는 두려움 속에서 사는 것은 전혀 도움이 안 되지만, 삶 속에서 예고 없이 등장하는 비극에 유연하게 대처할 마음의 준비를 해두는 것은 중요한 일이다.

조산사 팸 잉글랜드가 만든 '호랑이 쫓기'라는 연습법이 있다. 이 연습은 출산 중 예상치 못한 일이 벌어졌을 때 당신을 집어삼킬 수 있는 '핵심 공포'를 찾아내도록 도와준다. 그 공포에 근거가 있는지 없는지는 중요치 않다. 출산을 주관하는 우리의 자율신경계는 상상과 현실을 구분하지 못한다. 중요한 것은 그 공포를 의식 수준으로 끌어올려 없애거나 고삐를 채워 길들

> 신성과 합일한다는 것은 우리의 힘, 열정, 내면, 재능, 상상력, 그리고 참자아와 연결된다는 뜻이다. 당신만의 신성을 주장하라. 그리고 인류의 출산 전통이 영혼의 가장 깊고 신성한 욕구를 반영하고 있음을 잊지 말라.
>
> — 와피오 다이앤 B.

이는 것이다. 일시적 위험으로부터 생겨난 잠깐의 두려움과 저 깊은 곳에서부터 지속적으로 근심과 긴장을 촉발시키는 '호랑이'를 구분하라. 팸이 추천하는 '호랑이 쫓기' 연습은 다음과 같다.

1. 출산 시에 일어나지 않았으면 하는 모든 상황을 적어보라.
2. 호랑이의 눈동자를 마주 본다고 상상하면서 그 두려움 속으로 들어가 보라.
3. 자신에게 물어보라. "이 호랑이들을 길들이거나 쫓아내려면 어떻게 해야 할까? 무엇이 내 출산을 안전하게 지켜줄 것인가?"
4. 두렵더라도 그 답을 실행하고, 필요하다면 전문가의 도움을 받으라.[•]

섹스와 마찬가지로, 출산은 그것이 얼마나 지속될지 그리고 그 끝에서 무엇이 우릴 기다리고 있을지 예측할 수가 없는 경험이다. 그렇다면 계획을 세워 성취하는 데 전력투구하던 습관을 깨고 유연성을 갖추려면 어떻게 해야 할까? 설령 원하지 않는 곳을 향하더라도 마음을 비우고 흐름에 따를 수

[•] Pam England and Rob Horowitz, *Birthing From Within* (Albuquerque, NM: Partera Press, 1998) 119.

있으려면 어떻게 해야 할까? 이를 위해 출산 중에 나타날 수 있는 여러 시련들을 미리 살펴보고 그 다양한 대처 방식들도 함께 검토해보자.

첫 번째 장애물은 뭐니뭐니해도 예상보다 훨씬 더 심하거나 종류가 다른 '통증'이다. 특히 허리에 통증이 오거나 아기의 머리가 이상적인 위치에 있지 않을 때는 참으로 견디기가 어렵다. 이럴 때는 상체를 일으키고, 최대한 움직이고, 본능에 따라 걷거나 자세를 바꾸는 등의 변화를 주는 것이 좋다.

상체를 앞으로 기울이는 자세들을 미리 연습하라. 파트너와 마주 선 상태에서 그에게 기대보라. 변기에 앉은 상태에서 상체를 숙여보라. 의자를 반대 방향으로 앉아서 의자 등판에 상체를 기대보라. 짐볼에 상체를 기대보라. 병원침대의 접이식 식탁에 상체를 기대보라. 침대 위에서 무릎을 꿇고 침대 머리판에 상체를 기대보라. 태아가 보내는 신호를 알아차리라. 가장 기분 좋게 느껴지는 자세를 찾았다면, 그것이 태아가 회전하며 하강하기에 최적의 자세라고 확신해도 좋다.

허리 쪽으로 통증이 왔을 때는 엉치뼈에 강한 압력을 주는 것이 도움이 된다.(온찜질 파스나 얼음팩이 쓰이기도 한다.) 실제로 많은 여성들은 이 엉덩이 압박의 효과가 상당히 크다고 보고하고 있다. 그 구체적인 방법은, 파트너 또는 둘라가 산모의 양쪽 엉덩이에서 가장 살집이 많은 부분(엉덩이뼈 약간 아래)을 손으로 눌러 산모가 원하는 만큼 엉치뼈를 압박해주는 것이다. 그러면 음부와 엉치의 관절이 구부러지며 허리에 가해진 압력이 덜어지고 태아가 자세를 바꿔 하강할 공간이 확보된다. 또한 태아가 등을 기댄 방향으로 산모가 몸을 주욱 내미는 것도 태아에게 머리를 돌릴 공간을 확보해준다. 이외에도 많은 멋진 방법들이 그림자료와 함께 설명되어 있는 《출산 안내서》*는 출산 시에 모든 산모가 곁에 지녀야 할 필독서이다.

가슴과 무릎을 땅에 대고 엉덩이를 하늘을 향해 높이 들어올리는 것도 한 나는 첫 출산에서 두려움이라는 큰 장애물에 부딪혔다. 결국 긍정적인 경험으로 마무리되긴 했지만, 두 번째 출산만큼은 그런 두려움 없이 끝내고 싶었다. 나는 다른 것보다 마음을 단련하는 데 열중했다. 나는 출산에 대한 두려움을 무시하거나 치워버리지 않았다. 대신 그것의 원인을 바라보는 데 주의를 기울였다. 그리고 두려움을 일으키는 요소들을 최대한 줄이려고 노력하는 동시에 어쩔 수 없는 부분은 담담히 받아들이기로 마음 먹었다. 나는 모든 게 잘 되어가는 모습을 심상화했는데, 그것은 정말로 효과가 있었다. 심한 진통 때문에 약간 불안하긴 했지만 첫 출산 때처럼 두려움에 떨진 않았다.

― 로라 F.

방법이다. 특히 양수가 이미 배출되기 시작했다면 이처럼 엎드린 자세가 꽤 도움이 될 것이다. 골반을 들어올리면 아기가 끼어 있던 곳으로부터 뒤로 다시 물러나 자세를 바꿀 공간이 확보되기 때문이다. 이 자세를 취한 후에 엉덩이를 앞뒤 또는 좌우로 움직이거나 부르르 떨어보라. 골반의 움직임은 태아의 하강을 촉진하는 절대 원리이다. 멕시코의 조산사들은 산모의 허리와 엉덩이 부위를 긴 천으로 감싼 후에 이리저리 잡아당겨 움직임을 유발한다. 중국에서는 '청깅chunging'•• 이라고 하여 산모의 몸을 두세 명이 흔들어주는 방법을 쓰는 데 이 또한 같은 원리이다. 파트너와 함께 또는 혼자서 춤

• Penny Simkin, Ruth Ancheta, and Suzy Myers, *The Labor Progress Handbook* (Osney Mead, Oxford: Wiley-Blackwell, 2005).
•• 서양의 한 산부인과 의사가 중국 내륙의 오지를 방문하고 돌아와 소개한 전통 출산법으로, 정확한 어원을 찾기가 어려워 부득이 그대로 옮겼다.(역주)

을 추거나 한 번에 두 계단씩 걸어 오르는 운동도 도움이 된다. 벨리댄스를 배워두었다면 지금이 바로 그 기회다! 짐볼 위에 앉아 엉덩이를 이리저리 굴리는 것도 통증을 줄이고 출산을 촉진하는 효과가 있다.

출산용 욕조가 준비되어 있다면 지금 사용하라. 물속에 몸을 담그면 중력의 부담이 줄어 관절이 부드럽게 이완된다. 샤워도 감각을 다채롭게 자극하므로 비슷한 효과가 있다. '입출구 통제 이론'*에 따르면, 만약 당신이 '통증'이란 버튼만을 누른다면 당신의 신경계는 통증 신호만을 전달하게 된다. 하지만 따뜻함과 차가움을 비롯하여 신체적 접촉, 마사지, 지압, 운동 등등 뇌로 전달해야 할 자극들이 많아지면 통증은 그 많은 감각들 중의 하나로만 인식되면서 뒷자리로 물러난다.

또다른 유용한 방법은 맘껏 소리를 지르는 것이다. 아마도 당신은 자신이 내는 괴성, 비명, 신음, 울음소리에 깜짝 놀라게 될 것이다.(앞서 소개한 얼음 실험을 통해 미리 연습해두라.)

소리를 낼 때는 최대한 긴장을 푼 상태를 유지하도록 하라. 낮은 음역대의 소리를 낼수록 몸 아래쪽이 더 잘 열리지만 굳이 소리를 통제하려고 들지는 말라. 당신은 그 소리가 점점 리듬을 타면서 마음을 내려놓는 데 집중하도록 돕는다는 사실을 발견하게 될 것이다. 허밍을 하고 싶다면 그렇게 하라! 노래를 하고 싶다면 그렇게 하라! 주변사람들이 당신을 안쓰럽게 지켜보고 있다면 그들에게 재밌는 얘기를 해달라고 청하라. 웃음은 큰 힘이 된다. 미소를 머금는 것만으로도 통증은 줄어든다.(입을 꽉 다무는 것은 곧 질을 꽉 조이는 것과 같다. 직접 실험해보라.)

---

* 통증에 대한 자각은 큰 신경섬유와 작은 신경섬유의 상대적 활동량을 고려하는 신경회로에 의해 통제된다는 이론.(역주)

나는 병원에서 첫 아이를 낳을 때 거의 열두 시간이 걸렸다. 아기가 후 방후두위*였기 때문에 나는 등에서 엄청난 통증을 느꼈다. 그러나 아기는 결국 몸을 회전하면서 순조롭게 태어났다. 아기를 낳자마자 나는 오르가슴 직전의 흥분과 거의 똑같은 엄청난 쾌감 속에 빠져들었다. 만약 누군가가 우연히 내 클리토리스를 스치기만 해도 오르가슴이 폭발할 것 같았다. 내 평생 가장 놀라운 순간이었다. 극심한 진통 속에서 포기하고 싶고 또 포기할 수밖에 없다는 생각에 휩싸인 순간들도 있었지만, 마치 생애 최고의 섹스를 경험하는 듯 흘러넘쳤던 희열이 그 모든 것을 보상해주었다.

— 미주리 주의 세인트루이스에 사는 메레디스 H.

분명한 사실은, 통증 없는 출산은 불가능하다는 것이다. 나 또한 세 번 중 두 번의 출산에서 허리 통증을 경험했으므로 그것이 대단히 고되다는 사실을 잘 안다. 그 통증은 나로 하여금 그 어떤 것에도 집중하기 어렵게 만들었다. 때문에 나는 긴장을 더욱 풀고 쾌감을 맞아들이기 위해서 거의 초인적인 집중력을 발휘해야만 했다.

앞서 설명했듯이 통증의 강도는 산모의 감정 상태, 주변 환경, 곁에 있는 사람들에 의해 크게 좌우된다. 특히 태아의 위치가 만만치 않은 경우에는 이런 요소들이 더더욱 최적의 조건을 갖추어야 한다.

잘 새겨들으라. 출산은 육체적으로 고된 일이다. 난산일 경우에는 더욱 그러하다. 당신은 혼자 있는 편이 덜 힘들다는 사실을 발견할 수도 있다. 만

• 보통 태아는 안면을 엄마의 등 쪽으로 향하면서 내려오는데, 반대로 안면이 엄마의 복부 쪽을 향하고 있는 경우를 뜻한다. 대부분 태아가 스스로 몸을 회전시켜 정상자세를 취하지만 드물게는 그대로 하강하여 난산의 원인이 되기도 한다. (역주)

약 주변사람들이 잔뜩 걱정을 하고 있다면 그들을 내보내고 자신의 몸과 태아, 내면의 힘에만 집중하는 편이 좋다. 보통 산모들은 그들의 호의를 무시하는 것 같다며 죄책감을 갖곤 한다. 하지만 누차 말했듯이 생각이 복잡해지면 옥시토신과 엔도르핀의 분비가 약화된다. 사람들을 내보내고 싶다면 그 충동에 따르는 것이 옳다. 예전에 나의 제자 중 한 사람은 자연스러운 출산을 위해 병원에서 사투를 벌이다가 결국 욕실로 들어가 문을 잠갔다고 한다. 그녀는 문에 기대어 앉은 채로 사람들이 못 들어오도록 버텼고, 아기가 나올 때가 다 되어서야 문을 열었다.

가끔은 해소되지 못한 감정들이 출산 과정을 지체시키기도 한다. 막막하고 두렵고 긴장될 때는 아래와 같이 해보라.

나는 자세를 몇 번 바꿔보았지만 허리 통증 때문에 편안한 자세를 찾아낼 수가 없었다. 결국 조산사는 양손과 무릎을 바닥에 대고 엎드린 자세를 권했다. 그 자세가 얼마나 편안했던지! 하늘이 두 쪽 나더라도 난 꿈쩍하지 않았을 것이다. 그때 다른 조산사가 막 도착했고, 나는 갑자기 힘을 주어야겠다는 충동을 느꼈다.

그녀는 내게 주먹만 한 고무공을 내밀었고, 나는 양손에 그 공을 하나씩 쥐고 힘을 줄 때마다 있는 힘껏 쥐어쨌다. 조산사와 남편은 내 등과 엉덩이를 문질러주고, 얼굴을 닦아주고, 물을 가져다주었다. 모두가 나를 격려해주었다. 하지만 정작 나는 "아니야!"란 말만 계속했다. 나는 그게 첫 출산이었기 때문에 내가 잘하고 있는 건지 확신할 수가 없었다. 나는 "아니야!"란 말을 만트라(주문)처럼 되뇌었고, 그렇게 만트라와 괴성 사이를 오가는 동안 모든 일이 순조롭게 진행되었다.

— 캐나다의 온타리오에 사는 레아 A.

- 가장 마지막으로 자궁이 수축했을 때 마음속에 지나간 생각이 무엇이 었는지 떠올리고 그것을 놓아버리라.
- 사람들을 내보내고, 감정을 분출시키고, 눈물이 흐르도록 그냥 두라.

울고 나서야 감정이 해소되는 경우도 있다. 그것은 과거의 트라우마로부터 자라난 것일 수도 있고, 임신기를 떠나보내고 엄마라는 역할로 옮겨가는 것에 대한 거부감일 수도 있다. 출산 초기에 벽에 부딪혔던 한 산모가 있었다. 자궁문이 3센티미터쯤 벌어졌을 때 그녀는 짐볼 위에서 몸을 움직이고 있었다. 분만실의 조명은 어둡게 낮춰져 있었고, 은은한 아로마 향에다 교회 사람들이 녹음해준 노래까지 흘러나왔다. 한 마디로 최적의 출산 환경이었다. 그러나 이후로 다섯 시간 동안 3분마다 계속 진통이 찾아왔음에도 자궁문은 더 이상 벌어지지 않았고 의사는 결국 피토신을 처방했다. 태아의 위치까지 좋았기 때문에 분명 감정적 문제가 있는 듯했다. 내가 무슨 걱정거리가 있냐고 묻자 그녀는 눈물을 쏟으면서 지금이 뱃속의 아기를 느낄 마지막 시간이라는 얘길 누군가로부터 들었다고 말했다. 그녀는 3년 만에 가까스로 임신에 성공한 처지였기에 다시는 임신부로서의 느낌을 경험하지 못하게 될까봐 두려웠던 것이다. 그렇게 훌쩍이고 나자 다음번의 자궁 수축부터 변화가 시작되었고 쉴 틈 없이 일이 진행되면서 20분 만에 아기가 나왔다. 간호사는 피토신을 준비할 새도 없었다. 의료진은 감정을 해소하자마자 순식간에 아기를 낳아버린 이 산모를 당혹스런 눈빛으로 바라보았다.

조산사들은 이처럼 감정 해소 후에 일사천리로 진행되는 출산에 익숙하다. 그러나 이때 떠올랐던 감정들이 여전히 남아 있진 않은지 산후에 주의 깊게 관찰해보는 것이 중요하다. 출산이란 '열림'이다. 여기에는 신체적 열림뿐만 아니라 감정적, 영적 열림도 포함된다.

개구기를 지나 만출기에 가까워질 때는 태아가 옆으로 걸려 있어(transverse arrest) 출산이 지연되기도 한다. 이는 태아가 완전히 회전하지 못한 채로 하강한 경우이다. 자궁문이 거의 다 확장되어 태아가 움직이기 시작했다면, 쪼그리고 앉아 골반을 압박해주는 것이 태아가 회전할 공간을 확보하는 데 도움이 된다. 쪼그려 앉을 때는 벽에 기대는 편이 가장 쉽다. 등을 벽에 기대고 다리를 적당히 벌린 후에, 엉덩이가 거의 바닥에 닿을 때까지 무릎을 굽히라. 또는 파트너나 조산사를 이용할 수도 있다. 그들을 침대 가장자리나 의자에 앉힌 후에, 그들의 무릎을 손으로 짚고 서서히 쪼그려 앉으라.

골반을 압박하려면 당신의 등 뒤에 도와줄 사람을 앉혀야 한다. 그로 하여금 당신의 허리 아래 엉덩뼈 좌우에 양손을 대고 가운데로 힘껏 압박하도록 하라.(이때는 힘을 좀 써야 한다.) 그러면 골반이 내려가면서 태아가 빠져나올 공간이 좀더 확보된다. 효과를 높이려면 쪼그려 앉기와 골반 압박을 동시에 시도하라.

이 두 가지 방법은 만출기에 진행이 멈췄을 때, 예를 들어 태아가 힘겨워하는 조짐이 보일 때도 도움이 된다. 그러나 만출기에는 시간제한이 없다는 사실을 기억하라. 시간을 앞당기려다가 오히려 출산의 흐름을 깨뜨릴 수도 있다.

만약 출산 과정이 아예 멈춘 듯 장시간 지체되고 여러 가지 보조 기법들을 다 시도했음에도 변화가 없다면 당신은 마취제 투약을 고려할 수 있다. 물론 기대했던 바를 포기해야만 하는 힘든 결정이지만 부끄러워할 필요는 전혀 없다.

> 솔라나를 낳을 때 나를 가장 놀라게, 그리고 힘들게 했던 것은 힘주기에 소모되었던 엄청난 에너지였다. 이번에 세 번째 출산이었기 때문에 나는 몇 번의 힘주기만으로 솔라나가 쉽게 나와주길 기대했었다. 하지만 힘을 주기 시작하면서, 나는 꽤 오랫동안 땀을 뻘뻘 흘려야만 할 것임을 직감했다. 나는 오직 내가 할 수 있는 것에만 집중했다. 힘을 주고, 기다리고, 또 힘을 주고…. 이 상황을 있는 그대로 받아들이고, 내 몸의 지혜를 믿고, 아기를 떠올리며 헤쳐나가는 수밖에는 다른 방법이 없었다.
>
> — 콜린 B.

진실로 수치심은 출산과 완전히 격리시켜야 할 단어이다. 수치심은 즐거움, 기쁨, 희열 등 출산의 자연스런 행복을 다 망쳐버린다. 만약 출산 중에 좌절감 속으로 빠져든다면 그간 형성해온 태아와의 유대감마저 잃게 될지도 모른다.

저명한 산과의사 미셸 오당Michel Odent은 명저 《오르가슴의 역할》(The Functions of the Orgasms)에서 말하길, 많은 문화권의 여성들이 성적 수치심을 내면화하고 있으며 특히 처녀성이 종교적으로 칭송되는 사회에서는 더욱 그러하다고 한다. 실제로 많은 언어들은 여성의 성기와 수치심을 연결짓고 있다. 여성의 생식기와 골반 신경을 일컫는 의학용어 pudenda(외음부)는 '부끄러워하다'란 뜻의 라틴어 pudere에서 파생된 것이다. 독일어의 scham(영어로는 shame)은 여성의 생식기와 관련된 많은 단어들에서 접두사로 쓰이고 있다. 중국에서는 두덩뼈를 치골恥骨이라고 하는데, 여기서 '치恥' 자는 부끄러움을 뜻한다.

오당은 이처럼 섹스를 수치스럽게 여기는 문화들이 '오르가슴 공포증'(orgasmophobia) 증후를 뚜렷이 가지고 있음을 발견했다. 사람들이 황홀한 출산을 선뜻 받아들이지 못하는 이유가 바로 이것 때문이다. 따라서 황홀한 출산에 성공하려면 임신기 때부터 미리 오르가슴에 익숙해지는 것이 중요하다.

어쨌든 당신이 마취제를 선택했다면 그것에 죄책감을 갖지 말라. 희망을 갖고, 집중하고, 믿고, 마음을 연 상태를 유지하라!

경막외마취술의 문제점은 이미 충분히 살펴보았다. 하지만 출산 과정이 안정될 때까지 당신이 잘 참아냈다면 설령 마취를 받는다 해도 그 영향은 크지 않을 것이다. 당신이 오래 참았을수록 '외부 개입'의 가능성은 그만큼 줄어든다. 경막외마취술을 받는 경우에는 감각이 남아 있는 상태에서 힘주기를 할 수 있도록 투약량을 줄여 시술 강도를 낮추는 방법을 고려하라. 그러면 겸자나 진공흡인기가 사용될 여지를 감소시킬 수 있다. 물론 강도가 낮은 마취술을 아예 시행하지 않는 병원도 있으므로 미리 의료진과 상의를 해두기 바란다.

아직 미국에서는 허용되지 않고 있지만, 산모의 요청에 따라 아산화질소*(웃음가스)를 사용하는 나라들도 많다. 아산화질소는 안전하면서도 통증 완화 효과가 확실하므로 특히 영국에서는 가정출산과 수중출산에 널리 사용된다. 영국에서는 이런 방법들이 많이 뒷받침되고 있는데 비해 미국의 여성들은 선진국 중에서 진통과 관련하여 가장 적은 선택권만을 가지고 있다.

아산화질소는 여러 가지 장점이 있다.

- 마취 효과가 나타나는 시간이 짧다.
- 출산 중 어느 때라도, 출산 직전에도 사용할 수 있다.
- 출산 과정을 방해하지 않으며 힘주기에 아무 문제가 없다.
- 혈액 내 산소량을 떨어뜨리지 않는다.
- 태아의 상태에 영향을 주는 부작용이 없다.
- 다른 마취제보다 빨리 중단할 수 있으며, 흡입을 멈추면 그 효과도 곧 사라진다.
- 시술 및 감독을 위해 마취전문의가 상주해야 할 필요가 없다.

그렇다면 아산화질소의 단점은 무엇일까?

- 흡입 후 최대 효과가 날 때까지 약 1분이 걸리므로 적절하게 흡입 시간을 조절하기가 까다롭다.
- 마우스피스 또는 마스크가 가스탱크와 연결되어 있으므로 행동에 제

---

* 마취 효과는 강하지 않지만 작용 속도가 빠르고 비교적 안전하여 간단한 수술 등에 마취제로 쓰이며, 얼굴에 경련이 일어나 마치 웃는 표정처럼 보이므로 '웃음가스'라고도 불린다.(역주)

약을 받는다.

- 졸리고, 기억력이 떨어지고, 어지럽고, 불안하고, 둔해질 수 있다.
- 의식을 잃을 가능성이 적지만 존재한다.(하지만 의식을 잃게 되면 손에 쥐고 있던 마우스피스 또는 마스크를 떨어뜨리게 되므로 자연스럽게 다시 의식을 되찾게 된다.)

허리 통증을 경감시키기 위한 또다른 방법으로는 허리 쪽 피부 아래 네 곳에 멸균수(sterile water)를 주사하는 구진기법(papule technique)이 있다. 물론 시술을 받는 동안은 꽤 따끔하겠지만 강력한 마취 효과가 약 한 시간 정도 지속된다. 이 방법은 반복 시술이 가능하고 당신의 행동이나 의식에 아무 영향을 미치지 않으며, 특별한 장비도 필요치 않다.

만출기가 어느 정도 진행되면 더 이상 통증은 산모들의 주의를 끌지 못한다. 질 입구가 엄청나게 확장되면서 태아의 머리가 주는 압력이 통각痛覺을 상당 부분 마비시키기 때문이다.(물론 오르가슴을 느끼는 감각은 여전히 살아 있다.) 이처럼 압력이 강도를 더해갈 때는 더욱 마음을 내려놓고 아기를 내보내는 데 집중해야 한다. 아기를 빨리 내보내겠다는 성급한 마음을 멈추고, 더 세게 또는 길게 힘을 주라는 간호사와 다른 사람들의 말은 무시해버리라. 항상 아기가 보내는 신호만을 따르고 아기에게 충분한 산소가 공급되도

나는 진통과 심호흡, 그리고 '웃음가스'에 대한 고마움이 혼재된 상태로 몇 시간을 보냈다. 웃음가스가 일시적이나마 진통을 줄여주었기 때문에 나는 두 번의 고비를 잘 넘길 수 있었다.

— 캐나다의 캘거리에 사는 샌드라 C.

록 하라. 보통은 상체를 세우거나 앞으로 기울인 자세가 가장 좋지만, 그 무엇보다 당신의 몸이 모든 것을 결정하도록 하라. 아기가 잘 내려오고 있다면 옆으로 눕거나 양손과 무릎을 땅에 대고 엎드리는 것처럼 좀더 편안한 자세도 가능할 것이다.

> 나는 아기의 머리가 나오는 힘주기의 마지막 순간이야말로 인생에서 가장 고되면서도 놀라운 순간이라고 생각한다. 그때 산모는 마치 일종의 보조자이자 관찰자처럼 변하게 된다. 그때 나는 나 자신의 가장 약하면서도 강한 부분을 발견했고, 엄청난 괴성을 쏟아내면서 그 과정을 겪어냈다.
>
> 내가 배운 가장 큰 교훈은, 이 순간에는 어떤 감정이 떠오르든 절대 억압하지 말라는 것이다. 나의 경우에는 눈물과 웃음이 바로 그것이었다. 이런 감정의 표출이야말로 출산을 가로막고 있는 장애물을 제거하는 최고의 방법이다.
>
> — 쉐넌 A.

대부분의 산모는 이 압력이 극에 달할 때를 뜻하는 '불타는 고리'란 말을 들어보았을 것이다. 예민한 질 입구의 조직이 극도로 확장되면 '불타는 듯한' 감각이 찾아온다.(비유하자면 양쪽 입가에 손가락을 집어넣고 좌우로 크게 잡아당기는 것과 같다.) 부디 이 감각에 압도당하지 말라. 대신 이 압력과 맞서려는 마음을 누그러뜨리는 데 집중하라. 완전히 몸과 마음을 열고, 아기가 쉽게 나올 수 있도록 부드럽게 숨을 쉬라.(온찜질 파스가 있다면 큰 도움을 받을 수 있다.)

태아가 까다로운 위치에 있거나 예상치 못한 통증이 찾아오는 것 이외에 또다른 출산의 시련은 무엇일까? 가끔은 외부적 원인 없이 태아가 위험에 빠지는 경우가 있다. 의료적 개입으로 인한 위험 또는 산모가 자세만 바꾸면 해결될 일시적 위험과는 별개로, 탯줄이 엉키면서 태아의 하강을 막는 심각한 사태가 그에 해당한다. 내게 가정출산을 의뢰했던 한 여성은 전직 곡예사 출신이었는데, 깊이 이완한 채로 훌륭히 출산을 해나가다가 탯줄로 인해 태아의 심박수가 감소하는 일이 발생했다. 옆으로 눕거나 엎드린 자세는 편안했지만 상체를 세우기만 하면 출산이 진행되지 않았다. 태아는 평균 크기였고 그 위치도 좋았다. 산모의 골반도 충분히 넓었는데 자궁 수축이 약해서인지 자궁문이 벌어지지 않고 있었다. 우리는 그녀를 병원으로 옮겼고, 그녀는 자궁 수축을 강화시키기 위해 피토신을 조금 투약하는 데 동의했다. 하지만 상황은 더 악화되었다. 피토신을 투여하고 몇 시간 후부터 태아는 더욱 위험해졌고 결국 제왕절개를 선택할 수밖에 없었다. 수술 결과, 태아가 내려오지 못했던 이유는 탯줄로 칭칭 감겨 있었기 때문이었다. 재미있게도 그 산모는 아기가 자궁에서 그렇게 고난도의 자세를 취하고 있던 것이 곡예사였던 자신을 닮았기 때문은 아닐까 하고 생각했다. 가정출산의 꿈이 깨져 실망하긴 했지만, 이는 다른 방도가 없는 상황이었기에 그녀는 담담하게 제왕절개를 받아들일 수 있었다.

계획과는 달리 제왕절개를 선택할 수밖에 없었더라도 자신이 최선을 다했다는 사실을 인정하라. 죄책감을 물리치고 기쁨을 유지할 수 있도록 뭐든지 하라. 다시 말하지만 수치심은 출산과 완전히 격리시켜야 할 단어이다. 그 결과가 어떻든 간에 출산은 당신, 당신의 아기, 당신의 파트너에게 하나의 통과의례이다. 이럴 때야말로 더욱 절실한 자기신뢰를 잃지 않도록 하라.

출산의 방식과 결과와는 무관하게, 감각적으로 깨어 있는 것은 언제나 출산 경험에 큰 차이를 가져온다. 제왕절개 출산조차도 즐겁고 황홀하게 변모시킬 방법은 없을까? 무엇보다도 당신의 파트너와 깊이 교감하고 가능한 한 아기를 빨리 안도록 하라. 아기의 냄새를 맡고 뽀뽀하고 어루만지라. 이런

> 산모의 파트너와 조력자들은 산모가 스스로를 믿고 출산의 즐거움을 경험하기 위해 시도하는 모든 것을 격려해주어야 한다. 가정출산이든, 조산원 출산이든, 불가피한 제왕절개술이든 간에, 모든 출산은 엄마와 아기를 황금줄로 연결해주는 과정으로서 여겨져야 한다.
>
> — 스테파니 K.

기억들은 당신의 기억 속에 영원히 각인될 것이다.

호주의 의학자 J. 스미스, F. 플랏, N. 피스크는 〈산모 중심의 자연스런 제왕절개〉라는 독창적인 논문을 통해 통상적인 제왕절개 절차를 보완할 아이디어를 제안했다.

"자연출산의 경우는 부모와 아기를 중심에 놓고 빠른 신체 접촉을 보장하는 방향으로 많은 노력이 이루어져 왔지만, 제왕절개는 아직도 접촉을 지연하고 모유 수유를 방해하고 출산 만족도를 낮추는 '긴급구호 외과술'로만 남아 있다. 우리는 제왕절개술이 자연출산의 환경에 가까워지도록 아래와 같은 제안을 하고자 한다.

1) 부모가 능동적인 참여자로서 아기의 출산 광경을 지켜보도록 허용한다.
2) 산모의 몸이 보조를 맞출 수 있도록 시술의 속도를 늦춘다.
3) 아기를 즉시 산모의 품에 안겨줌으로써 초기 신체 접촉을 보장한다."●

● J. Smith, F. Plaat, N. Fisk, "The Natural Cesarean: a Woman-Centered Technique," *BJOG: An International Journal of Obstetrics and Gynaecology* 115 (2008), 1037-42.

물론 이 제안은 태아 가사, 산모 출혈, 쌍둥이 등의 위급한 제왕절개 사유가 없는 경우에만 해당한다. 구체적인 방법은, 의사는 산모의 팔다리를 묶지 않고 수술복을 입히지도 않는다. 절개가 끝나면 산모와 파트너가 아기의 탄생을 볼 수 있도록 가림천을 내려주고, 절개 부위를 통해 아기의 머리를 꺼낸 후 별다른 이상이 없다면 아기가 스스로 호흡을 시작할 때까지 손을 떼고 그대로 지켜본다.(아기의 몸이 아직 자궁 속에 있음에 주목하라. 아기는 자궁의 압력에 의해 폐의 점액들을 뱉어낼 것이다.) 그리고 아기가 울거나 별 이상 없이 소리를 내면, 천천히 어깨 쪽부터 꺼내어 산모의 가슴에 곧장 안겨준다.

전 세계의 의사와 조산사들은 아직 널리 받아들여지고 있지 않은 이들의 제안을 더욱 발전시켜 나가야 한다. 여기에다 당신은 음악을 틀고, 코에 아로마 향을 바르고, 파트너와 껴안고, 거울을 통해 아기가 나오는 광경을 보고, 아기와의 첫 만남을 사진으로 남겨두는 등의 방식들도 덧붙일 수 있다. 파트너가 탯줄을 자르는 것도 좋겠다. 또한 절개 부위의 봉합에 대해서도 의사와 미리 상의해두라. 다음번 출산 시에 태반이 없는 비정상 착상과 자궁 파열 등의 위험을 예방할 수 있도록 자궁 내막의 봉합에 신경을 써달라고 부탁하라.

간혹 태아의 심각한 위험, 산모의 과다 출혈, 급격한 혈압 상승 등의 이유로 급히 제왕절개로 돌입해야 할 경우도 있다. 그렇더라도 자기 자신과의, 그리고 파트너와의 교감을 잃지 말고 가능한 한 빨리 아기를 품게 해달라고 요청하라. 당신이 회복실에 있는 동안에도 반드시 파트너와 둘라 중 한 명은 아기의 곁을 지키고 있어야 한다. 디지털카메라가 있다면 사진으로라도 아기를 빨리 만나는 편이 좋다.

제왕절개의 회복을 앞당기려면 좀 불편하더라도 최대한 많이 움직여야 한다. 그래야 수술의 충격과 약효 때문에 장운동이 위축돼버려 가스가 차는 일을 예방할 수 있다. 모유는, 특히 전신마취를 했었다면 자연출산을 한 산모보다 며칠 늦게 나올 것이다. 그래도 가능한 한 자주, 최소한 두 시간에 한 번씩은 아기를 품도록 하라. 또한 모든 수단을 동원해서 자기 자신을 돌보라. 신선한 과일, 정제하지 않은 곡물, 섬유질 음식, 깨끗한 물 등을 사오도록 파트너에게 부탁하라. 둘라에게 말해 아기와 함께 있을 때는 아무도 방해하지 못하도록 하라. 그리고 무엇보다도 마음을 편하게 먹으라. 그저 지금 이 순간 속에 최대한 머물라. 혹 부정적인 감정이 쌓이기 시작한다면, 둘라를 잠깐 내보내고 홀로 그것을 배출할 시간을 갖도록 하라.

출산 과정이 계획대로 되지 않았을 때 당신이 당황하는 것은 당연한 일이다. 그리고 그 과정에서 둘라, 간호사, 의사들은 당신에게 이런저런 것들이 괜찮은지 재차 확인할 의무가 있다. 만약 그들이 그렇지 않다면 자신의 의견을 전할 방법을 스스로 찾으라. 차분히 불만을 글로 적어 건네는 것도 한 방법이다. 산모들이 불만을 말하지 못하는 주된 원인은, 분노 혹은 실망을 느꼈더라도 그들에게 싫은 소리를 하게 되면 그간 쌓아온 유대감이 다 무너지지 않을까 하는 두려움 때문이다. 하지만 훌륭한 의료진은 산모의 감정 표현이 얼마나 중요한지를 잘 알고 그것을 존중한다.

자신의 출산 경험을 분별력을 갖고 바라보려면 때로 시간이 필요하다. 당신은 자신과 아기가 건강하다는 감사함만으로 모든 것을 덮고 몇 달을 지낼 수도 있다. 상실감, 분노, 트라우마가 떠오르기까지 1년 혹은 그 이상의 시간이 걸리기도 한다. 다시 임신을 하거나 삶에서 큰 시련을 겪기 전까지는 아무렇지도 않게 지내는 여성들도 적지 않다. 혹시 이런 문제로 어려움을 겪고 있다면 쉴라 키징거를 중심으로 활동하는 상담가들의 도움을 받도록 하라.* 만약 제왕절개 경험이 있다면 치유에 관한 조언과 지역별 모임 주선, 추후 자연출산의 지원 등을 제공하는 '제왕절개 바로알기 국제모임'**에 가입하길 권한다.

　출산이 주는 선물을 온전히 받아들이려면, 출산을 그 자체로 완결되는 경험이 아니라 연속적인 삶 속에서 성장의 한 계기로 바라보려는 태도가 필요하다. 힘들게 아기를 낳았다면 당신 자신을 그 이야기의 여주인공으로 대하라. 많은 원주민 문화권에서는, 신체적이든 감정적이든 스스로 심한 상처를 감당해보지 않은 사람은 치유사로 인정해주질 않는다. 그러니 자신의 상처를 당당하게 짊어지라! 그리고 출산 직후 몇 주 동안은 상처 입은 사람이 당신 혼자만은 아니라는 사실에도 주의를 기울이라. 지금 당신의 파트너는 피로와 당혹감에 빠진 채로, 자신이 뭔가 다르게 대처했더라면 상황이 좀더 나아지지 않았을까 하는 자책을 하고 있는지도 모른다. 당신과 당신의 파트너가 위로받는 데는 조금 넉넉한 시간이 필요할 것이다. 출산 경험을 글로 적고, 친구나 친척들 중에서 그 이야기를 진심으로 들어줄 사람들을 찾아보라.

　지금이 나의 셋째 아이 출산기를 들려주기에 적절한 대목인 것 같다. 세 번째 임신은 멋진 경험이었지만, 나는 12주 즈음에 꽤 많은 출혈을 하게 됐다. 이는 흔치 않은 일이다. 지금 되짚어보건대, 나는 쌍둥이를 가졌던 걸 모르고 있다가 둘 중 하나를 그때 잃은 것 같다. 내 양수가 필요 이상으로 많았고 조산사들이 태아를 실제보다 훨씬 우량아로 예측했던 것도 그 때문일 것이다. 어쨌든 나는 큰 고민 없이 조산사를 선택했고 출산 준비에도 별다른 문제가 없었다. 하지만 출산 과정은 꽤 험난했다. 빵빵했던 양수가 배출되면서 그 흐름에 휩쓸린 (평균 이하로 작았던) 태아가 뒤집히고 고개 꺾인 자세로 골반에 끼어버렸기 때문이다. 불과 몇 시간 만에 5센티미터까지 벌어진

● sheilakitzinger.com/birthcrisis.htm 참고.
●● International Cesarean Awareness Network, 홈페이지는 ican-online.org.

> 나는 역아逆兒 때문에 첫 아이를 제왕절개로 낳았다. 둘째 아이는 경막
> 외마취술과 진공흡인기를 동원한 고된 '제왕절개 후 자연출산'으로 낳았
> 다. 하지만 결국 셋째 아이는 황홀한 출산으로 낳았다. 나는 내가 무수한
> 변수에 의해 결정되어버린 과거의 출산 경험을 있는 그대로 받아들일 수
> 도, 그렇지 않을 수도 있음을 실감했다. 셋째를 낳을 때 나는 충만한 사랑
> 과 옥시토신에 의해 건강하고 순조로운 출산 속으로 이끌리는 아름다운
> 경험을 했다. 이것을 위해서 지난 몇 달 동안 내 내면을 살피면서 과거 경
> 험에서 비롯된 두려움을 자신감으로 대체하는 작업을 해왔었다. 그리고
> 그 보상으로 평생 잊지 못할 희열을 얻게 되었다.
>
> — 잉글랜드의 배스에 사는 버지니아 W.

자궁문은 6센티미터에서 딱 멈춰버렸다. 알고 있던 자세와 기법을 총동원했
지만 헛수고였다. 나는 무릎과 가슴을 땅에 대고 엉덩이를 치켜든 자세를
취하다가, 조산사들이 내 조산술 교재를 펴놓고 손기술로 태아를 회전시킬
방법을 궁리하는 모습을 본 순간 절망감을 느꼈다.

손기술을 쓰기에는 아기가 너무 안쪽에 있었다. 자궁 수축이 계속되면서
허리에서 경련이 나기 시작했고, 몸의 한쪽에서는 어깨부터 다리까지 관통
하는 통증도 느껴졌다. 아기가 자궁에 고른 압력을 주지 못하고 있다는 분
명한 신호였다. 자궁문이 더 벌어지기를 기대하기는 어려웠다. 통증이 점점
더 심해지고 길어져 결국 쉴 틈 없이 이어질 즈음, 나는 "병원으로 가야겠어
요"라고 말했다. 내가 뱉고도 믿을 수가 없는 말이었지만, 그만큼 결과가 빤
히 보이는 상황이었다.

병원에 도착한 후, 나의 고마운 지원군이자 의사인 찰스 부코프가 병실로

아기를 낳기 전부터 나는 그것이 신체적, 감정적, 심리적, 영적으로 최고의 경험이 될 것임을 직감했다. 내가 미처 몰랐던 것은, 서로 똑같은 출산 경험을 한 사람은 세상 어디에도 없다는 사실이었다. … 출산은 당신에게 전혀 예상치 못했던, 직접 겪기 전까지는 알 길이 없는 깨달음을 선사할 것이다. 하나의 생명을 탄생시키는 행위만큼이나 우리를 크게 성장시키는 것은 아무것도 없다.

— 사라 L.

들어왔다. 그는 무릎을 꿇고 나와 눈을 맞추고는 이렇게 말했다. "원하는 것을 말씀하세요. 제가 다 들어 드릴게요." 나는 말했다. "아기를 밀어낼 수 있도록 피토신을 처방해주세요. … 그리고 경막외마취술도 해주세요. 대신 약은 3분의 1만 쓰고요." 나는 마취 후에도 자궁 수축을 느낄 수 있었다. 그건 둘째 아이를 낳을 때와 비슷한 정도의 진통이었고, 신경계의 이상은 이미 사라지고 없었다. 나는 자궁이 수축할 때마다 소리를 지르기 시작했고 이내 나만의 리듬과 집중할 부위를 발견했다. 아기가 내려오는 것이 느껴졌고 내가 바른길로 가고 있다는 확신이 들었다. 마침내 자궁문이 완전히 열렸고, 나는 아기를 밖으로 밀어냈다. 긴 시간을 견디느라 아기의 심박수는 조금 떨어졌지만 아무도 회음절개를 권하진 않았다. 아기는 약간의 회복시간을 가진 후에 내 품에 안겼고, 나는 내가 제왕절개의 문턱까지 다녀왔음을 깨달았다.

그러나 나를 정작 괴롭힌 것은 내가 속했던 모임에서 떠도는 뒷소문들이었다. 이 일을 계기로 나는 누가 진짜 친구고 누가 아닌지를 확실히 배우게 되었다. 아기를 낳은 바로 다음날 걸려온 한 통의 전화를 나는 지금도 생생히 기억한다. 그 동료는 내 이야길 들었다고 말했고, 내가 뭐라 들었냐고 물었더니 이렇게 대답했다. "허리 통증 때문에 네가 병원에 가서 경막외마취술을 받았다고 하던데?" 나는 그럴 수밖에 없었던 복잡한 사연을 설명하다가 그게 부질없는 짓이란 걸 깨달았다. 사람들은 자기가 보고 싶은 대로 판단하므로 거기에 일일이 대응하는 것은 시간낭비일 뿐이다. 후에 나는 이 경험을 조산사 협회지(Midwifery Today)에 〈편견 극복하기〉(Passing Judgement)란 글로 실었고, 출산의 예측 불가능한 측면과 '피의 신비'에 대한 나의 확장된 이해도 함께 설명했다.

황홀한 출산, 황홀한 삶

제가 느끼기엔, 집에서 황홀한 수중출산을 지켜봤던 일이 아내와의 관계에 아주 좋은 영향을 준 듯합니다. 저희는 원하던 것을 그대로 이뤄냈어요. 우리의 생각과 신념에 대한 믿음이 생겼고, 우리 부부의 힘을 느꼈어요. 비로소 본 모습을 찾은 것만 같고, 주저 없이 진심으로, 그리고 기꺼이 직관을 믿고 따르기만 하면 못할 일이 없다는 생각이 듭니다.

— 잉글랜드의 도싯에 사는 찰스 B.

설령 출산 경험이 만족스럽지 못했거나 예상치 못한 이유로 기대가 빗나갔다 하더라도 아기의 탄생과 당신의 재탄생은 온전히 축복받아야 할 일이다. 거듭 말해왔지만 출산은 당신 삶의 한 단면을 나타내는 상징물과도 같다. 그렇다면 어떻게 해야 출산이 준 교훈을 일상 속에서 가장 잘 실천해나갈 수 있을까?

나는 누구에게나 가능한 한 자세히 출산 경험을 기록해보라고 권한다. 특히 그 경험으로부터 배운 것들을 목록으로 정리해보라. 당신 자신은 물론 주변사람들의 경험까지 포함해서, 당신의 기대를 뛰어넘었던 요소들에다 이름을 붙여보라. 아직 가슴속에 모든 게 생생히 남아 있을 때 글로 적어두라. 출산이 기존의 유대감과 관계를 재탄생시킨다는 사실을 기억하라. 당신과 당신의 가족도 그런 경험을 했는가? 이 출산은 당신에게 하나의 통과의례였는가? 그렇다면 전체 과정 중에서 어떤 지점들이 특히 중요한 이정표거나 가르침이었는가?

나는 내 출산 경험을 존중하고 사랑한다. 내 몸은 신전과 같다. 그것은 스스로 고유한 의식과 기도문을 창조한다. … 우리는 귀를 기울이기만 하면 된다. 딸애를 낳을 때 나는 다시 빠져나오기가 어려울 만큼 나의 내면 깊숙한 곳으로 들어갔다. 나는 그저 내 안의 여신을 믿고 내맡겼을 뿐이다. 그러자 그녀는 모든 걸 처리했고, 자신의 힘을 내게 영구히 선물해주었다.

— 레아 B.

너무나 많은 여성들이 자신의 출산 경험을 스스로 소화해낼 만한 어떤 배려도 받지 못한 채 일터로 복귀한다. 앞서 1단계에서 설명했듯이, 이는 우리 사회가 개인의 성장과 사회적 성숙보다는 강요된 목표와 생산성에 더 큰 가치를 부여하고 있기 때문이다. 출산 경험을 이해하고 그로부터 배우는 데 충분한 시간을 들이라. 그것이 쓸데없는 자기도취가 아님을 분명히 주장하라. 앞으로 당신이 여성으로서 제 몫을 다하려면 이것은 필수 과정이다. 이 사회와 다른 사람들에게 보탬이 되려면 자신의 집안일부터 잘 다스려야 하는 법이다.

이와 더불어 당연히 당신에게는 육체적인 회복을 위한 시간도 필요하다. 나는 산후조리를 '주산기(임신 20주부터 산후 28일까지) 관리'의 마침표라고 생각한다. 특히 미국여성들은 이 중차대한 시기에 자신을 추스를 기회를 제대로 보장받지 못하는 일이 비일비재하다. 미국을 제외한 거의 대부분의 문화권에서는 몸을 회복하고 아기와 교감하는 데만 전념할 수 있도록 이 시기의 산모들을 주위에서 정성껏 보살핀다. 산모가 자신의 새로운 역할을 기꺼이 받아들이고 아기는 충분한 안정감을 획득할 수 있도록, 또한 그들이 스스로 성장할 수 있도록 기다려주라. 산모들에게 마치 아무 일도 없었던 듯 일상으로 복귀해서 한 사람 몫을 해주길 기대하는 것은 차라리 무관심만 못한 태도이다.

산모가 너무 빨리 자리를 털고 일에 복귀하게 되면 과다분비된 아드레날린이 옥시토신의 복원력을 상쇄시켜 회복이 그만큼 지연된다. 미국을 비롯한 산업화 국가들의 산후 우울증 비율이 창피할 만큼 높은 이유는 바로 이처럼 산모들의 생리적 욕구가 좌절된 데서 비롯된 결과이다. 충분히 휴식하지 못한 산모는 몸을 회복하는 데 대단히 긴 시간과 호된 과정을 겪게 된다. 산후조리는, 설령 좋은 보살핌을 받더라도 여성들에겐 가장 힘든 시기 중 하나이다. 행복하다고 해서 힘든 것들이 사라지지는 않는다. 그리고 이때 제대로 회복되지 못한 요소들은 당신의 몸과 마음, 그리고 성생활에 계속

아내가 아기와 단둘이 시간을 보내고, 젖을 먹이고, 유대감을 형성하는 데 어떤 방해도 받지 않도록 나는 출산 이후의 잡다한 일들을 기꺼이 도맡았다. 출산용 욕조를 치우고, 집을 청소하고, 아기 이름을 병원의 명부에 올리고, 출생신고를 했다. 나는 몇 주 동안 아내가 충분히 휴식하고 이완하고 아기와 놀 수 있도록 일종의 '불가침 구역'을 만들어주었다.

— 찰스 B.

악영향을 미칠 것이다.

그렇다면 산모에게 있어 최선의 보살핌은 무엇일까? 가정출산을 예로 들면, 조산사들은 일반적으로 산후에 최소한 세 번(1일째, 3일째, 7일째) 산모를 방문한다. 혹 어떤 문제가 있을 때는 매일 방문하기도 한다. 물론 몸 상태를 확인하는 것도 중요하지만 더욱 중요한 일은 영양 섭취와 휴식, 정서적 안정 등을 챙기면서 산모와 충분한 대화를 나누는 것이다. 특히 산모의 회복을 앞당기는 데는 모유 수유만 한 것이 없기 때문에 산후 첫 주에는 모유를 먹이는지의 여부가 굉장히 중요하다. 이때는 아직 출산의 피로와 흥분, 예민함이 가라앉지 않은 시기이다.

북아메리카와 멕시코, 인도네시아 등의 원주민들은 출산 직후 산모의 몸은 극도로 '열려' 있어 무척 취약한 상태이며 기가 쇠하거나 냉이 들기 십상이라는 것을 잘 안다.(첫 출산 후에 나 또한 마치 내 몸에 구멍이 나서 바람이 숭숭 들이치는 듯 느꼈었다.) 그들은 산모의 노고를 존중하면서, 산모가 실내에서 옷을 벗은 채로도 따뜻하게 지낼 수 있도록 모닥불이나 화로를 곁에 놓아주고 가족들이 수발을 들어 편히 쉬게끔 한다. 그리고 산모를 무심하게 방치하는 미국과는 정반대로 친구와 친척들이 하루가 멀다고 찾아와서 음식을 챙기고 대화하고 웃게 해준다. 그들은 새 생명의 탄생을 신성한 일로 바라본다. 심지어 필리핀 사람들은 아기를 낳은 여자는 신의 축복을 받았기 때문에 산후 40일 이내에 죽게 되면 천국에 올라간다고까지 믿는다.

멕시코의 조산사들은 기다란 무명천을 사용하는 훌륭한 산후 치유법을 간직하고 있다. 그들은 산모를 따뜻한 방으로 불러 단단하고 고른 바닥 위에 눕힌다. 카펫이 깔려 있으면 더욱 좋다. 얇은 옷차림에 양말을 신은 산모의 양옆으로 두 명의 도우미가 무릎을 꿇고 앉는다. 도우미들은 구김 없이 정갈하게 접은 무명천의 한가운데를 산모의 뒤통수 아래 두고, 양 끝을 이마에서 교차시켜 약 1분간 양쪽으로 팽팽히 잡아당긴다. 그리고 산모의 어깨, 몸통, 엉덩이, 허벅지, 장딴지, 발목 등에서도 같은 식으로 압박을 준다. 이때 산모는 온몸의 긴장을 완전히 풀고 있어야 한다.

멕시코의 산모들은 이 치유법을 너무나도 좋아한다! 이것은 마치 전신을 마사지하는 느낌이며, 그 조산사들의 말마따나 뼈를 다시 맞춰주는 특별한 효과가 있다. 산모는 신체적, 감정적으로 무명천에 포근히 안기고 감싸지는 느낌을 받는다. 이 치유법은 산모의 기분을 풀어주고 산후의 냉기를 빼준다. 그리고 끝난 후에도 산모는 그대로 일어서는 것이 아니라 뼈가 흐트러지지 않도록 몸을 뒤집고 손으로 땅을 짚어 조심스레 일어서야 한다. 도와줄 사람만 구할 수 있다면 당신도 며칠 간격으로 이 치유법을 여러 번 받아보길 바란다.

임신기에 맞춰 적응되었던 몸은 산후 2주 동안 예전 상태로 차츰 되돌아간다. 호르몬 분비도 오르락내리락하면서 새로운 균형을 찾아간다. 일시적인 홍조, 오한, 피로, 기분 변화가 나타날 수도 있지만 큰 스트레스만 없다면 옥시토신이 꾸준히 분비되면서 그것들을 점차 감소시킬 것이다. 아기를 수시로 돌보는 것만으로도 옥시토신의 분비량은 산후 몇 주 동안 높게 지속된다. 그러니 자궁과 질의 근육이 회복되는 동안 좋은 기분을 유지하도록 하라. 옥시토신은 특히 아기에게 젖을 물릴수록 더 잘 분비되며 음식의 소화까지 촉진한다.

모유 수유의 생리적 작용을 좀더 자세히 알아보자. 젖의 생산은 프로락틴이라는 호르몬에 의해 촉진되는데, 프로락틴은 출산 후 에스트로겐과 프로게스테론이 감소하면서 분비된다. 모유의 지속적인 생산은 젖가슴의 자극과 관련이 깊다. 아기를 더 자주 돌볼수록 젖도 더 잘 나올 것이다. 물론 적절한 휴식과 음식, 음료의 섭취도 중요하다. 아기가 젖꼭지를 자극하면 옥

젖을 물리면서 황홀한 오르가슴을 경험했냐고요? 물론이지요. 거의 매번 그랬답니다. 그뿐만이 아녜요. 전 평소엔 전혀 느끼지 못했던 아주 깊숙한 감정들을 경험했어요. ― 말로는 표현할 수 없는 깊은 사랑, 우주와의 일체감, 어떤 일이든 해낼 수 있다는 막강한 자신감, 아기와의 두터운 유대감 등등.

― 오스트리아의 그라츠에 사는 재클린 E.

시토신이 분비되고, 옥시토신은 모유의 생산을 촉진한다. 또한 옥시토신은 젖가슴으로 가는 혈류량을 증가시킴으로써 아기가 말 그대로 '따뜻한' 품 안에 푹 잠길 수 있도록 해준다.

그럼 젖을 물리는 것은 어떤 기분일까? 많은 여성들은 수유 시에 아주 유쾌한 기분을 경험한다. 우선은 젖가슴이 다소 얼얼해지는 느낌이고, 그다음엔 젖이 채워지면서 점차 팽팽해지는 느낌이고, 마지막엔 젖을 내보내고 싶다는 강한 욕구가 솟아난다.(남자의 성적 흥분과 유사하다.) 젖이 나오려고 하는 엄마는 당장 아기를 안고 싶은 강렬한 욕구를 느낀다. 이런 기분의 변화(흥분→분출→행복)는 건강한 성생활, 즉 오르가슴과 닮은꼴이다. 따라서 수유를 일종의 성적 경험으로 이해할 수도 있다. 실제로 아기를 위해 분비된 옥시토신이 자궁과 질을 수축시킴으로써 오르가슴을 경험하게 되는 산모들도 있다.

트라우마로 인한 심리적 장애물만 없다면 수유는 정말 황홀한 느낌이며 온기와 안락감을 온몸으로 경험하게 해준다. 그리고 이 경험은 상호의존적이다. 아기는 손으로 젖을 짜면서 발가락을 꼬물거린다. 그리고 조금 더 크면 자신의 몸을 엄마에게 밀착시키려 한다. 저 나름대로 애정과 욕구를 표

> 젖을 먹이는 것은 내게 너무도 즐거운 경험이었다. 그것은 다시 오지 않는 시간이다. … 그러니 아기를 품에 안고, 그 얼굴을 경이롭게 바라보고, 이런 순간이 주어졌음에 감사하라. 나는 아이가 셋 있는데, 내 젖을 빨던 그들의 얼굴을 아직도 선명하게 기억하고 있다. 그 기억은 아이들이 다 성장한 이후에도 내 영혼에 깊이 간직되어 있을 것이다.
>
> — 온타리오 주의 브링턴에 사는 달시 A.

현하는 것이다. 섹스가 건강한 성인 남녀를 감정적으로 맺어주듯이 수유도 엄마와 아기를 결속시킨다. 수유를 성性과 연관시키는 것이 의아하게 느껴지겠지만 어떤 측면에서는 분명히 그런 요소가 있다. 사랑의 가장 보편적인 뜻이 '신체적, 감정적 접촉을 갈구하는 것'임을 떠올려보라. 아기들도 예외는 아니다.

수유는 기본적으로 엄마와 아기의 접촉이기 때문에 사적 공간의 보호가 중요하다. 사람들 앞에서 젖을 물리지 말라는 뜻이 아니라 적어도 수유 초기에는 둘만의 시간이 중요하다는 뜻이다. 모유를 촉진하는 옥시토신은 또한 아기와 파트너에 관한, 그리고 출산 경험 자체에 관한 통찰을 불러오기도 한다는 사실에 주의하라. 머지않아 산모는 비슷한 시기에 아기를 낳은 다른 여성들과 진솔한 대화를 나누고 싶어질지도 모른다. 이럴 때는 산모들 간의 교류를 지원해주는 지역 사회의 서비스를 이용하기 바란다.

모유 수유의 또다른 이점은 스트레스와 트라우마로 인한 아드레날린의 분비를 억제시켜준다는 것이다.* 분유를 먹이는 산모들은 모유를 먹이는 산모들에 비해 높은 수준의 불안, 우울, 죄책감을 보이곤 한다.**

황홀한 출산 경험은 산모를 강하게 만들어 삶의 새로운 국면과 시련에 잘 대처하도록 도와준다.

황홀한 출산을 경험한 산모들은 예외 없이 자신감이 엄청나게 증가했다고 말한다. 보통 산후에는 적지 않은 상실감이 찾아오기 때문에 이는 참으로 다행스런 일이다. 산모와 그 파트너가 대놓고 표현하는 경우는 드물지만, 삶의 다른 전환점들과 마찬가지로 출산 또한 뭔가를 주는 대신 뭔가를 떠나보내게 한다. 초보 부모가 겪을 만한 시련의 예는 다음과 같다.

- 임신 상태, 그리고 임신부를 위한 배려가 끝나버렸다는 상실감.
- 아기를 아직 낳지 않은 친구들과 멀어졌다는 상실감.
- 지인들과의 아무 부담 없는 교류가 끝났다는 상실감.
- 일상의 변화에 따른 상실감.
- 혼자만의 시간이 사라졌다는 상실감.
- 성생활의 기회가 줄었다는 상실감.
- 경제적 여유가 줄었다는 상실감.
- 체력과 정신적 여유가 고갈되었다는 상실감.

이처럼 초보 부모들은 혼란에 빠지기 쉽다. 심지어 위에 언급한 시련들 때문에 심한 우울증까지 겪는 사람들도 적지 않다. 이 출산이 원하던 바가 아니었거나 출산 과정에 능동적으로 참여하지 못했던 경우라면 더욱 그렇다. 우리는 이미 비관적인 사람들을 물리치는 방법에 관해 논의한 바 있지

- E. B. Thoman, A. Wetzel, S. Levine, "Lactation Prevents Disruption of Temperature Regulation and Suppresses Adrenocortical Activity in Rats," *Communicative Behavior in Biology* 2 (1986): part A.
- N. Newton and C. Modahl, "Mood State Differences between Breast and Bottle-feeding Mothers," *Newton on Breastfeeding* (Seattle, WA: Birth and Life Bookstore, 1990).

출산의 강렬함과 위력에 비할 것은 없다. 출산은 사람을 변성시킨다. 딸애를 낳고 품에 안으면서 나는 이젠 못할 일이 없다고, 내겐 막강한 힘이 있다고 생각했다. 나는 이 생각을 갓난아이에게도 들려주었다. 지금 이 순간 우리는 '세상에 두려울 것 없는' 여성으로서 하나가 되었다고 말이다. 출산은 나를 다른 사람으로 만들었고, 나는 아기를 가지려 하는 모든 여성이 이런 경험을 하게 되길 바란다.

출산을 통해 나는 내 몸과 내 가족, 그리고 이 세상을 달리 바라보게 되었다. 출산은 나 자신을, 내 안의 힘과 직관을 믿으라는 교훈을 주었다. 출산은 내 삶에서 가장 특별하고 의미 깊고 보람 있는 순간이었다!

— 앤지 P.

만, 지금은 그들에게 좀 떨어져 있어 달라고 더욱 솔직히 말해야 할 때다. 만약 당신의 모유 수유에 부정적 태도를 보이거나 자신의 부정적 출산 경험을 당신에게 전가하려는 친구나 친척이 있다면, 휴식이 필요하니 나중에 이야기하자고 당당하게 말하라. 당신은 출산으로 인해 아직 여리고 무른 상태이다. 이때의 잘못된 충고와 비난은 깊은 흔적을 남기고 쉽게 잊혀지지 않는다. 다음과 같은 이메일, 음성메시지, 문앞에 붙이는 메모를 통해서 그들과 직접 대면하는 일을 피하고 사생활을 보호하라. — "신경을 써주셔서 감사합니다. 우리는 아무 문제 없이 아기와의 시간을 즐기고 있으니 나중에 연락드리겠습니다."

특히 첫 아기의 경우에는 남자가 아빠가 되는 궤도와 여자가 엄마가 되는 여정이 사뭇 다르다. 남자들은 대부분 아기가 눈에 보일 때까지 그 존재를 실감하지 못하다가 한순간에 깊숙한 곳에 있던 감정이 떠오르곤 한다. 즉,

여자들이 임신기 내내 겪어왔던 과정이 산후의 짧은 시간 동안 진행되는 것이다. 남편들이 반드시 출산에 동참함으로써 아기와의 유대감은 물론 자기 자신의 내면의 힘까지 획득하는 일이 중요한 이유는 바로 이 때문이다.

가정출산은 내 남편을 치유했고 한 남자이자 아버지로 변화시켜놓았다. 시어머니는 가죽끈으로 몸이 묶인 채 내 남편을 낳았고, 남편은 태어나자마자 거꾸로 들어올려져 엉덩이를 찰싹 맞았다고 한다. 미국의 정신 나간 문화가 공공연하게 자행했던 폭력과 무감각이 인생의 첫발이었던 셈이다. 그는 자기 손으로 직접 세 아이를 받아내면서 아이들, 그리고 나와도 깊은 유대감을 갖게 되었다. 가정출산을 통해서 그는 깊숙한 상처를 치유했다. 출산에 관해 완전히 무지했던 그는 지금 완벽한 출산 파트너가 되었다. 그는 내면에서 남성의 본능과 직관을 발견했고, 그것이 멋지고 훌륭하다는 사실을 깨달았다. 또한 그는 출산을 통해서 여성들에 대한 혐오감으로부터 자유로워질 수 있었다.

— 줄리 B.

아무래도 여자들은 임신기 동안 감정을 좀더 추스를 여지가 있다. 하지만 그렇다고 해서 꼭 여자들이 남자들보다 부모라는 역할을 더 쉽게 받아들인다고 단언하긴 어렵다.

출산 중에 병원으로 후송되어야 했거나, 피를 많이 흘렸거나, 제왕절개를 했거나, 태아의 건강에 문제가 있지 않았다면, 당신은 산후에 피로하긴 하지만 완전히 나가떨어지진 않았을 것이다. 만약 평균치보다 피를 많이 흘렸다면 앞선 3단계에서 소개한 빈혈 대처법을 실천하고 푹 쉬면서 몸을 돌보도록 하라. 반대로 출산이 너무 빨리 끝나버린 경우에도 산모들은 충분한 휴식을 취하는 데 어려움을 겪는다. 그들은 아직 흥분 상태이기 때문에 이 것저것 일을 벌임으로써 스스로 몸의 회복을 훼방한다. 내가 본 산모 중에서 유일하게 산후에 자궁 감염이 발병했던 한 여성은, 고작 세 시간 만에 아기를 낳았던 터라 스스로 몸 상태가 괜찮다고 느꼈는지 산후 이틀 만에 집을 나서서 뙤약볕 아래 중고품 장터를 종일 구경했다고 한다. 출산이 얼마나 수월했든, 지금 얼마나 기분이 좋든 간에, 최소한 산후 열흘간은 침대 위에서 지내도록 하라.

이 중요한 시기에는 당신과 당신 가족을 보살펴줄 도우미를 고용하는 것

임신기 동안 와타는 너무나도 아름다웠다. 나는 틈만 나면 와타의 배를 쓰다듬고 귀를 갖다 대어 아기의 심장 소리를 들었다. 한편 나 자신 또한 오랫동안 임신을 꿈꿔왔기 때문에, 나는 그녀를 향한 질투심과도 싸워야 했다.(동성 커플의 이야기임. 역주) 따라서 우리는 험난한 여정을 겪어야 했다. 나는 와타에게 완벽한 파트너가 되고 싶었지만 내 못난 감정을 억누르기가 쉽지 않았다. 하지만 결국엔 가장 중요한 사실이 모든 걸 정리해주었다. ― 나는 와타를 사랑했고, 그녀의 뱃속에서 자라는 아기도 의심의 여지 없이 사랑했다. 우리는 한 가족이었다.

와타의 출산을 지켜보는 것은 내 생애 최고의 특권이었다. 그 모든 고통을 겪는 와중에도 와타는 더없이 아름다웠다. 그녀는 밤새 진통을 했고, 나는 옆에서 다정하게 격려해주었다. 나는 그녀에게 그녀의 몸이 가진 지혜를 전적으로 신뢰한다고 말해주었다. 해가 막 떴을 무렵, 우리의 아기 리오가 내 손 위로 미끄러져 나왔다. 그때는 물론이고 지금까지도, 나는 와타를 경탄의 눈빛으로 바라본다.

― 캘리포니아 주의 세바스토폴에 사는 케나 L.

도 한 방법이다. 계약에 따라 다르겠지만 이런 서비스 비용까지 부담해주는 보험상품들도 있으니 사전에 확인해보기 바란다. 도우미를 고용할 때는 미리 도우미의 역할과 비용 등을 결정하고, 담당의사 또는 조산사로부터 당신의 휴식과 안정을 위한 전달사항을 받아두는 편이 좋다.

아기와의 유대감은 산모의 회복 속도를 좌우하는 또 다른 요소이다. 출산후 최초 몇 시간 동안, 특히 출산 직후에는 아기와 떨어지는 것이 문제를 일으킬 수 있다. 일반적으로 다른 포유동물들은 출산 직후에 새끼와 떨어지면 이상행동을 보인다. 새끼는 주변의 다른 대상과 애착 관계를 형성하고, 어미는 후에 자기 새끼를 보더라도 품으려 들지 않는다. 아기의 생존을 위해 프로그램된 생리적 반응이 오작동을 일으키는 것이다. 인간도 이처럼 초기의 접촉이 불발될 때, 산모는 아기와의 유대감을 잃고 자신에 대한 불신과 혼란에 빠지게 된다.

신생아에게 별도의 보호와 관리가 필요한 경우에도 유대감은 약화될 수 있다. 자주 아기를 찾아가서 시간을 보내고, 말을 걸고, 인큐베이터 속으로 손을 넣어 접촉한다 하더라도 그렇다. 또한 아기가 건강한데도 몇 시간 이상 병원의 손길에 맡겨두는 경우가 있는데 이는 좋지 않은 생각이다. 처음으로 아기를 달래고 옷을 입혀준 사람이 산모 본인이 아니었다면 더욱 조심해야 한다. 산후에는 산모가 직접 해야 할 일들이 있다. 그럼으로써 유대감이 형성되고 엄마로서 자신의 능력에 자신감을 얻게 되기 때문이다. 이처럼 첫 단추를 잘못 끼운 경우에는 믿을 만한 사람에게 병실로 아무도 들어오지 못하게 막아달라고 부탁한 후에 맨몸의 아기를 가슴으로 안으라. 출산 중에 도움이 된 방법들을 총동원하여 긴장을 내려놓으라. 지쳐 있는 상태라면 뒤로 누워서 아기를 품는 것이 — 아기의 얼굴은 당신의 가슴 위에, 다리는 배위에 놓이도록 — 가장 편한 자세일 것이다. 아기에게 수분이 부족하지 않아기를 품고 이 놀라운 경험의 여운을 즐겨야 할 시간에, 아기가 이 커다란 세상에 서서히 적응하도록 기다려주어야 할 시간에 의료진은 정신없이 법석을 떨기 시작했다. 내 태반이 떨어져 나오지 않았기 때문이다.

정신이 조금만 더 깨어 있었더라면 나는 이렇게 요구했을 것이다. "제발, 잠깐만 더 기다려주세요." 하지만 내 보호자가 되어 그들의 개입을 막아야 했던 남편은 이런 상황에 전혀 대비가 되어 있지 않았다. 내가 깊이 신뢰했던, 출산을 경이로운 경험으로 대해주던 의사는 왜 하필 그 자리에 없었는지 … 곧 내 정신은 완전히 몽롱해졌다. 내가 기억하는 것은 소란 속에서 수술실로 이송되던 순간 정도이다.

정신을 차렸을 때 나는 마치 블랙홀에서 빠져나온 듯한 느낌이었다. 목구멍이 쓰라렸고, 아기는 어디에서도 보이지 않았다. 나는 아기를 데려오라고 난리를 친 후에 아기를 안고 젖을 물리기 시작했다.

내 출산은 경이로웠지만, 그 이후의 상황은 정반대였다. 나는 천국에 있다가 지옥으로 추락한 기분이었다. 내 생각에는 만약 그때 의료진이 좀더 느긋하게 지켜봐주고 내가 몸을 일으켜 움직일 수 있도록 허락했다면, 모든 것이 순조롭게 마무리되었을 것이다.

— 잉글랜드의 런던에 사는 소피아 C.

은지 염려하는 의료진의 참견은 한 귀로 흘려버리라. 초유는 젖이 제대로 나올 때까지 충분히 제 역할을 잘 해낸다.

옥시토신이 스트레스를 감소시켜준다는 사실을 기억하고 있는가? 만약 어떤 이유로든 불안해지거나 공황 상태가 찾아온다면, 위의 수유 과정을 더욱 신중하고 느긋하게 행하면서 마음을 편하게 갖도록 하라. 인간에게는 사랑과 의지로써 유대감을 회복시킬 능력이 주어져 있음을 잊지 말라. 아기에게, 그리고 당신 자신에게 사랑을 표현하고 오직 지금 이 순간 속에 머물라. 출산은 '통제하겠다는 생각'이 환상에 불과했음을 여실히 깨닫게 해준다. 부디 이처럼 뜻깊고, 황홀하고, 심지어 오르가슴까지 수반되는 출산 경험이 당신으로 하여금 어떤 감정의 격랑도 이겨내도록 도와주길 기원한다.

> 나는 아기에게 젖을 물리는 것을 정말 좋아했다. 첫 아기를 제왕절개로 낳고 나서, 나는 수유를 통해서 내 몸이 자연의 순리를 따르고 있다는 느낌을 되찾고 아기와 교감할 수 있었다. 수유는 그 무엇과도 비교할 수 없는, 대단히 원초적이고 친밀한 관계를 형성해준다.
>
> — 신디 C.

이에 반해서, 만약 산후 몇 주 동안 주기적으로 우울과 불안 속으로 빠져들고 있다면 반드시 전문가의 도움을 구해야 한다. 산후의 일시적 우울감과 산후 우울증의 차이는 바로 그것의 발생 시기이다. 일시적 우울감은 산후 10일을 전후로 줄어들지만, 산후 우울증은 오히려 시간이 갈수록 더 심각해지는 것이 일반적이다. 산후 우울증은 산모뿐 아니라 아기에게도 악영향을 미칠 수 있으니 절대 경시되어서는 안 된다. 우울증 때문에 엄마의 관심을 덜 받은 아기들은 (얼굴을 통한) 긍정적인 감정 표현이 줄고, 먹는 데 집착하며, 수면 장애까지 겪게 된다.[•]

조산사인 콘스턴스 싱클레어는 산후 우울증에 걸릴 위험이 높은 산모의

• L. Lamberg, "Safety of Antidepressant Use in Pregnant and Nursing women." *Journal of the American Medical Association* 282 (1999): 222-223.

특징들을 아래와 같이 네 가지 범주로 정리했다.

1) 정신의학적 소인 : 부정적인 출산 경험, 정신질환 이력, 낮은 자존감, 스트레스 수준이 높은 일상 등등.
2) 인구학적 소인 : 산모의 나이, 비혼非婚 상태, 사회적·의료적 지원의 결여, 경제적 어려움 등등.
3) 대인관계의 소인 : 어린 시절 부모와의 분리 경험, 어린 시절 냉대받은 경험, 임신기에 냉대받은 경험, 신체적·감정적·성적 학대 경험, 파트너와의 사이가 멀어짐 등등.
4) 문화적 소인 : 해당 문화권에서 충분한 보살핌을 받거나 엄마의 역할을 분명하게 습득하지 못한 경우 등등.•

이런 소인들이 있다고 해서 반드시 우울증이 발병하는 것은 아니지만 좀 더 조심을 해야 한다는 것만은 분명하다. 보통 조산사들은 임신기와 산후기 동안 산모를 보살피면서 이런 소인들을 미리 확인하고 문제의 조짐이 보이는지 주의를 기울인다. 하지만 병원은 이런 부분까지 신경을 써주지 않는다. 첫 경고 신호가 나타나면 바로 전문가의 도움을 구하라. 위의 목록을 참고하여 그에게 당신의 상태를 설명하라. 산후 우울증이 제대로 관리가 안 되고 있는 가장 큰 원인은 '갓난아기의 엄마는 당연히 행복한 상태일 것이다'라는 우리 사회의 보편적 기대감 때문이다.

우울증은 신체적 치유와 회복 속도를 크게 늦춘다. 하지만 간혹은 갑상선의 염증 또는 기능저하가 이런 우울증 증후의 진짜 원인인 경우도 있으므

• Constance Sinclair, *A Midwife's Handbook*. (St. Louis, MO: Saunders, 2004) 239.

출산 경험을 떠올리기만 해도 나는 신, 사랑, 그리고 모든 여성과 하나 되는 기분을 느낀다. 능동적인 출산, 두려움 없는 출산, 방해받지 않은 출산은 내 삶을 확 바꿔놓았고 아기를 잘 기를 수 있다는 자신감을 깊숙이 심어주었다. 한마디로, 뭐든 해낼 수 있다는 자신감이 생겼다.

— 캐서린 H.

로, 의료진에게 이 부분을 먼저 확인해주길 요청하라.

정신적 건강에 주의를 기울이고 있다는 전제하에, 산후 몇 주간 치유를 촉진하기 위해 우리가 취할 수 있는 행동에는 무엇이 있을까? 우선 당신이 임신기 동안 들여놓은 좋은 습관들을 다시 회복하라. 당신의 몸을 보살피고 당신 자신을 살찌우기 위해 했던 일들을 잊어버리지 말라. 그리고 힘은 좀 부치겠지만, 그래도 상쾌한 기분을 위해 날마다 목욕과 몸단장을 거르지 말라. 침대 위에서 푹 쉬는 것만큼이나 규칙적인 움직임으로 신진대사를 활성화하는 것도 중요하다. 또한 감정적 치유를 위해서는, 당신이 임신기와 출산 중에 어떻게 두려움을 극복해냈는지를 떠올려 그 방법으로부터 기운을 얻도록 하라. 시간을 내기가 어렵더라도 매일 10분 정도는 일기를 쓰거나 명상을 하면서 과민한 상태를 털어버리도록 하라. 오래된 친구나 비슷한 처지의 산모들과 대화를 나누는 것도 좋은 방법이다.

임신과 출산을 통해서 우리는 일상에 새롭고 재미있는 요소들이 섞여 있을 때 최적의 건강 상태가 유지된다는 사실을 깨닫게 된다. 산후조리에서도 이것을 기본 원칙으로 삼으라. 내 몸의 새로운 욕구, 내 가슴 깊숙한 곳의 지혜에 항상 귀를 기울이라.

치유에 도움을 주는 몇 가지 방법들이 더 있다. 아기를 당신 침대에서 재

> 나는 출산을 통해 내가 뭐든지 할 수 있음을 깨달았다. 그리고 그것은
> 내 삶의 모든 측면 — 일, 대인관계, 양육 등등 — 에 큰 보탬이 되고 있다.
> 나는 내 안의 능력과 힘을 자각하고 나의 본능을 신뢰한다. 엄마로서, 아
> 내로서, 친구로서, 이 사회의 구성원으로서 살아가는 데 이보다 더 중요한
> 덕목은 없다.
>
> — 메릴랜드 주의 보스턴에 사는 앨리슨 B.

우는 데 두려움을 갖지 말라. 술에 취하거나 수면 유도제를 먹지만 않았다
면, 부모가 뒤척이다가 아기를 깔아뭉개는 일은 결코 일어나지 않는다. 오
히려 부모와 아기 모두 더 깊은 휴식을 취할 수 있으니, 아기를 빨리 개인 침
대로 보내고 싶은 마음이 들더라도 한동안은 같은 침대에서 잠들도록 하라.
아기의 온기와 당신의 심장박동이 숙면을 돕고 불편함은 더욱 줄여줄 것이
다. 만약 침대 크기가 작다면 높이가 비슷한 간이침대를 구해 옆에 붙이라.
아기가 칭얼대는 편일수록 한 침대에서 같이 지내는 편이 좋다. 아기에게
필요한 것은 오직 엄마 품속의 신체적, 감정적 안정감뿐이기 때문이다.

산후 몇 주간은 아기를 안고, 달래고, 젖 물리는 일이 쉼 없이 이어진다.
아마도 당신 자신을 위한 시간은 거의 나지 않을 것이다. 만약 다른 가족이
나 도우미가 있다면 청소와 빨래, 음식 준비 등을 그들에게 부탁하여 당신
과 파트너가 그 시간에 아기를 돌보고 휴식을 취할 수 있도록 하라.

이 시기를 설명하는 말로 연속적 양육(continuum parenting) 또는 애착적 양육
(attachment parenting)이란 용어가 있다. 《연속 개념의 양육》의 저자인 진 리들
롭은 아래와 같은 경험이 주어질 때 아기는 신체적, 정신적, 감정적으로 가
장 잘 발달할 수 있다고 말한다.(이는 인류가 오랜 세월 진화하며 습득한 것이다.)

- 품에 안기거나 그 외의 방식으로 엄마로부터 지속적인 보살핌을 받는다. 그리고 (기어다니기 전까지) 엄마가 다른 일을 하고 있을 때도 그 곁에서 자유롭게 구경하고, 젖을 먹고, 잠을 잘 수 있다.
- 아기가 스스로 거부할 때까지(평균 2년 정도 걸린다) 엄마와 한 침대에서 자면서 신체적 접촉을 유지한다.
- 엄마가 아기의 요구, 즉 아기의 몸이 보내는 신호에 따라 젖을 물려준다.
- 울거나 몸부림을 치면 엄마로부터 즉각적인 반응이 온다. 엄마가 아기의 욕구를 판단하거나 부정하거나 불쾌해하지 않고, 과도하게 개입하지도 않는다.
- 손위 형제들과 태생적 결속감을 나누고 자신만의 가치와 본능, 존재 자체를 인정받는다.

아래는 서양의 보편적인 출산-양육 방식이다. 위의 권고사항과 무엇이 다른지 비교해보라.

- 홀로 떼어놓고 잠을 재운다. 때로는 울다가 잠이 들도록 내버려두기도 한다.
- 아기의 자연스런 식욕을 무시하거나 '달래가면서' 정해진 시각에만 젖을 물린다.
- 부모의 일상 활동으로부터 분리시키고 제외시킨다. 유아용 침대나 울타리 안에 격리하거나 어린이집에 보내어 장난감 또는 의미 없는 물건들과 놀게 한다.
- 아기가 울거나 욕구를 표현할 때 무시하고, 억누르고, 심지어 벌을 준다. 또는 반대로 과도한 관심과 불안으로써 대응한다.

- 아기를 아무것도 할 수 없는, 길들지 않은, 따끔한 훈육과 '정교한' 양육 방식을 통해 행동을 바로잡아야 할 존재로 대함으로써 자연스런 발달 과정을 왜곡한다.[•]

만약 정상적이고 본능적인 욕구를 충족시키기 위한 아기의 울음이 무시되면, 아기는 스스로를 표현하는 것이 '잘못되고 수치스런' 일이라는 생각을 발달시키게 된다. 하지만 적절한 반응을 해주면 아기는 자신감, 안정감, 만족감을 자연스럽게 획득한다. 당연히 후자의 경우가 부모에게도 바람직하다!

아기와의 교감을 유지하는 최고의 방법은 젖을 물리며 돌보는 것이다. 하지만 모유 수유라는 당연한 역할을 해내는 데 어려움을 겪는 여성들도 있다. 이 문제는 아기와의 접촉이 약화되지 않도록 최대한 빨리 해결되어야 한다. 특히 산후 며칠 동안에는 젖꼭지의 쓰라림을 호소하는 산모들이 적지 않은데, 그럴 때는 베개를 두 개 정도 받치고(즉 상체를 약간 일으킨 채로) 뒤로 누워서 아기를 세로로 — 아기의 발이 당신의 배에, 머리가 당신의 가슴에 놓이도록 — 안고 젖을 물려보라. 그러면 젖의 윗부분보다 아랫부분이 더 집중적으로 눌리면서 젖꼭지가 벌어져 젖이 잘 나온다. 젖꼭지가 쓰라릴 때는 이 자세가 큰 도움이 될 것이다. 아기가 젖을 잘 빨지 못할 때는 의료진에게 도움을 청하여 아기의 구강 구조와 젖을 빼는 자세 등을 확인하라. 최대한 가슴을 노출한 상태로 지내고, 젖꼭지의 통증을 악화시킬 수 있는 나일론이나 폴리에스테르 섬유의 브래지어는 피하라. 알로에베라 또는 비타민 E를 젖꼭지에 바르는 것도 좋은 방법이다.(비타민 E 성분의 캡슐을 자르고 그 액을

[•] Jean Liedloff, *The Continuum Concept* (New York: Da Capo Press, 1986)

짜내서 바르면 된다.)

젖이 고일 때 또는 수시로 가슴의 혈관이 충혈된다면 가슴에 온찜질과 냉찜질을 교대로 하고, 젖꼭지 방향으로 가슴을 강하게 마사지하고, 가슴에서 뭉친 부위와 젖꼭지 위에다 양배추잎을 (브래지어 안쪽에 넣어서) 덧대고, 물을 많이 마시고, 충분한 휴식을 취하고, 최대한 자주 아기에게 젖을 물리라. 만약 가슴에 붉은 점이나 선이 비친다면 이는 심한 통증으로 이어질 수 있는 염증이나 감염의 전조일지 모르니 곧바로 의료진에게 진료를 받길 바란다.

회음부를 꿰맨 산모들은, 첫날은 그 부위에 냉찜질을 하고 그다음 날부터는 최소한 하루에 두 번 이상 좌욕을 함으로써 상처의 회복과 치유를 앞당길 수 있다. 좌욕을 할 때는 변기 위에 걸쳐서 사용하는 전용 좌욕기를 구입해도 좋고, 아랫배까지 잠길 만큼 욕조에 물을 받아 사용해도 좋다. 이때 티백처럼 우려내서 쓸 수 있는 약초 제품들이 많이 시판되고 있지만 내가 권하는 것은 바로 신선한 생강이다. 갈거나 얇게 저민 생강을 큰 주전자에 넣고 20분간 끓인 후에 체로 걸러내라. 그리고 좌욕을 할 때마다 그 물을 적당량 데워서 욕조에 섞도록 하라.(그날 우려낸 물은 당일에 다 사용하라.) 상처의 가려움과 쓰라림에는 생강만 한 것이 없다!

좌욕을 하고 나서는 적어도 한 시간 동안 생리대나 속옷을 입지 말고 몸을 완전히 말리도록 하라. 그리고 새살이 돋는 동안은 회복이 늦어질 수 있으니 환부에 크림이나 연고, 오일 등을 바르지 말라. 대신 항균과 통증 완화 효과가 있는 알로에 베라 또는 꿀을 바르라. 일주일 정도 지나면서 상처가 거의 아문 후에는 금잔화로 만든 크림, 비타민 E, 달맞이꽃 기름(흉터를 작게 만드는 효과가 큼) 등을 바르면 좋다.

회음절개 후에 소변을 볼 때는 따뜻한 물을 질 부위로 동시에 흘려보내줌으로써 통증을 완화시키도록 하라. 이를 위해 미리 주둥이가 넓은 용기를 욕실 수도꼭지 주변에 준비해두라. 그리고 첫 대변을 볼 때는, 상처가 벌어지지 않는 선에서 의도적으로 회음부에 압력이 가해지도록 해보라. 처음에 몇 번만 견디면 어느 정도까지 배에 힘을 주어도 되는지를 확실히 알게 된다.

이 문제는 산후기에 관해 우리가 가장 궁금해하는 질문 — '언제부터 섹스를 해도 괜찮은가?' — 으로 자연스럽게 연결된다. 회음을 절개했다면 그 상처가 다 아물 때까지 기다려야 한다. 보통은 3주에서 6주, 때로는 그 이상의 시간이 필요하다. 회음절개 없이 출산을 마친 경우에는 딱 잘라 말하기 어렵다. 다만 상식적인 수준에서 답을 하자면, 자궁이 임신 전의 크기로 되돌아가고 자궁문이 닫히고 더 이상 변에 피가 비치지 않을 때까지 기다리는 편이 현명하다.

하지만 모두가 이 기준을 지키는 것은 아니다. 너무 빠르지 않은가 생각하면서도 산후 3일 정도 만에 섹스를 하는 부부들도 있다. 그리고 출산이 이상적이지만은 않았던 경우에는 섹스를 통해 부부의 유대감과 안정감이 회복되기도 한다. 물론 이처럼 섹스를 빨리 재개하라고 권할 수는 없는 노릇이지만, 만약 그러기를 선택했다면 최대한 느리고 부드럽게 시도하라. 섹스를 하기 전에 먼저 윤활용 젤 등을 이용하여 회음부를 부드럽게 마사지하고 성감대의 긴장을 풀어주면서 자신의 몸이 얼마나 준비되어 있는지를 확인해보라.

황홀한 출산에 성공한 산모들은 대개 자신과 파트너의 성관계에 대해 감사한 마음을 갖게 된다. 하지만 아기를 돌봐야 한다는 부담이 항상 있기 때문에 성욕이 올라온다고 해서 신체적으로 그걸 바로 충족시키는 것은 결코 쉽지 않은 일이다. 대신 그 성욕을 따뜻한 말과 몸짓, 애정 어린 눈빛 등의 감정적이고 언어적 접촉으로써 해소시키도록 하라. 산후기는 시들해져 버린 부부관계에 다시 불을 붙일 최고의 기회이다.

> 아기를 낳고 나서 처음 관계를 가질 때, 나는 섹스가 제대로 되지 않고 오르가슴도 느낄 수 없을까 봐 두려웠다. 하지만 깜짝 놀랄 수밖에 없었다. 나는 전보다 더 민감해졌고 더 쉽게 절정에 이를 수 있었다. 환상적인 경험이었다!
>
> — 호주의 멜버른에 사는 사라 W.

산후 몇 달 동안 산모와 아기는 딱 붙어서 사실상 한 몸처럼 지내게 된다. 또한 아기가 깨기 직전에 엄마의 눈이 절로 떠지거나 엄마가 악몽을 꾸고 있을 때 아기가 울어서 그 꿈을 깨워줄 만큼 그 둘은 정신적으로도 깊이 교감하게 된다. 이런 깊은 유대감은 산모 자신과 가족 전체를 위해서 좋은 일이지만, 섹스가 뒷전으로 밀리는 결과를 낳기도 한다.

당신이 충동적으로 혹은 주기적으로 섹스를 하는 편이라면 아기가 섹스의 방해물로 여겨질 것이다. 이런 갈등을 헤쳐나가는 한 방법은, 아기를 당신 부부의 성생활의 결실로서 바라보는 것이다. 즉 둘의 관계를 셋의 관계로 확장시키는 것이다. 분명 섹스는 부부가 함께 양육의 스트레스를 극복해가는 데 도움을 준다. 하지만 부부생활이 줄었다고 해서 아쉬워하는 것은, 적어도 이 시기에는 전혀 도움이 되지 않는다.

또한 이 시기에는 타인에게 의존하고 있다는 생각 때문에 성욕이 줄어들기도 한다. 갓난아기일 때를 제외하고, 여성에게 있어 산후기만큼 타인의 보호와 보살핌이 필요한 때는 없다. 문화적 가치의 충돌 — 한편으로는 모성을 숭배하지만 다른 한편으로는 젊음과 독립성과 자유로운 성생활을 찬미하는 — 도 성욕을 떨어뜨리는 원인이 된다. 산모가 스스로 성적 존재로서의 주체성을 잃어버린 듯 느끼면서 즐거운 성생활에 필요한 자존감이 하

> 나는 출산이 어떤 식으로든 여성의 인생을 바꿔놓는다고 확신한다. 나의 경우에는 믿기지 않는 축복의 가능성을 경험했다. 내게는 출산이야말로 평생 가장 낭만적인 경험이었다. 나는 파트너와 함께 상상도 해보지 못한 지점까지 가볼 수 있었다. 아기의 출산과 함께 우리의 사랑은 더욱 깊어졌고, 그 기억은 오늘날까지도 계속 더 많은 사랑을 창조해내고 있다.
>
> — 디나J.

락하는 것은 흔한 일이다.

이때는 산모의 파트너도 내적 갈등을 겪을 수 있다. 사회생활 때문에 가족과 함께 시간을 보내고 싶은 욕구를 억눌러야만 하는 경우에는 더욱 그렇다. 그리고 이것은 '산모는 집에서 편히 노는데 나만 왜 이 고생을 해야 하느냐'는 식의 비현실적인 분노나 투사로 발전하기도 한다. 이때 산모가 계속 책임감과 의무를 강조하며 스트레스를 가중시킨다면, 파트너는 자아가 분열되는 듯한 혼란에 빠지고 산모 또한 결국 죄책감과 불안감을 벗어나기 어려워질 것이다. 심하면 서로 갈라서는 상황까지 치달을 수도 있다. 이처럼 억눌린 감정과 피로감은 분열된 관계를 회복하는 좋은 방법인 섹스마저 훼방할 것이다. 이럴 때는 의사소통밖에는 답이 없다. 부부는 반드시 자신의 감정을 있는 그대로 털어놓아야 한다.

성욕이 줄어드는 또다른 원인은 수유와 관련된 호르몬인 프로락틴이다. 젖을 물리는 기간 동안 성호르몬 분비를 저해하는 프로락틴과 사랑의 호르몬인 옥시토신은 서로 힘겨루기를 하게 된다. 이때 성행위는 옥시토신과 도파민 — 쾌감을 좇아 만끽하게 하는 — 을 한층 늘려주는 효과가 있다. 즉, 섹스야말로 성욕 감퇴의 해결책인 것이다. 더 많이 할수록, 더 많이 원하게 출산 후 첫 달 동안 남편은 이전보다 나를 훨씬 더 다정하게 대했다. 마치 나를 여신처럼 여기는 듯했다. 잠 잘 시간조차 없는데도 틈만 나면 나를 유혹하려 들었기에 사실 나는 조금 불만이었다. 물론 지금 되돌아보면, 그 덕분에 나는 나 자신을 더욱 특별하고 매력적인 여성으로 느낄 수 있었다. 하지만 그때는 잠 좀 자게 내버려두었으면 하는 마음뿐이었다!

— 라야 B.

될 것이다!

최근의 한 인터뷰에서 나는 수십 년간의 경험을 통해 행복이란 결국 자신의 선택임을 깨달았다고 말한 적이 있다. 같은 맥락에서, 성생활 또한 자신의 선택이다. 우리는 섹스가 주는 이익을 좋아하기 때문에 기꺼이 섹스에 시간을 투자한다. 이 시기에는 성생활을 훼방하는 것을 제거하기 위해서 각자 구체적인 방법을 찾아내야 한다.

생후 몇 개월 정도 지난 아기라면 믿을 만한 친구나 친척에게 잠시 맡기

나는 집안일을 돕기 위해 최대한 시간을 냈지만 한두 가지가 아닌 그 일들이 결코 기꺼운 것만은 아니었다. 어쨌든 회사 일에도 지장이 생겨선 안 된다는 부담감 속에서 나는 내 할 일을 했다. 우리에게는 할머니, 할아버지처럼 의지할 만한 친인척이 없기에 모든 걸 내가 떠맡아야 했다. … 나는 내가 꽤 잘해냈다고 생각한다. 하지만 지금 생각해도 그것을 '행복한' 비명이었다고 말할 수는 없을 것 같다. … 그것은 실제로 '힘든' 상황이었다.

— 워싱턴 DC에 사는 빌 M.

우리 부부는 늘 사이가 좋았지만 윌의 출산을 떠올릴 때마다 더 큰 친밀함을 느낀다. 우리는 궁극적인 유대감을 경험했다. 나는 출산의 파트너로서 제 역할을 다해준 남편이 늘 자랑스럽다. 나는 엄마로서의 삶을 사랑한다. 나는 원래 계획했던 것보다 훨씬 더 많은 시간을 아이들과 보내고 싶다. 원래 나는 직장에 다닐 생각이었지만 첫 딸을 낳고 나서 그런 생각을 접었다. 출산 경험 때문인지는 모르겠지만, 지금은 아이들과 시간을 보내는 편이 나 자신과 내 가족에게 더 좋은 일이라고 여겨진다.

— 젠 B.

고 둘만의 시간을 가지라. 여행을 떠날 수 있다면 더욱 좋다.(미리 짠 젖을 유리병에 채워 얼려두고 아기에게 데워서 먹이도록 부탁하라.) 그리고 둘만의 시간과 공간을 확보했다면 사랑을 나누기에 앞서 먼저 푹 쉬도록 하라.

만약 아기를 맡아줄 사람이 없다면, 일주일에 한 번은 아기가 깊게 잠드는 때를 틈타 기회를 만들도록 하라. 맛있는 저녁을 차리거나 DVD를 함께 보며 분위기를 잡는 것도 좋은 방법이다. 더 큰 자녀들이 있다면 친구나 친척 집에 보내서 하룻밤 재우도록 하라. 그럼에도 끝내 아기가 훼방한다면, 그저 데이트가 한 주 늦춰졌을 뿐이라고 생각하라.

그 외에도 당신만의 창조적 방식을 통해서 언제, 어디서, 어떤 식으로든 성생활을 이어나가도록 하라. 둘만의 신체적 접촉을 더욱 소중히 지켜나가라. 하루도 거르지 말라. 그로써 당신은 성생활의 새로운 방식을 발견하게 될 것이다. 아기를 낳는 동안 파트너와 나누었던 신체적 접촉을 그 출발점으로 삼으라.

의심할 여지 없이, 황홀한 출산은 더 깊고 영속적인 친밀감을 형성해준다. 황홀한 출산은 일종의 '계시'로서 부부관계를 크게 성장시키며 수십 년의 세월에 맞먹는 신뢰와 미덕을 선사해준다. 사실은 이것이야말로 출산의 본질이다. 출산은 사랑을 드높이고, 확장하고, 쇄신하고, 소생시키는 통과의례이자 신성한 여정인 것이다.

> 남편에 대한 나의 사랑은 더욱 커졌다! 놀라운 출산을 함께 경험하고 나서, 나는 이 사람이 나와 내 아이들에게는 최고의 남자임을 확신하게 되었다. 나는 그를 전적으로 신뢰한다. 나는 그가 얼마나 나를 사랑하고 존중하는지를 알고 있다.
>
> ─사라 L.

최근에 나는 이런 출산의 교훈들을 자녀 양육에 적용하고 있는 한 여성을 만나서 재미있는 대화를 나눈 적이 있다. 나는 그녀의 말을 통해서, 출산 경험이 영유아기의 양육 차원을 넘어서 평생 부모와 자식 간의 관계에 영향을 미친다고 확신하게 되었다. 출산이 주는 핵심적 교훈은 다음과 같다. ─ 사랑하는 사람의 욕구를 판단하거나 불평하거나 무시하지 말고 있는 그대로 인정하며 귀 기울이라. 사랑하는 사람의 몸이 드러내는 지혜를 존중하라. 항상 애정으로써 상대방을 대하라. 동시에 당신의 욕구에도 상대방의 욕구와 동일한 가치를 부여하라. ─ 이런 교훈들이 당신의 자녀 양육에는 어떤 도움을 줄 수 있을지 생각해보라.

이중에서 자신의 욕구도 존중하라는 부분이 내게는 가장 받아들이기 힘든 교훈이었다. 나는 자녀를 위해 자신의 욕구를 억누르는 '바람직한' 엄마의 모습에 가까웠기 때문이다. 나는 내 아이에게 너무 피곤해서 더 이상 책

나는 엄청난 축복을 받았다. 대단히 긍정적인 출산 경험을 두 번이나 했기 때문이다. 그중 두 번째는 정말 아름다웠다.(나는 '특별하다'는 단어를 쓰지 않는다. 모든 출산은 특별하기 때문이다.) 내 남편은 그때 아기를 낳고 있던 내 모습이야말로 세상에서 가장 아름답고 경이로운 광경이었다고 말한다. 그리고 실제로 둘째를 낳을 때 나는 아름답고 경이로운 경험을 하고 있었다. 남편과 나는 출산의 신성한 본질을, 그 깊은 비밀을 함께 공유하고 있다.

— 애리조나 주의 피닉스에 사는 나타샤 M.

을 못 읽어주겠다는 말을 처음으로 꺼냈던 때를 아직도 기억한다. 나는 충분한 애정표현과 함께, 기운을 차리면 다시 책을 읽어주겠다고 약속했다. 그리고 그 경험이 내게는 새로운 돌파구가 되었다! 내가 내 기분과 감정을 더 솔직하게 표현할수록 아이는 다양한 감정표현을 더 건강하게 배워나갔다. 즉, 부모가 자녀들 앞에서 솔직해지는 것만이 누구 앞에서든 솔직하게 행동하는 방법을 그들에게 가르치는 유일한 방법이다. 이는 사랑, 신뢰, 존중, 예의, 친절, 배려, 자존감 등등 인간에게 중요한 모든 덕목에도 똑같이

날마다 아기를 낳으라고 했어도 저는 기꺼이 받아들였을 거예요. 출산은 그만큼 제 삶에서 가장 긍정적이고, 생명력 넘치고, 능동적인 경험이었죠. 무려 32년이나 지났지만 그것은 여전히 내게 여성으로서의 성적 매력과 자신감을 선물해주고 있어요. 한 마디로 저 자신을 일깨워주었죠.

— 패트리샤 A.

나의 첫 아들은 병원에서 성급하게 유도분만을 시작한 지 나흘 만에 태어났다. 그 결과 아내는 끔찍한 고통을 겪어야 했고, 나는 그때의 트라우마로 인해 완고하고 걱정 많은 아버지가 되어버렸다. 나는 아내의 고통을 덜어주지 못한 무능력한 남편으로서, 이미 태어난 아기에 관해서만큼은 모든 측면에서 철저하게 책임을 져야 한다고 느꼈다. 그래서 늘 스트레스와 근심 속에 빠져 있었다.

그런데 둘째 딸의 황홀한 출산이 나를 느긋하게 변화시켜주었다. 나는 좀더 융통성을 갖고, 일이 저 스스로 풀리기를 기다리고, 세세한 부분까지 통제하려 들지 않게 되었다. 이제는 자연의 흐름을 신뢰하고 있기 때문에 아들의 일거수일투족에 안달복달하지 않고 있는 그대로 지켜볼 수 있게 되었다.

— 잉글랜드의 도싯에 사는 찰스 B.

적용된다.

이런 양육 방식이 혁명적인 것으로 보이는가? 실제로 그렇다! 이것은 한 사람의 인생관을 바꿔놓는다. 그리고 당신이 바로 그 변화의 주인공이다. 황홀한 출산을 통한 변성이 그 길을 닦아줄 것이다.

황홀한 출산이란 진실로 무엇일까? 신뢰와 열림과 유대감 속의 출산이란 어떤 것일까? 실제로 출산 준비를 하다 보면 그게 말처럼 쉽지만은 않다는 사실을 깨닫게 될 것이다. 자유와 절제, 앎과 무지, 굳건함과 유연함 사이를 넘나들며 지금 이 순간에 존재하길 원한다면 날마다 자신의 신체적, 감정적, 정신적, 영적 욕구를 살펴 충족시키는 연습을 실천하라. 다시 한 번 말하지만, 출산 그 자체가 당신을 이끌어줄 것이다.

황홀한 출산에 마음을 연 여성과 남성들은 지금 새로운 세계를 열어가고 나는 출산을 통해서 내게 엄마로서의 충분한 자격이 있음을 확신하게 되었다. 내 능력을 신뢰하게 되었고, 내 몸을 이전과는 달리 바라보게 되었다. 또한 병원의 출산 환경에 대한 생각도 크게 바뀌었다. … 우리는 출산에 능동적으로 참여해야 한다. 우리는 아는 만큼 그 경험의 주인공이 된다.

—신디 C.

있는 것과 다름없다. 나는 그들에게 더없는 고마움을 전하며, 이 책의 마지막 3부를 그들의 지혜로운 이야기로 장식하고자 한다.

황홀한 출산
3×3 가이드

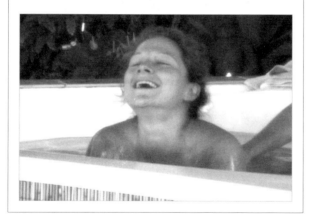

Amber, H (Orgasmic Birth documentary film)

제2부에서 우리는 황홀한 출산과 산후를 준비하는 과정을 3개월 단위로 나누어 간략하게 살펴볼 것이다. 지금까지의 내용들을 최대한 명료하게 정리하려고 노력하겠지만, 그렇다고 이 요약본만 믿고 책 전반에 걸쳐 제시된 세부사항들을 허투루 지나치진 말기 바란다.

황홀한 출산을 준비하는 방식은 사람마다 다 다르다. 자신의 장점과 단점을 점검하는 동안 당신은 절로 어디에 초점을 두어야 하는지를 알게 될 것이다. 지금 이 순간 속에 온전히 존재하기 위해서, 우리는 이 작업을 어쩌다 한 번이 아니라 날마다 해나가야 한다.

우선 임신부의 건강을 위한 운동법들(124쪽)과 자가확인 설문지(143쪽)로부터 시작하자. 자신의 몸 상태를 확인한 후에 좋은 점에는 감사하고 취약한 점은 열린 마음과 호기심을 갖고 들여다보라. 모든 사람은 완벽함을 추구한다. 하지만 임신기란 일종의 통과의례이며 엄청난 변성의 기회임을 잊지 말라. 이 '피의 신비' 기간이 당신을 변화와 깨달음으로 이끌 수 있도록 감사한 마음을 갖고 인내심을 발휘하도록 하라.

임신 1개월에서 3개월까지

임신기의 첫 석 달은 새로운 상황에 적응해가는 기간이다. 앞서 말했듯이, 호르몬의 급격한 변화는 당신의 자아상과 평소 감정 상태를 크게 변화시킬 수 있다. 또한 내가 충분히 준비되었는지, 진심으로 아기를 원하고 있는지 등의 의심을 품게 될 수도 있다. 이런 내적 갈등은 지극히 정상적인 것이며 엄마라는 역할에 마음을 열어가는 과정의 일부이다. 자신의 능력과 동기에 대한 의문은 지금 이 순간의 우선순위가 무엇인지를 살펴보게 함으로써, 당신으로 하여금 이 변화의 시기를 통과할 때 꼭 필요한 정보들을 획득하게 해준다.

이 시기에는 감정의 기복이 심해지므로 그것의 생리적 원인을 미리 알아두는 것이 도움이 된다. 감정이 오르내릴 뿐만 아니라 자주 졸리거나 입덧을 하는 것은 에스트로겐과 프로게스테론의 분비가 증가하기 때문이다. 머리로는 이 모든 변화가 정상이라는 사실을 이해하고 있더라도 때때로 당신은 감정적 동요에 휩쓸리게 될 것이다.

이때 최선의 방법은 이미 이런 변화를 경험해본 다른 여성들에게 도움을 받는 것이다. 지금 당신이 겪고 있는 일들을 아기를 먼저 낳아본 가족이나 친구들에게 털어놓으라. 임신부 요가 또는 출산 준비 수업을 수강하며 관심사가 같은 말상대를 찾도록 하라. 그러면 자신감이 커지고 당신의 감정을 파트너에게 털어놓기도 한결 쉬워진다.

임신기를 안전하고 평화롭게 보내기 위해서는 가족 간의 불화를 가장 먼저 해결해야 한다. 또한 당신의 개인적인 문제도 임신기에 악영향을 미칠 수 있다. 만약 감당하기 힘든 문제가 있다면 빨리 상담을 받길 권한다.

임신부는 석 달마다 정신적 초점의 대상을 변화시키게 된다. 첫 석 달 동안은 자기 자신에게 집중하고, 다음 석 달 동안은 태아에게 집중하고, 마지막 석 달 동안은 출산 그 자체에 집중한다. 만약 임신 초기에 당신이 당신 자신에게 집중하고 있다면 그것은 지극히 정상적인 일이다. 이 시기에는 아래의 사항들에 관심을 쏟도록 하라.

1. 충분한 휴식 시간
2. 마음을 열고 생각을 정리하는 시간
3. 감정 해소를 돕는 신체활동
4. 정신적, 신체적 균형을 위한 영양섭취

해야 할 일이 많다면 충분한 휴식 시간을 확보하는 것이 쉽진 않을 것이다. 그럴 때는 잠깐 생각과 감정을 내려놓는 명상의 시간도 '휴식'에 포함시키기 바란다. 명상이 익숙지 않다면 5분 정도 눈을 감고 잔잔한 음악을 들으며 몸의 긴장을 풀어주는 것도 좋은 방법이다. 또는 몇 분간 나만의 휴식 공간에 머물거나 유쾌한 생각들을 떠올리는 것도 기분 전환에 큰 효과가 있다. 오늘 당장 시도해보라. 아기를 낳은 후에는 시간이 더욱 귀해지므로, 그때를 대비하기 위해서라도 이런 연습을 지금 충분히 해두도록 하라. 이것은 출산의 준비로서도 큰 의미가 있다.

마음을 열고 생각을 정리하는 시간에는 일기를 쓰거나, 출산 경험자들과 대화하거나, 파트너와 애정표현을 주고받거나, 자기 자신을 보살피도록 하라. 아침 일찍 또는 일과 후에 산책을 하는 것도 자신의 상황을 기꺼이 받아들이는 데 도움이 된다.

춤, 요가, 등산, 수영 등의 활기찬 운동들은 감정을 해소시켜주는 효과가 있다. 그러나 가장 중요한 것은 몸의 신호에 귀를 기울이는 것이다. 당신의 몸이 태아의 성장에 맞춰 정교하게 적응해가고 있음을 잊지 말라. 신진대사량이 증가하면서 당신의 심장과 순환계는 더욱 바빠질 것이다. 또한 배가 나오면서 몸의 무게중심이 이동하고 관절과 인대는 엄청나게 느슨해질 것이다. 첫 석 달 동안은 아직 몸이 균형을 잡지 못한 상태이므로 변화에 따라서 신체활동을 적절히 조절해야 한다. 예를 들어 에어로빅을 즐기는 편이라면 운동 강도를 줄이고 좀더 푹신한 신발을 구입하라. 그리고 점점 커지는 가슴에 맞춰서 브래지어도 새로 구입하라.

정신적, 신체적 균형을 위한 영양섭취는 임신 초기에 마주하게 되는 가장 까다로운 문제 중 하나이다. 입덧을 하고 있다면 더욱 그렇다. 이때는 식사량을 줄이는 대신 자주 먹는 편이 훨씬 수월하다. 그리고 간식으로 요구르트나 부드러운 치즈 같은 고단백 음식을 섭취하면 좋다. 또한 호르몬의 변화 때문에 메스꺼움이 나타날 수 있는데, 이는 소화 속도를 늦춰 영양소의 흡수를 돕기 위함이지만 당사자로서는 샐러드와 같은 날것을 먹기가 어려워졌다고 느낄 수 있다. 인내심을 가지라. 대신 신선한 주스와 제철과일을 챙겨 먹으라. 땅콩 대용으로는 땅콩버터를 먹고, 소화를 도와주는 파파야 효소를 복용하라.• 그리고 몸의 변화를 더욱 촉진하기 위해서 날마다 물을 2리터 이상 마시도록 하라. 첫 석 달이 지나고 나면 당신은 다시 먹고 싶은 것을 맘껏 먹을 수 있다.

임신 초기에 가장 중요한 영양소로는 엽산과 오메가3 지방산을 꼽을 수 있다.(오메가3 지방산은 생선기름이나 아마씨기름 등에서 추출된다.) 그리고 채식주의자들은 입속에서 녹여 먹는 정제약을 통해 따로 비타민 B12를 섭취해야 한다. 메스꺼움 때문에 보조식품들을 먹기가 어렵다면 음식을 통해서 위의

• 소화불량에 효과가 좋으며 알약과 가루약 형태의 제품들이 출시되어 있다.(역주)

영양소들을 섭취하기 바란다.

이 시기에 성욕이 줄어든 것처럼 느껴질지라도 당황하지 말라. 임신 초기에는 에스트로겐과 프로게스테론의 증가로 인한 나트륨 부족에 대응하기 위해 부신이 알도스테론(부신피질호르몬의 일종)을 분비하는데, 바로 이 알도스테론이 성욕을 감소시키는 것이다. 하지만 첫 석 달이 지나고 나면 옥시토신이 흘러넘치면서 성욕은 — 때로는 임신 전보다 더 왕성하게 — 되돌아온다.

만약 파트너와의 불화 또는 기타 이유로 성행위가 혐오스럽게 느껴진다면 상담을 받길 권한다. 이것은 비단 당신의 즐거움만이 아니라 출산을 위해서라도 꼭 해결해야 할 문제이다.

어디서 누구의 도움을 받아 아기를 낳을 것인지를 선택하기 위해서 자료를 찾아 읽고 공부하라. 이나 메이 개스킨의《출산 안내서》, 헨시 고어의《더 나은 출산을 위한 안내서》, 마스던 바그너의《미국에서 아기 낳기》등이 큰 도움이 될 것이다.• 스스로 원하는 출산 방식을 선택했다면 그 분야의 전문가들을 찾고 만나보는 일을 시작하라.

요약하자면, 첫 석 달은 기본적으로 임신부의 몸과 마음이 임신 상태에 적응해가는 변화의 시기라고 할 수 있다. 당신 자신을 다정하고 부드럽게 대하고 인내심을 가지라. 그러면 다음 단계에서 즐겁게 결실을 거둘 수 있을 것이다.

• Inna May Gaskin; *Inna May's Guide to Childbirth*, Henci Goer; *The Thinking Woman's Guide to a Better Birth*, Marsden Wagner; *Born in the USA*.

임신 초기를 위한 체크리스트

____ 다양한 출산 방식에 관한 글들을 찾아 읽고 있다.

____ 엽산, 생선기름(채식주의자의 경우 아마씨기름), 비타민 B_{12}(채식주의자의 경우 녹여 먹는 정제약) 등의 필수영양소를 섭취하고 있다.

____ 날마다 고단백 음식을 포함하여 충분한 영양을 섭취하고 있다.(입덧이 심하더라도 식사량을 줄여 자주 먹는다.)

____ 날마다 2리터 이상의 물을 마시고 있다.

____ 임신부를 위한 요가나 운동 등의 수업을 듣고 있다.

____ 신체활동을 위해서 신발과 브래지어를 새로 구입했다.

____ 마음을 열고 생각을 정리하기 위한 혼자만의 시간을 갖고 있다.

____ 파트너와의 불화에 관해서 상담을 받고 있다.(필요한 경우에만 해당함)

____ 개인적 문제에 관해서 상담을 받고 있다.(필요한 경우에만 해당함)

임신 4개월부터 6개월까지

제1부의 3단계에 소개된 설문지를 풀어본 지 여러 달이 지났다면, 지금 다시 한 번 그 과정을 반복하기 바란다. 그러면 그동안 어떤 변화가 있었는지, 그리고 어떤 부분에 좀더 신경을 써야 할지를 알게 될 것이다.

이 시기는 안정과 완성이라는 두 단어로 설명될 수 있다. 첫 석 달간 임신부가 메스꺼움 때문에 '창백한' 모습이었다면 지금은 얼굴에서 '빛이 나는' 때이다. 여기에는 신진대사량의 증가라는 생리적인 원인이 있다. 프로게스테론과 릴랙신이 혈관을 확장시키고, 그를 통해 혈액이 더 많이 순환하면서 몸 곳곳에 더 많은 산소를 공급한다. 따라서 온몸에 활력이 넘치게 되는 것이다.

쉽게 말하면, 이제는 임신으로 인한 주요한 생리적 변화가 거의 마무리된 상태이다. (성욕과 사랑과 유대감을 촉진하는) 옥시토신이 늘기 시작하면서 들쭉날쭉하던 호르몬 분비는 새로운 균형을 찾는다. 이에 따라 많은 임신부들이 "지금처럼 행복한 때는 평생 없었다"고 말할 정도로 감정 상태도 크게 안정된다.

지금은 감사의 시기이다. 당신에게로 와준 아기에게, 그리고 지금까지 당신의 변덕을 받아준 파트너와 친구와 가족들에게 고마움을 표현하라. 보통 20주를 전후로 해서(초산이 아닐 경우에는 좀더 빠를 수 있다) 태동이 느껴지기 시작하므로 이 시기의 임신부는 주로 아기에게 관심을 집중하게 된다. 아기가 언제 움직이고 언제 쉬는지, 그리고 당신의 목소리에 어떻게 반응하는지를 살핌으로써 아기의 감정과 몸 상태를 파악할 수 있을 것이다. 반드시 아기와 대화를 나누도록 하라! 그리고 파트너도 그 대화에 동참시키라.

건강과 활력을 더욱 강화시켜서 균형 상태를 계속 이어나가도록 하라. 특정 음식이 당길 때는 그것을 찾아서 먹고 실제로 기분이 어떻게 변하는지를 관찰해보라. 그리고 당신의 식단을 좀더 다채롭고 건강하게 꾸며보라. 다양한 색깔의 채소와 과일을 챙겨서 먹고, 고단백 음식의 가짓수도 취향을 벗어나지 않는 한도 내에서 늘리도록 하라. 당신이 식습관의 범위를 넓힐수록 아기는 그만큼 더 많은 성장의 기회를 얻게 된다. 그렇다고 무리를 할 필요는 없다. 지나침은 모자람만 못한 법이다.

신체활동의 경우도 마찬가지다. 해오던 운동을 꾸준히 실천하면서 시야를 더 넓혀보라. 에어로빅을 근력강화 운동, 스트레칭, 휴식과 조합시켜보라. 이 시기에는 자궁이 커지면서 인대 부위에서 통증이 나타날 수 있다. 보통은 허리 또는 사타구니에서 찌르는 듯한 통증이 느껴지는데, 그럴 때는 통증을 유발하는 자세나 움직임을 피하도록 하라. 마사지나 카이로프랙틱(척추교정) 요법을 받아본 적이 없다면 지금이 좋은 기회이다. 미리 이런 준비를 해두면 당신의 몸이 임신 후기에 태아의 무게를 감당하기가 훨씬 수월해진다.

또한 앉은 채로 상체를 앞으로 수그린 자세를 자주 취해주게 되면 태아가 출산에 유리한 자세를 찾아가는 데 도움이 된다. 운전을 할 때는 등받이를 반듯하게 세우고 양다리는 자연스럽게 벌리도록 하라. 의자에 앉을 때는 몸무게가 좌골 부위에 실리도록 상체를 앞으로 조금 기울이거나 (의자를 반대로 놓고 앉아) 등받이에 팔을 걸치라. 책상 앞에 앉거나 텔레비전을 볼 때 짐볼을 의자 대신 사용하는 것도 좋은 방법이다.

이 시기에는 성감대가 민감해지고 옥시토신 분비가 늘어나므로 성욕이 못 참을 정도까지 치솟을 수 있다. 평소와 달리 먼저 파트너에게 달려들거나 자위를 즐기게 되기도 한다. 그 흥분과 성욕을 있는 그대로 받아들이고 그에 따른 감정의 변화를 잘 관찰하라. 그래야 파트너뿐 아니라 당신 자신과의 유대감도 더 깊어지고 엄마라는 새로운 역할로 이끌리게 된다. 또한 황홀한 출산과 양육으로 이어지는 길이 닦이게 된다.

만약 성욕이 절정에 달해야 할 이 시기에도 섹스가 별로 내키지 않는다면, 상담을 받으면서 그 원인이 어디에 있는지 — 임신부 개인의 문제인지 부부의 공동 문제인지 — 를 찾아보도록 하라. 임신 초기에는 마음의 혼란이나 입덧 등의 다른 변수들이 많지만, 임신 중기에 섹스에 무관심한 것은 분명한 경고신호로 봐야 한다.

이 시기는 긍정적 감정과 활력이 극대화되는 때이기도 하다. 이따금 혼란과 의심이 솟아나는 것은 자연스런 현상이지만, 만약 부정적 감정에 지속적으로 휩쓸리고 있다면 전문가의 상담을 받으라. 높아진 감응력을 발휘하여 당신의 의사소통 방식, 인식의 한계, 내면의 갈망, 당신 자신과 가족들에 대한 신념 등을 유심히 살펴보라.(제1부의 3~5단계에서 제시된 방법들을 참고하라.)

다른 임신부들 또는 초보 엄마들과 교류를 즐기도록 하라. 앞서도 설명했지만, 아기를 낳고 기르는 몇 년 동안 맺게 되는 대인관계는 사실 성격이 잘 맞아서라기보다는 관심사가 같고 실질적인 도움을 주고받을 수 있다는 데서 기인하는 바가 크다.

마음을 열고 당신에게 유익함을 줄 수 있는 정보들을 받아들이라. 출산 경험담을 폭넓게 읽어두는 것은 출산을 준비하는 데 큰 도움이 된다. 흥미로운 이야기가 있다면 더 깊이 파고들어 보라.

지금은 당신만의 출산 방식을 선택하고 전문가들과 그 세부사항에 대해서 논의를 해야 할 때이다. 그들에게 궁금한 것을 묻고 답을 듣는 과정을 통해 당신은 한발 더 나아가게 될 것이다. 출산 방식과 출산에 동참시킬 사람들을 결정하고, 그 선택을 솔직한 눈으로 들여다보라. 아직은 결정을 번복할 시간적 여유가 충분하다. 마음을 바꾼다고 해서 그게 당신이 줏대가 없다는 뜻은 아니다. 태아가 성장함과 동시에 당신 또한 모든 측면에서 빠르게 성장하고 있고, 그 각각의 순간들은 결코 다시 되돌아오지 않는다.

만약 조산사의 도움을 받기로 선택했다면 적임자를 찾기 위해 노력하라. 파트너가 없거나 그가 너무 바빠서 집안일을 돕기가 어렵다면 산후조리를 위해 도우미를 고용하는 것을 고려해보라.

당신이 듣고 있는 출산 준비 수업들도 점검해보라. 다른 수업들과의 비교를 통해서 그것이 정말 수준 높고 실용적인 내용인지를 판단해보라. 일반적으로 병원에서 개설한 수업들은 임신부의 주체적인 판단보다는 병원의 정책과 편의에 초점을 맞추는 경향이 있다. 반면 독립적인 출산 전문가들은 훨씬 더 다양한 정보와 선택지를 제시해준다. 게다가 그들은 본인의 자택이나 시민회관, 여성회관처럼 자유로운 질문과 대화가 가능하고 다른 임신부들과 교류하기도 더 편한 장소에서 주로 활동한다.

이 시기에는 대중매체에 의해 출산에 대한 당신의 관념이 크게 좌우될 수 있다. 출산이 두렵고 몹시 고통스러운 경험이라는 선입관이 널리 퍼진 데는 〈아기 이야기〉(A Baby Story)와 〈출산일〉(Birth Day) 같은 텔레비전 프로그램의 책임이 크다. 이런 프로그램은 아예 시청하지 않는 것이 좋다. 그 속에서는 출산이 온갖 의료기술이 총동원되는 위급한 상황으로 반복적으로 그려지기 때문이다.

보스턴 대학 공공보건학부의 유진 데클레르크 교수가 발표한 연구결과를 보면, 2006년 당시 임신부의 68퍼센트가 〈출산 현장〉(The Birth Show)을, 47퍼센트가 〈아기 이야기〉(A Baby Story)를 시청한 적이 있다고 응답한 것으로 되어 있다. 그리고 같은 시기에 그 프로그램들에 나온 산모들은 47퍼센트가 사전에 제왕절개를 선택했고, 87퍼센트는 회음절개술을 받았다. 자연출산을 하는 산모들이 고통스러워 하는 장면은 제왕절개에 비해 다섯 배나 더 자주 등장했고, 산모들이 행복해하는 장면은 분만 중이 아니라 전부 산후의 모습이었다.

그 대신 외부 개입이 없는 출산을 소개하고 장려하는 영상물을 봄으로써 자신감을 얻도록 하라. 특히 언어적 표현에 주의를 기울여보라. '자궁 수축(contraction)'이란 용어는 뭔가 위축되고 감퇴되는 모습을 떠올리게 한다. 출산에 대한 심상과 실제 몸의 긴장, 통증은 서로 깊이 연관되어 있다. '돌진(rushes), 쇄도(surges), 파도(waves)'처럼 좀더 긍정적인 심상과 자신감을 불러일으키는 단어들을 찾아보라. 부정적인 느낌을 주는 출산 용어들을 이처럼 전부 바꿔서 사용해보라.

임신 중기의 체크리스트

____ 아기와 교감하고 있다.

____ 배고픔에 관한 내면의 목소리에 귀를 기울이고 있다.

____ 식단을 다채롭게 꾸미고 있다.(다양한 색깔의 음식을 골고루 먹고 있다.)

____ 매일 2리터 이상 물을 마시고 있다.

____ 새로운 운동법들을 시도하고 있다.

____ 앉을 때는 상체를 앞으로 기울인다.

____ 마사지 또는 카이로프랙틱(척추교정) 요법을 받고 있다.

____ 성욕을 있는 그대로 표현하고 있다.

____ 감정적, 성적 문제에 관해 상담을 받고 있다.

____ 다른 임신부들과 교류하고 있다.

____ 전문가와 함께 나만의 출산 방식을 구체화하고 있다.

____ (가정출산을 도와줄) 조산사 또는 (산후조리를 도와줄) 도우미를 찾고 있다.

____ 출산 준비 교실에 참여하고 있다.

____ 출산에 관한 부정적 단어와 심상을 피하고 있다.

임신 7개월에서 9개월까지

이 마지막 석 달은 태아의 급격한 성장이 주된 특징이며, 그에 따른 임신부의 신체적 불편함은 임신기를 끝마칠 준비를 하라는 일종의 신호이다. 이런 변화는 임신부로 하여금 출산 준비에 더욱 집중하게끔 만든다.

이 시기에는 확장된 자궁이 위장을 압박하기 때문에 가슴앓이에 시달릴 수 있다. 저녁식사 대신 점심식사를 푸짐하게 먹거나 음식량을 적게 하여 자주 먹는 편을 택하라.(가능하다면 오후 6시 이후에는 뱃속을 비우라.) 하지만 영양섭취까지 줄여서는 안 된다. 임신 7개월 즈음부터는 태아의 마지막 성장을 위해서 단백질, 칼슘, 철분을 더 많이 섭취해야 한다. 단백질은 아기의 뇌와 근육을 형성하고, 칼슘은 뼈를 성장시키고, 철분은 아기에게 생후 6개월 간 필요한 양이 축적된다.(모유에는 철분이 거의 없다.) 생선기름 혹은 아마씨 기름도 꼭 챙겨 먹으라. 열량에는 제한을 두지 말고 질 좋은 음식을 먹는 데 더욱 주의를 기울이라.

파파야 효소가 가슴앓이를 완화시켜줄 때도 있겠지만, 근본적인 해결책은 아니므로 늘 효과를 기대하긴 어려울 것이다. 또한 베개를 두세 개씩 받쳐야만 잠을 잘 수 있어서 날마다 피로와 근육통을 호소하는 임신부들도 있다. 이럴 때는 몸이 원할 때마다 마사지를 받도록 하라. 파트너 혹은 친구가 목과 어깨만 지압해주어도 몸은 훨씬 가벼워질 것이다.

마지막 달에는 태아의 머리가 방광을 자극함으로써 화장실에 가고 싶게 만들어서 밤마다 수차례씩 잠을 깨야 할지도 모른다. 그렇다 해도 번거로움을 피하려고 물을 적게 마실 생각은 하지 말라. 계속 날마다 2리터 이상의 물을 마시라. 그보다 적게 마시면 양수의 부피가 줄어 태아에게 해로우며 출산 시에 외부적 시술이 필요해질 수 있다.

이처럼 잠을 자주 깨는 것은 갓난아기를 돌보느라 토막잠을 자야 할 산후기에 당신을 미리 준비시키는 자연의 방식일지도 모른다. 또한 피로로 인한 낮 동안의 선잠과 휴식은 당신을 일상(빠른 뇌파 상태)으로부터 느린 뇌파 상태로 끌고 가는 역할도 한다. 당신이 출산 중에 경험하게 될 직관적 상태를 미리 연습시키는 것이다.

또한 이 시기에는 엉덩이 관절이 벌어져 있고 자궁의 무게 때문에 등과 다리가 피로하므로 운동을 하기가 귀찮아진다. 몸의 자세에 신경을 쓰고, 복근을 써서 등의 부담을 좀 줄이도록 하라. 앉을 때는 상체를 앞으로 기울이라. 기존에 하던 운동들이 재미없어졌다면 다른 운동을 시도해보라. 자연 속에서 산책을 하면 몸과 마음이 편안해진다. 수영도 중력의 부담을 줄여주기 때문에 아주 좋다. 요가는 실제로 각 부위의 통증을 완화시켜준다. 그러나 익숙하지 않다면 격렬한 운동은 피하길 권한다. 당신을 활기차게 만들어주는 운동을 하되, 운동량과 강도는 줄이고 휴식을 늘리도록 하라.

휴식! 시간이 날 때마다 휴식을 즐기라. 복잡한 생각과 두려움, 근심이 휴식을 방해한다면 다른 임신부들과 대화를 나누거나 조산사에게 도움을 청하라. 지금은 출산을 준비하는 시기이다. 당신 자아의 깊은 측면과 연결되고, 내면의 힘과 긍정적 태도를 유지하고, 파트너와 그 외의 조력자들에게도 자신감을 심어주어야 할 때다. 당신이 리더이고 여왕이다. 그러니 항상 자신을 귀하게 대하도록 하라.

피로, 자궁의 무게, 출산에 대한 부담은 성생활에도 영향을 준다. 베개로 받치고 옆으로 누운 체위를 선호하게 될 수도 있고, 섹스나 자위에 대한 갈망보다는 노곤함이 더 커질 수도 있다. 지금은 긴장을 완전히 풀고 자신의 호흡을 섬세하게 알아차리는 연습을 하기에 좋은 기회이다. 하지만 파트너와의 의사소통은 항상 열려 있어야 한다. 출산이 임박할수록 파트너 또한 불안감에 빠질 수 있다는 사실을 인식하고 가능한 한 그를 너그럽게 대하라.

만약 출산 장소나 조산사를 바꾸고 싶은 생각이 든다면 부디 빨리 결정하라. 아직은 기회가 있다. 하지만 새로운 계획에 맞는 새로운 사람을 찾고 친해지려면 서둘러야 할 것이다. 날마다 시간을 들여서 출산 시에 필요한 자세와 기법 등을 연습하라. 출산기구(Childbirth Connection) 홈페이지를 방문하면 페니 심킨이 출산 시에 요긴한 방법들을 정리해놓은 책자를 내려받을 수 있으니 참고하라.●

출산 시의 움직임과 리듬을 미리 연습해볼 때는 몸과 마음의 긴장을 풀어주는 음악을 틀도록 하라. 춤도 출산을 수월하게 만들어주는 좋은 방법이다. 춤은 태아가 당신의 골반을 통과하는 데 도움을 준다. 반지도 좌우로 돌리면서 당겨야 잘 빠지듯이, 당신이 엉덩이를 흔들어주면 태아도 그만큼 쉽게 빠져나온다.

아기가 태어났을 때 환영의 뜻으로 들려줄 노래 또는 말을 정하고 싶어하는 임신부들도 있다. 〈세상은 얼마나 아름다운가〉(What a Wonderful World)라는 노래를 고른 가족이 있었는데, 그들은 마지막 힘주기가 얼마나 오래 걸릴지 몰랐기 때문에 이 노래가 각기 다른 편곡으로 여섯 번 재생되도록 준비하여 아기가 태어날 즈음에 틀었다. 게다가 아기가 원할 때마다 이 노래를 들려줄 수 있도록 오르골까지 사두었다. 어떤 원주민 문화에서는 사람마다 고유한 노래를 갖고 있다고 믿는다. 그래서 엄마는 임신기 동안 귀 기울여 아기의 노래를 들어두었다가 아기가 태어날 때 그 노래를 직접 불러준다.

날마다 태아와 교감하도록 하라. 조산사 게일 툴리Gail Tully는 소위 '자궁지도'(belly mapping)란 것을 만들었는데, 이는 임신 후기에 태아의 움직임(발

● childbirthconnection.org/pdfs/comfort-in-labor-simkin.pdf

차기, 몸부림, 기지개 등)을 통해 그 위치와 자세를 가늠하도록 도와준다.[•]

가정출산을 선택했다면 조산사들이 미리 방문하여 당신의 집안을 둘러볼 것이다. 출산센터나 병원을 선택했다면, 그곳에 도착함과 동시에 진행될 절차들을 충분히 숙지해두고 교통체증이 있을 때 우회할 수 있는 경로도 사전에 확인하라.

아래는 출산센터나 병원으로 출발할 때 챙겨가야 할 것들의 목록이다. 가정출산의 경우에는 준비물이 좀 달라질 수 있다.

1. 짐볼
2. 기다란 천 또는 숄
3. 양손과 무릎을 바닥에 대고 엎드릴 때 필요한 요가 매트 또는 무릎 보호대.
4. 쌀로 만든 간식
5. 평소에 쓰던 베개
6. 마사지 도구
7. 마사지를 위한 로션 또는 오일
8. 당신과 파트너를 위한 음식과 음료
9. 입술 연고, 박하사탕, 껌
10. 헐거운 옷과 실내화
11. 출산 중에 걸칠 옷(품이 넉넉한 셔츠 또는 잘 늘어나는 치마 등등), 그 외 당신의 기분을 좋게 해주는 소품들.
12. 수중출산 시에 입을 비키니 상하의.(벌거벗길 원하지 않는 경우에 한함)

• spinningbabies.com 참조.

출산 환경을 꾸며줄 아래와 같은 소품들도 고려해보라.

1. 아로마요법을 위한 발향기(diffuser)와 에센셜 오일
2. 출산을 기념하는 그림
3. 전기양초(양초와 비슷한 모양이지만 전구로 불을 밝힘, 역주)
4. 색전구가 달린 조명장식(트리장식)
5. 음반 또는 음악재생기기
6. 출산용 제단에 놓일 물건들 — 사진, 기념품, 힘을 북돋워주는 소품, 산모 자신이 아기였을 때 받았던 선물 등등.

산후 며칠간 필요한 것들도 미리 꼼꼼히 챙겨두라. 냉장고 안에 1~2주 동안 먹을 신선한 음식재료를 채워두라. 집안일을 도와줄 사람을 구체적으로 정해 연락을 취하라. 그리고 아기를 보러 오겠다는 사람들에게 음식을 사오도록 하거나 기타 소소한 일을 부탁하는 것은 결코 무례가 아니다. 그런 말을 꺼내기가 주저될 수도 있지만, 막상 해보면 모두가 기꺼이 들어준다는 사실을 알게 될 것이다.

당신으로 하여금 산후기에 더 잘 적응하도록 도와줄 사전 연습 방법이 있다. 먼저 종이 위에 커다란 원을 두 개 그린다. 하나의 원은 현재 당신의 생활을 뜻한다. 그 원 안에다 지금 당신이 어떤 일에 얼만큼의 시간을 쓰고 있는지를 시간표처럼 나타내보라. 잠, 업무, 쇼핑, 청소, 혼자 보내는 시간, 파트너와 보내는 시간 등등. 다른 하나의 원은 아기가 태어난 이후의 생활을 뜻한다. 마찬가지 방법으로 그 원 안에 수유, 기저귀 갈기, 아기 달래기, 잠, 휴식 등등에 각각 얼만큼의 시간을 쓰게 될지를 나타내보라. 아기의 탄생을 전후로 두 원이 얼마나 큰 차이를 보이는지를 살펴보라. 그 차이가 주는 느

껌에 주의를 기울이라. 산후에 다른 사람들로부터 도움을 받는 것이 얼마나 중요한 일인지 다시 생각해보라.

모유 수유에 관한 수업을 듣고, 산후 몇 주간 궁금한 것들을 물어볼 만한 전문가를 알아두라. 모유를 먹이는 엄마들끼리 모여 함께 관심사와 기쁨을 나누는 것도 좋다.

초보 부모로서 유용한 정보들 — 산후 우울증 치료 모임, 산후 운동 교실, 아기 마사지 교실, 초보 아빠 모임 등등 — 을 미리 알아두라. 조산사, 산후 도우미, 출산 전문가들은 당신이 사는 지역의 정보를 파악하고 있을 것이다.

출산이 가까워질수록 옥시토신의 분비량이 지속적으로 상승하면서 당신은 소위 '출산의 세계'(Labor Land)라고 불리는 정신적-감정적 상태에 빠져들게 될 것이다. 미지의 세계에 마음을 열고 언제 어느 곳으로 이끌리든 받아들이겠다는 의지를 되새기라. 우리가 어떤 출산 방식을 신중히 계획하고 준비했든 간에, 마음을 내려놓고 그 경험을 즐기는 것만이 최선인 순간이 찾아올 것이다. 출산은 당신의 생각을 뛰어넘는 것임을 명심하고, 자신이 잘 해낼 것이라는 믿음을 가지라. 출산은 삶에서 가장 큰 모험 중 하나이다. 그러니 당신 영혼의 모험심을 맘껏 발휘하라.

임신 후기의 체크리스트

____ 태아의 급격한 성장을 뒷받침하기 위해 충분한 양의 단백질, 칼슘, 철분을 섭취하고 있다.

____ 가슴앓이를 완화시키기 위해서 음식을 조금씩 자주 먹고, 저녁식사 대신 점심식사를 푸짐하게 먹는다.

____ 잠이 부족할 때는 낮 동안 여러 차례 휴식을 취한다.

____ 신체활동을 조절하여 휴식 시간을 늘리고 있다.

____ 근육통을 완화시키기 위해서 마사지 또는 카이로프랙틱(척추교정) 요법을 받고 있다.

____ 앉을 때는 상체를 앞으로 기울인 자세를 유지한다.

____ 성욕의 미묘한 변화에 주의를 기울이고 있다.

____ 날마다 파트너와 교감을 나누고 있다.

____ 날마다 태아와 교감을 나누고 있다.

____ 출산 방식이나 의료진을 변경하고 싶을 때 시간을 허투루 낭비하지 않는다.

____ 출산 시에 유용한 자세와 기법을 연습하고 있다.

____ 출산센터나 병원을 선택한 경우, 그곳까지의 이동 경로와 도착 후의 절차를 숙지하고 있다.

____ 출산 시에 챙겨갈 물건들을 준비해두었다.

____ 출산 후의 식사를 위해 냉장고에 신선한 재료들을 채워두었다.

____ 출산 후에 집안일을 도와줄 사람을 정해두었다.

____ 모유 수유에 관한 수업을 듣고 있다.

____ 산후에 유용한 지역 모임 정보를 수집하고 있다.

____ 나 자신의 출산 능력을 신뢰하고, 그 믿음을 날마다 되새기고 있다.

____ 출산이 나를 어디로 이끌든 내맡길 준비가 되어 있다.

제3부

경험담

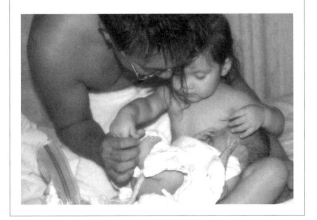

Amy, S.

출산은 우리 삶에서 커다란 사건이다. 그것은 이 세상으로 자녀를 맞아들인 기억일 뿐 아니라 우리 자신의 몸과 능력에 대한 관점을 바꿔놓는 계기이기도 하다. 출산이라는 중요한 사건은 우리의 기억 속에 깊은 흔적을 남긴다. 특히 어떤 보살핌과 배려를 받았는지, 능동적인 주체로서 스스로 참여했는지의 여부가 출산 경험의 이정표가 된다. 세계적인 조산사 양성가, DONA 국제협회의 창립자이자 나의 스승이기도 한 페니 심킨은 워크숍에서 이런 말을 한 적이 있다. 언젠가 90대의 여성들과 이야기를 나눈 적이 있었는데, 방금 저녁식사로 뭘 먹었는지조차 가물가물한 그녀들이 출산 경험만큼은 마치 어제 일처럼 생생하게 말하는 것을 보고 크게 놀랐다는 것이다.

페니는 둘라, 조산사, 산모의 파트너와 친구들에게 이렇게 자문해보길 권한다. "나중에 산모는 이때를 어떻게 기억할까?" 출산은 여성의 일생에서 그저 흔한 날 중의 하루가 아니다. 산모와 그 파트너가 완전히 변모하는, 즉 아기를 낳고 부모가 되는 날인 것이다. 따라서 출산을 통해 남겨진 감정은 평생 지속된다.

나는 아주 어린 시절부터 아기 낳는 이야기에 매료되어왔다. 나는 운 좋게도 엄마, 할머니, 그리고 증조할머니까지 가까이서 뵈며 자라났다. 내 증조할머니인 안젤리나는 이탈리아에서 태어나 젊었을 때 미국으로 오셨다고 한다. 그녀는 20세기 초반에 결혼하여 여덟 명의 자녀를 두었는데 그 모두를 집에서 낳으셨다. 나는 그녀가 들려주는 이야기를 무척 좋아했다. 그녀는 뉴욕 시에서 살다가 가족이 늘면서 '시골'인 뉴저지로 집을 옮겼다. 그리고 남편과 함께 그곳에서 농사를 짓고 조그만 가게를 열어 수확물을 내다 파셨다.(내 할머니인 패니는 아직도 그 가게에서 장사를 하신다.) 지금 우리 가족은 뉴욕 시의 교외에서 살고 있다. 어쨌든 안젤리나는 여덟째 아이를 낳을 때 진통이 오기 전까지 계속 일을 하셨다고 한다.(이 이야기를 들을 때 나는 어린 소녀였고 안젤리나는 이미 70대의 꼬부랑할머니였다.) 그리고 진통이 온 이후에도 계속 걸어다니거나 주방 싱크대를 짚고 버티면서 조산사와 주치의를 부를 때가 더 무르익길 기다렸다. 마침내 그 두 사람이 도착하고 나서 그녀는 아기를 낳으려고 살짝 쪼그려앉는 자세를 취했는데, 아기가 너무 빨리 나오는 바람에 큰아이 중 한 명이 동생을 받아내야만 했다. 나는 이 이야기를 듣고 생각했다. "싱크대에 몸을 기대어 버티면서 애들의 도움을 받아 해낼 수 있는 것이라면 출산도 별것 아니네? 나라도 할 수 있겠어!"

내 할머니 패니 또한 가족 주치의의 도움을 받아 집에서 우리 엄마를 낳으셨다. 그리고 당시엔 '요양원(Sanitarium)'이라 불렸지만 실제론 산후조리원의 초기 형태라 할 수 있는 곳에서 몸을 추스르셨다. 그런데 병원 출산이 늘어나던 시대에 성장한 우리 엄마 주디는 이 새롭고 현대적인 방식에 설득당해버렸다. 산모는 가족들과 떨어져서 에테르ether나 스코폴라민scopplamine 같은 마취·수면제를 주사 맞고, 심지어 침대에 꽁꽁 묶인 채로 쥐죽은 듯 아기를 낳아야 했던 1950년대였다. 다행히도 할머니가 출산 직전까지 계속 걷도록 시키면서 병원으로 빨리 가지 못하도록 하셨기 때문에, 엄마는 나를 낳기 20분 전에야 병원에 도착할 수 있었다. 따라서 둔부에만 작용하는 간단한 마취주사를 맞는 정도로 끝낼 수 있었다.

이처럼 출산을 삶의 지극히 자연스런 일부분으로 바라보는 여성들의 멋진 경험담을 접하면서 내 안에서는 출산에 대한 신뢰와 함께 건강한 호기심이 솟아났다. 나는 열다섯 살에 산부인과를 구경해볼 요량으로 동네 병원에서 봉사활동을 하기도 했다. 하지만 정작 아기를 가졌을 때, 내가 살던 몬트리올에서는 가정이나 출산센터를 출산 장소로 택할 권리가 보장되지 않는다는 사실을 알고 큰 충격을 받게 되었다. 당시 병원 출산은 링거, 마취주사, 태아감시 장비 등의 획일적 시술들로 가득했다. 어떤 경우에도 산모는 걷거나 상체를 일으킬 수 없었다. 그런 공장식 출산은 내가 바라던 방식이 아니었다. 나는 많은 의사들을 만나보면서 왜 다른 대안을 찾아선 안 되는지 의문을 품기 시작했다. 내 몸과 내 아이에 관한 일이므로, 나는 그들의 방식을 미리 점검해볼 자격이 있었다. 싱크대에 기대어 아기를 낳은 증조할머니, 집에서 낳은 할머니, 병원이란 장소만 빌렸을 뿐인 엄마를 생각하면 그런 의료기술 없이도 충분히 아기를 낳을 수 있어야 옳았다. 세계적인 산과의사 미셸 오당의 말처럼 출산이란 바다에서 수영을 하는 것과 같다. 특별한 위험이 없다면, 거기엔 우리가 곤란을 겪지 않도록 감시해줄 안전요원 정도가 필요할 뿐이다. 그러나 오늘날은 안전요원들이 온 바다를 장악하고는 사람들을 건져낼 기회만 노리고 있다. 당시 내가 원했던 것은 그저 '안전요원' 역할을 잘 맡아줄 사람이었다.

마취주사를 맞고, 다리를 고정시킨 채로 눕고, 회음을 절개해야만 한다는 소리를 듣고 나는 크게 낙담했다. 너무도 혼란스러웠다. 나는 남자들의 성기가 발기했을 때 절개술이 필요하지 않듯이 나의 회음부도 절개할 필요가 없다고 생각했다. 나는 몇몇 남자 의사들에게 이런 생각을 말했고, 그들의 인상이 찌푸려질 때 나 또한 같은 회음절개에 관해 똑같은 심정임을 전했다. 그리고 결국 담당의사였던 해럴드 디온Harold Dion에게 이렇게 소리쳤다. "제 걸 찢지 마세요! 저도 당신 걸 찢지 않을 테니까!" 당시 2년차 레지던트였던 디온은 특별한 사람이었다. 나는 한 번도 임신부를 상대해본 적 없던 그와 처음 아기를 낳는 내가 서로 좋은 짝이 될 것 같다고 생각했다. 디온 자신의 표현을 빌리면, 그는 몇 차례의 '배달(delivery)' 경험을 해보긴 했지만 그건 출산의 마지막 순간에 참여했던 것에 불과했다. 그래서 우리는 나의 임신기 동안 서로 의지하며 공부를 해나가기로 했다. 나는 병원에 갈 때마다 수잔 암스의 《철저한 거짓말》(Immaculate Deception)과 이나 메이 개스킨의 《영적인 조산술》(Spiritual Midwifery) 등등 나의 신념과 자신감을 북돋워주는 책들을 읽으며 준비를 했다. 그리고 우리는 매달 한 시간씩 서로의 관점을 나누었다. 우리는 완벽한 짝이었다. 그는 병원 환경이 허락하는 한도 내에서 최대한 외부 개입 없이 아기를 낳겠다는 나의 의지를 존중해주었다.

스스로 출산을 준비하고 그 계획대로 일을 진행시키던 나는 병원의 출산교실에서 또 한 번 놀라고 말았다. 얼마나 많은 여성들이 한치의 의구심도 없이 의사에게 몸을 내맡기고 있던지! 그들은 몸을 움직이고 상체를 세우는 식으로 고통을 줄이고 더 쉽게 아기 낳는 방법을 능동적으로 찾아낸 여성들의 이야기를 전혀 접해본 적이 없었다. 그들은 오직 이상적인 '환자'가 되는 법만 배우고 있었다. 그들은 임신기 동안 술과 약물을 끊고 음식을 잘 챙겨 먹지만, 정작 병원에 와서는 안전성이 검증되지 않은 약물과 시술을 무심코 받아들였다. 그런 태도는 앞뒤가 맞지 않는다고 생각한 나는 가능하다면 어떤 약물도 없이 아기를 낳고 싶었다. 나는 어릴 때부터 들어온 이야기들이 내겐 축복이라고 생각했다.

나의 첫 출산은 어느 화창한 날 아침에 시작되었다. 1981년 8월 1일이었다. 나는 그날 친구들과 몬트리올의 로열Royal 산山으로 소풍을 갈 계획이었다. 하지만 아기는 세상으로 나올 계획을 갖고 있었고, 새벽 2시가 되자 따뜻하고 투명한 양수가 배출되기 시작했다. 나는 곧 아기를 만날 수 있다는 사실에 흥분했지만 아직 별다른 조짐이 없어 일단은 다시 잠자리에 들었다. 새벽 4시부터는 약한 진통이 느껴졌고, 해가 뜰 즈음부터는 점점 강도를 더해갔다. 나는 가방 하나와 자축을 위한 샴페인 한 병을 챙겨 남편과 함께 병원으로 향했다. 그런데 당황스럽게도 담당의사 디온이 다른 병원에 가 있어서 도착하려면 시간이 좀 걸린다는 게 아닌가. 간호사는 내게 링거를 놓고 태아감시 장비를 연결하려고 했다. 나는 일단 욕실부터 들르겠다고 하고는 들어가서 문을 잠가버렸다.(증조할머니가 주방 싱크대에 몸을 기댔듯이 나는 욕실 세면대를 사용했다.) 나는 나 이전에 아기를 낳았던 세상의 모든 엄마들을 생각했다. 나는 혼자가 아니었다. 변기 위에 앉아 엉덩이를 흔들면서, 밀물과 썰물처럼 내 몸 안에서 요동치는 생명력과 호흡을 느껴보니 기분이 좋아졌다. 나는 내가 그 흐름을 따르면 편안하게 아기를 안을 것이요, 그 흐름에 맞서면 좌절하고 말 것임을 직감으로 알았다. 당연히 간호사는 이런 나를 못마땅해했다. 간호사들은 빨리 나오라고 아우성쳤고 나는 "잠깐만요" 하면서 버텼다. 결국 그들은 경비원을 불러 문을 열겠다고 협박했다. 그러던 중에 디온이 도착했다. 이 다정한 의사는 무슨 상황인지 알겠다는 웃음을 지었다. 우리는 분만준비실로 이동했고 진통은 더욱 빨라졌다. 나는 진통이 극에 달했을 때 더 이상 못 견디겠으니 경막외마취를 해달라고 요구했지만 디온은 아무 문제 없으니 걱정하지 말라고 했다. 그의 자신감이야말로 내가 원했던 바로 그것이었다. 나와의 약속을 존중하고 소중히 지켜준 그의 친절을 나는 평생 잊지 못할 것이다.

우리는 당시의 절차대로 다시 분만실로 옮겨가야 했다. 하지만 뒤집힌 딱정벌레처럼 뒤로 누운 자세는 원치 않는다는 나의 의지를 디온은 존중해주었다. 나는 튼튼한 책상 위에 올라가 쪼그려 앉았고, 나만의 리듬으로 힘주기를 했고, 결국 수월하게 아들을 낳을 수 있었다. 병원에 온 지 여섯 시간만이었고 회음부엔 어떤 상처도 남지 않았다. 많은 사람들이 '욕실 문을 잠그고 버틴, 그리고 흔해 빠진 회음절개술마저 거부한' 별난 여자를 구경하러 모여들었다. 디온은 상처 없는 출산에 성공했다며 환하게 웃었고, 나는 그에게 사실을 정정해주었다. "성공한 건 선생님이 아니라 나예요. 선생님은 아기를 받아주셨고요." 우리는 함께 웃었다. 나는 너무도 자랑스러웠다! 나는 간호사의 강요를 뿌리치고 내 아들 피터를 지켜냈고, 한시도 피터와 떨어지지 않았다. 나는 병원의 규칙을 깨버렸지만 그 결과로 내면의 지혜, 출산에 대한 신뢰, 나 자신의 몸을 지켜낼 수 있었다. 디온 선생님, 당신은 제 은인입니다!

뉴저지에서 둘째 아들 알렉스를 낳은 것은 그로부터 2년 9개월 후였다. 우리는 친정 근처로 이사해왔고, 가족들로부터 내가 태어났던 병원의 한 여자의사를 소개받았다. 나는 그녀를 의심하지 않았다. 그녀는 워낙 평판이 좋았고, 내가 첫째 때의 이야기를 털어놓으며 외부의 개입 없는 출산을 원한다고 말하자 즉시 동의해주었기 때문이다. "원하시는 대로 할게요." 지금은 이런 말에 속아 넘어가선 안 된다는 사실을 잘 안다. 하지만 나는 그녀의 온화함을 믿고는 그녀가 몇 번이나 완전한 자연출산을 담당했었는지, 제왕절개 비율이 어느 정도인지, 그 외 알아야 할 만한 정보들이 있는지에 대해서 일절 묻지 않았다. 예를 들어 연비를 물었을 때 "저만 믿으세요"라고 답하는 영업사원에게 차를 살 사람은 없을 것이다. 하지만 둘째를 낳을 때의 내가 바로 그랬다.

이른 아침에 양수가 흐르면서 두 번째 출산이 시작되었다. 나는 출산 과정을 더욱 촉진시키기 위해서 아들 피터와 함께 밖으로 나가 뛰고 웃으며 즐겁게 공을 찼다. 그리고 진통이 점점 강해질 때 병원으로 향했다. 무척 친절한 간호사 덕분에 덩달아 내 기분도 좋아졌다. 그녀는 아기가 나올 때가 되면 담당의사를 불러올 거라고 말했다. 나는 담당의사가 함께 있어주지 않는다는 사실을 미처 몰랐었다. 첫 출산 때 디온은 곁에서 계속 나와 내 남편을 보살펴주었기 때문이다. 난 생각했다. '뭐 처음도 아니잖아, 난 해낼 수 있어.' 우리는 병실의 조명을 낮추고 몸을 움직였고 모든 게 순조로워 보였다. 나는 아기가 나올 때가 가까워졌음을 느꼈다. 간호사가 확인해보니 자궁문이 9센티미터 벌어진 상태였다. 그녀는 병동과 따로 분리되어 있던 진료실로 의사를 부르러 갔다. 그때 우리 부부가 만들어두었던 그 아름다운 출산 분위기를 나는 잊지 못할 것이다. 그런데 의사가 불쑥 뛰어들어오더니 불을 있는 대로 다 켜고 이렇게 말했다. "상태를 볼 수 있게 뒤로 누우세요!" 나는 충격을 받았다. '그 다정하던 여자가 갑자기 왜 저렇게 굴지?' 의사는 이제 겨우 3센티미터 벌어졌다고 말했다. 어떻게 이럴 수가! 나는 이미 준비가 다 되었다고 느끼고 있었는데. 그녀는 간호사에게 이 병실에는 얼씬도 하지 말라고 호통을 쳤다. 유일하게 의지가 되던 사람마저 쫓아버린 것이다. 의사는 정말로 준비가 되기 전까지는 자신을 부르지 말라며 진료실로 돌아가버렸다. 의사가 나간 후에, 원하는 방식으로 아기를 낳긴 글렀다는 사실을 깨닫고 나는 펑펑 울었다. 새로 들어온 간호사는 말을 걸고 격려해주기는커녕 내 의견은 묻지도 않고 곧 데메롤을 맞게 될 거라고 통보했다. 나는 링거와 데메롤을 준비하러 가는 그녀에게 조명이라도 좀 낮춰달라고 부탁했다. 의사 때문에 멈춰버렸던 진통은 분노 속에서 다시 시작되었다. 나는 침대에 누워 있었고, 예전과는 비교도 할 수 없을 만큼 아팠다. 내가 막 압력을 느끼기 시작하고 있을 때 간호사가 돌아와서 데메롤을 주사했다. 나는 곧 정신이 몽롱해졌다. 병실엔 남편밖에 없었고 간호사는 힘을 주지 말라는 말만 반복했다. 의사는 코빼기도 비치지 않았다. 그리고 20분 만에 알렉스가 태어났다. 하지만 출산에 너무 임박하여 데메롤을 맞은 탓인지 아기는 숨을 쉬지 않았다. 담당의사의 판단조차 없이, 아기는 소생술을 위해 다른 방으로 옮겨졌다가 다시 신생아실로 보내졌다. 나는 25년 지난 지금까지, 나와 내 아기의 출산을 망쳐버린 이 의사에 대한 실망과 분노를 간직하고 있다. 나는 자랑스럽게 아기를 품에 안는 대신 홀로 침대에 누워 박탈감과 억울함과 슬픔에 빠져 있었다. 그러다가 힘을 내서 신생아실로 가서 당장 아기를 봐야겠다고 말했다. 나는 깊이 억압되어버린 내 목소리를 다시 끄집어내서 의료진의 어떤 처방도 거부하며, 즉시 담당의사를 바꿔달라고 요구했다. 나는 내 병실로 보내진 아기를 꼭 껴안고 눈물을 흘렸다. 나는 젖을 물리며 큰 행복을 느꼈다. 우리는 상처를 치유할 순 있지만 그 기억을 지우지는 못한다.

4년 후, 조산사이자 출산교육 전문가로 활동하던 중에 나는 셋째를 갖게 되었다. 나는 같은 지역의 조산사들을 만나보고 그녀들이 독립적으로 운영하는 출산센터에서 아기를 낳기로 결정했다. 나는 바라던 모든 것을 이 출산을 통해 이루었다. 나는 종일 진통을 겪다가(크리스마스 3일 전이었다) 해가 질 무렵 센터에 갈 때가 되었음을 직감했다. 그때 자궁문은 4센티미터 벌어져 있었는데, 조건만 갖춰지면 순식간에 출산이 진행될 것 같았다. 센터에 도착한 나는 샤워를 하러 욕실로 들어갔다. 따뜻한 물은 내 기분을 좋게 해주었고, 나는 욕실에서 홀로 엉덩이를 움직여보며 나보다 앞서 살았던 모든 여성들을 떠올리고 있었다.

모든 것이 편안했다. 남편은 내 선택을 존중했고, 조산사 샤론과 간호사 데비는 날 완벽하게 보살펴주고 있었다.(임신기 동안의 만남으로 이미 샤론과 나는 무척 친해져 있었다.) 그런데 샤워 중에 툭 하고 양수가 터졌고 나는 힘주기를 해야겠다는 충동을 느꼈다. 나는 물을 잠그고 욕실 밖을 향해 걸었다. 하지만 미처 분만실로 돌아오기도 전에 힘주기로 돌입해야만 했다. 내 신음을 듣고 샤론이 뛰어왔다. 샤론은 즉시 무릎을 꿇고 내 상태를 확인했는데, 목에 탯줄을 두 바퀴 감은 채로 아기의 머리가 나오고 있는 중이었다. 샤론이 좀더 쉽게 탯줄을 풀 수 있도록 데비는 조심스럽게 나를 출산용 의자에 앉혔다. 그리고 금세 니콜라스가 미끄러져 나왔다. 엄청난 해방감, 엄청난 오르가슴이 밀려왔다! 내가 해낸 것이다! 나는 뒤로 눕지도 않았고, 고마운 배려 속에서 계속 자신감을 유지했다. 이게 바로 내가 꿈꾸던 출산이었다. 몸이 원하는 대로 내맡기는, 완전히 자연스러운 출산은 바로 이래야 한다. 통증은 전혀 남아 있지 않았다. 그저 축복된, 황홀한 에너지만이 출렁였다. 몇 초 후에 니콜라스는 눈을 뜨고 숨을 쉬기 시작했다. 데비는 만약의 사태에 대비하여 태반이 나오기 전까지 산소호흡기를 들고 있었고, 아기는 별문제 없이 핏기를 찾았다. 나는 아기를 품에 안았다. 우리는 한시도 떨어지지 않았다. 병원에서 낳았다면 니콜라스는 바로 신생아실로 보내졌을 것이다. 나는 우리가 함께 있다는 사실에 깊이 감사했다.

이 세 번의 출산은 저마다 특별하고 독특했으며 오늘날까지도 내게 많은 교훈을 주고 있다. 이제 당신은 다른 여성들의 출산 여정을 읽게 될 것이다. 만약 이번에 첫 출산이라면, 더더욱 이들의 이야기를 주의 깊게 읽고 마음속에 간직하라.(또한 각 병원의 제왕절개율을 신중하게 살펴보라. 간혹 제왕절개율이 50퍼센트에 이르고 제왕절개 이력이 있는 산모에게는 자연출산의 기회조차 주지 않는 병원들도 있다. 제왕절개는 이후의 출산에 계속 영향을 미친다. 즉, 당신은 이상적인 출산을 시도할 두 번째 기회를 아예 박탈당할 수도 있다.) 가족과 친구, 이웃으로부터 긍정적인 출산 경험담을 수집하는 것도 매우 중요하다. 당신의 선택이 어떤 결과를 낳을지를 미리 예습해두고, 마음에 둔 의료진 또는 조산사가 실제로 올해 몇 번이나 당신이 원하는 방식의 출산을 담당했었는지를 확인하라.

출산과 산후의 내밀한 이야기를 기꺼이 공유해준 모든 부부에게 진심으로 고마움을 전한다. 그리고 이들의 다양한 이야기를 읽음으로써 당신 자신이 어디서, 누구와, 어떤 방식으로 아기를 세상으로 맞이하길 원하는지를 스스로 발견하게 되길 기원한다.

— 데브라 파스칼리-보나로

여성들 속에서

— 뉴질랜드의 웰링턴에 사는 르네 P.

아침 8시, 패디(남편)와 나는 아기가 나올 때가 됐다고 생각하고 조산사에게 전화를 걸었다. 진통이 오면 대화조차 나누기 어려울 정도였고, 나는 호흡에 집중해야 한다는 생각밖에 없었다.

나는 한순간 불안함에 사로잡혔다. '선의'로 해준 온갖 조언을 물리치고 가정출산을 고집한 것은 바로 나였다. 나는 내가 집에서 아기를 낳을 수 있으리라고 자신했고, 내 선조들을 떠올리면서 '선조들은 다 집에서 아기를 낳았는데 나라고 왜 못하겠어?'라고 생각했었다.

임신 37주가 될 때까지 아기가 거꾸로 있었기 때문에 나는 이 결정을 지켜내기 위해서 수많은 고비를 넘겨야 했다. 가정출산과 조산사 리즈의 역할을 낯설어하지 않도록 남편 패디를 잘 설득해야 했고, 가정출산을 미친 짓이라고 여기는 사람들의 비아냥도 수없이 견뎌야 했다.

나는 이런 생각에 빠져들었다. '아, 이젠 되돌릴 길이 없어. 이건 내가 선택한 길이니 그 결과도 내가 다 책임을 져야만 해….' 하지만 다행스럽게도, 다음번 진통이 찾아오면서 나는 불안함이라는 고비를 넘어 한 발 더 나아가게 되었다.

여성들이 각자 자신만의 본능과 방식에 따라 아기를 낳는다는 사실은 얼마나 놀라운가! 알 수 없는 것이기에 미리 준비할 수도 없다. 하지만 출산에서 가장 중요한 요소는 자기 자신, 자신의 몸, 그리고 주변 사람들을 신뢰하는 것이다. 두려움과 불안이 밀려올 때는 더욱 그렇다. 그때 나는 짐볼 위에 앉는 것이 가장 편한 자세라는 사실을 발견했고, 진통이 멈춘 순간에는 의자 등받이에 기대니 살 것 같았다. 그렇게 나는 휴식과 신음 사이를 오가고 있었다.

친구와 이모, 조산사들이 속속 도착했고 그들이 날 방해하지 않으려고 나지막하게 수다를 떠는 소리가 집안을 채우기 시작했다. 그들은 스스로 알아서 요기를 하고, 출산용 욕조에 물을 채우고, 주전자로 물을 끓였다. 나는 엄마가 도착해서 나를 안아주던 순간을 기억한다. 나는 마치 아기처럼 엄마에게 안겼고 우리는 잠깐 감동의 눈물을 흘렸다. 현명한 여성들이 이처럼 곁에 있어주니 절로 힘이 솟았다.

내가 욕조로 들어가자 이 든든한 지원군들은 말없이 각자의 임무를 수행했다. 누군가는 내 등을 지압하고, 다른 누군가는 내 손을 잡아주었다. 이마를 닦아주는 사람, 간식과 음료를 준비하는 사람도 있었다. 우리는 다 함께 웃음을 주고받았다. 출산이라는 기적을 경험하는 내내 충만한 사랑과 경이로움이 우리를 둘러싸고 있었다.

나는 욕조에 있는 동안 더할 나위 없는 배려와 보호를 받았다. 많은 사람들이 곁에 있었지만 그들은 나의 공간을 침범하지 않으려고 주의를 기울였다.

아기를 낳는 내내 나는 지금 이 순간에 해야 할 일에만 온 마음을 집중했다. 진통에 정신을 차릴 수 없던 순간도 있었고, 진통이 멈춘 동안 여유를 찾고 농담을 주고받던 순간도 있었다. 그렇게 시간이 흐르면서 나도 모르게 내 신음은 점점 고조되어갔다.

내 뒤에 서 있던 조산사를 제외한 모두가 욕조 주변에 무릎을 꿇고 둘러앉았다. 나는 그때 뒤에서 들려온 조산사의 나지막한 목소리를 아직도 생생히 기억한다. "난 아무것도 할 말이 없어요. 당신은 지금 아주 잘하고 있으니까요. 르네, 훌륭해요." 나는 진행 상황을 자주 묻고서 그에 따라 궁금한 것들을 질문했다.

힘을 주어야겠다는 충동이 솟구치면서 나는 괴성을 질러대기 시작했다.

고통 때문은 아니었다.(물론 고통스럽긴 했지만.) 두려움 때문도 아니었다. 그보다는 통제력을 상실한 느낌에 가까웠다. 나는 직접적인 오르가슴을 경험하진 않았지만, 이때의 기분은 분명 오르가슴과 비슷한 측면이 있었다.

그때 누군가가 내 앞에서 호흡의 변화를 시범 보이면서 집중력을 잃지 않도록 도와주었다. 덕분에 나는 안정을 되찾을 수 있었고, 오래지 않아 사랑스러운 아기가 이 세상으로 나와 남편의 손에 안겼다.

아기가 태어난 후에 내 어머니는 새 생명을 축복하는 카라키아karakia(마오리족의 기도문)를 읊으셨다.

서풍을 멈추게 하라.
남풍을 멈추게 하라.
땅 위에 산들바람이 불게 하라.
바다 위에 순풍이 불게 하라.
살을 에는 추위와 서릿발 속에서
찬란한 날을 약속하는
생명의 숨을 내뱉으라.

나는 더없이 기뻤다! 그리고 내 선조들이 그러했듯이, 집이라는 가장 편안하고 자연스러운 환경 속에서 아기를 낳은 나 자신이 자랑스러웠다. 가족들에 대한 믿음, 내 몸에 대한 믿음, 조산사에 대한 믿음, 그리고 그들의 사랑과 지지 속에서 우리 부부는 멋진 아기를 품에 안을 수 있었다. 참으로 기적과도 같은 출산이었다!

변성
— 엠마 S.

남편과 나는 현대 사회의 흔한 출산 방식보다 분명히 더 나은 길이 있을 거라고 믿었다. 그래서 얼마간의 자료 조사 후에 콘월 지역의 바닷가에서 멋진 조산사와 최면출산 전문가를 만나게 되었다. 조산사는 출산이 얼마나 평화롭고 고요하고 유쾌할 수 있는지를 우리에게 알려주었다.

나는 편안한 내 집에서 촛불을 켜놓고, 남편과 여자 친척들의 사랑에 둘러싸인 채로 "벌어져라… 벌어져라…" 하는 흥분된 외침과 함께 아기를 이 세상으로 맞이할 수 있었다. 출산은 나를 변성시켰다. 나는 고통이 없고 오히려 에너지가 충만한 출산의 권능에 눈을 뜨게 되었다. 나는 이 땅 위에 제 발로 당당히 서서 아기를 낳아온 나 이전의 수많은 여성들을 보았다. 그녀들은 용감하고, 아름답고, 더없이 관능적이었다!

또한 내 출산은 내 어머니로 하여금 당신이 경험했던 의료적 출산과는 정반대인 평화롭고, 자연스럽고, 단순한 출산을 직접 목격하게 함으로써 그녀의 상처를 치유하는 자리이기도 했다.

우리는 모두 비밀을 한 가지 깨닫게 되었다. 외부의 개입이나 두려움 없이 잘 준비된 출산은 고통스럽지 않을 뿐 아니라 활기마저 넘친다. 이 땅의 여성들은 '창조의 여신'으로서 이 의식儀式을 되살려내야 한다.

산모와 아기는 한 몸같이 움직인다. 산모가 엉덩이를 흔들고 다리를 뻗고 신음을 내는 동안 아기는 춤을 추며 아래로 내려온다. 산모의 신음은 넘실대며 밀려오는 파도, 그 황홀하고 숨 막히는 출산 에너지의 분출이다.

둘째 아기 실비안의 출산 경험은 또 다른 측면에서 내게 큰 깨달음을 주었다. 그 애는 포근하고도 듬직한 아빠의 손에 안겨 이 세상으로 나왔다. 그 애를 낳는 동안 나는 무엇과도 비교할 수 없는 희열을 느꼈다. 나는 그 파도를 타고 내 아기, 그리고 엄청난 황홀경과 해방감을 향해 점점 더 가까이 다가갔다. 오르가슴보다 더 근원적이고, 지혜롭고, 강렬하고, 머리부터 발끝까지 에워싸는 무언가가 있었다. 태초의 여성, 그 영적 본질로까지 이어지는 깊이와 아름다움과 약동이 있었다. 성의 생명력으로 가득 채워지는 느낌이었다. 나는 아기를 '밀어낼' 필요가 없었다. 내 몸이 잘 알아서 그 애를 전진시켰기 때문이다.

아기뿐만 아니라 나 또한 온전한 여성으로서 새로이 태어난 것이다.

출산에 필요한 호르몬들이 빠짐없이 분비되었고, 그 경험을 방해할 어떤 외부적 시술도 없었다. 이처럼 내 아기들은 신성한 분위기 속에서 편안히 이 세상으로 나왔다. 우리는 밝은 조명, 시끄러운 목소리, 강압, 약물 등의 어떤 장애물도 없이 그저 산모와 아기가 스스로 출산을 해낼 수 있다는 믿음 속에 있었다. 나는 활력 넘치는 그 황홀한 파도를 기꺼이 받아들였다.

내맡김
— 크리스타 B. H.

나는 첫 애를 병원에서 낳았다. 그리고 둘째는 네 명의 조산사 친구들이 돌봐주는 가운데 내 집에서 낳았다. 임신기 동안 우리가 서로에 대해 쌓은 신뢰는 내게 엄청난 도움이 되었다. 나는 진통을 기꺼이 받아들이고 싶었지만 2~3분 간격으로 몰려오는 진통은 혹독한 것이었다. 나는 진통이 몰아칠 때마다 호흡을 조절하고 신음을 내면서 마음을 집중했다. 아기가 나오기 30분 전부터는 진통이 멈춘 순간에도 그 흐름을 깨지 않으려고 미소 정도만 살짝 머금었을 뿐이다. 나는 세상과 차단되어 오직 내 몸에만 집중해야 할 필요가 있었다. 몇 번의 극심한 진통이 올 때는 다 포기하고 "안 돼"라고 외치고 싶었다. … 하지만 나는 단 하나의 길밖에 없음을 알고 있었다. 언제나 어둠 속의 나를 인도하는 목소리와 손길이 있었다. 나는 나 자신이 혼자가 아님을, 친구들이 필요한 순간에 내 곁에 있어줄 것임을 알고 있었다.

나는 이번 출산의 장소와 시간, 동반자들을 까다롭게 골랐다. 나는 출산의 순간을 방해할 요소들을 없애고 싶었다. 나는 출산의 모든 상황을 스스로 조절하고 싶었다. 첫 출산에서 비롯된 불신이 나의 깊숙한 내면에 여전히 남아 있었기 때문이다. 하지만 친구들과 이런 이야기를 거듭 나누면서 나는 지금 내가 이 야성적인 흐름을 다시 신뢰하기 위한 과정을 겪고 있음을 깨닫게 되었다. 나는 주변을 둘러보았다. 믿을 수 있는 친구들이 있었다. 우리는 서로를 잘 알고 있었다. 그녀들은 자연출산이 내게 어떤 의미인지를 이해하고 있었다. 그녀들이 내게 최고의 도우미였던 것은 솜씨가 완벽해서라기보다는 나를 사랑하고 이해해주었기 때문이다.

출산용 욕조에 앉아 있을 때 아기의 머리가 물속으로 나오기 시작했다. 문득 나는 더 이상은 감당할 수가 없다는 생각에 휩싸였다. … 나는 내 몸을 통해 벌어지고 있는 일들로부터 도망치고 싶었다. 소리를 지르며 뛰쳐나가고 싶은 마음이 굴뚝같았다. 나는 한순간 중심을 잃었고 누군가가 나 대신이 아기를 꺼내주었으면 하고 생각했다. 하지만 친구들의 목소리가 나와 내 몸, 그리고 머리를 내밀고 있는 내 아기를 붙들어주었다. 나는 그 압력을 받아들였다. 하지만 나 자신이 얼마나 열렸는지를 느끼기 위해서는 전보다 더 큰 집중력이 필요했다.

그러다가 한순간 진통이 멈추었다. 1분 정도밖에 안 되는 시간이었지만 지금도 생생히 기억날 만큼 엄청난 힘이 느껴졌다. 쪼그린 내 다리 아래 물속으로 아기의 머리가 빠져나왔다. 그 순간 방 안은 전율에 휩싸였다. 그때의 고요함이 아직도 귓가에 생생하다. 추운 겨울날 구름 한 점 없는 밤하늘처럼, 아름답고 절대적인 침묵이 흘렀다. 마치 온 세상이 멈춘 듯했다. 나는 이 고귀하고 강렬한 순간을 위해 친구들이 자신의 힘을 내게 보태주었음을 가슴으로 느꼈다. 나는 친구들의 눈을 바라보았다. 그녀들은 내가 스스로를 내려놓을 수 있도록, 불가사의하고 통제 불가능한 출산이란 것에 내 몸을 내맡길 수 있도록 자신들의 영혼을 빌려주었다.

아무도 아기를 건드리지 않았다. 이 조그만 수중세계 속에는 오직 나와 아기만이 존재했다. 친구들은 내가 끝까지 잘 해낼 것을 믿는다며 격려해주었다. 나는 아기를 내 몸 밖으로 밀어낼 필요가 없었다. 아기를 밀어낸 것은 내가 아니었다. 나는 내맡기고 있었다. 아기와 나는 더 이상이 한 몸이 아니었지만 우리는 서로 맞서지 않았다. 나는 아기를 내버려두었고, 아기는 스스로 밖으로 나오길 원했다. 그 작은 영혼은 두려움이 없었다. 나는 아기의 어깨가 걸렸을 때만 조금 힘을 주었을 뿐이다. 나는 아기의 몸이 나온 순간의 안도감을 생생히 기억한다.

그전까지 남편과의 일상에서는 오르가슴이 그저 일시적인 쾌락에 불과했다. 즐거운 순간은 잠깐이고 다시 설거지와 빨래가 반복되는 생활이 펼쳐졌던 것이다. 그런 의미에서 이번의 출산은 그저 막간의 달콤함이 아니었다. 나는 지금 이 순간의 신성함 속에 나 자신을 내맡기는 오르가슴을 경험했다. 아기를 낳을 때처럼 온전히 나 자신을 내려놓았던 적은 결코 없었다. 그 오르가슴은 나를 바꾸고 내 세계를 뒤흔들었다. 그것은 정신적인 오르가슴이었다.

평화로운 최면출산

— 콜로라도 주의 엘리자베스 T. 오로라

나는 딸애를 임신했을 때 하와이에 주둔하는 공군으로서 근무 중이었다. 나는 출산 준비를 위해 많은 자료를 읽었지만 정작 꼭 필요한 의문은 품질 못했었다. 나는 친구들 이야기를 듣고 텔레비전에 나오는 출산 경험들을 보았다. '어딘가 심각하게 잘못된' 것들을 말이다. 말할 것도 없이 나는 겁에 질렸다. 하지만 이렇게 다짐했다. '난 할 수 있어. 난 강해. 아주 못 견딜 정도만 아니라면 자연스럽게 낳자.' 출산이 시작되던 날, 나는 주방에 앉아 포도를 먹다가 툭 하고 양수가 흘러나오는 것을 느꼈다. 우리 부부는 즉시 병원으로 갔다. 아무도 집에서 더 기다려도 된다고 말해주지 않았다. 병원에서도 당장 오라고만 했다.

병원에 도착하자 간호사는 경막외마취를 설명했고 나는 주눅이 들었다. 경막외마취는 내게 가장 고통스럽고 끔찍한 순간이었다. 그전까지는 고통스럽지 않았는데, 마취를 하고 나자 내 자세가 몹시 불편하게 느껴졌다. 간호사는 감시 장비가 자꾸 떨어진다며 가만히 좀 있으라고 내게 화를 냈다. 나는 마취약과 피토신을 투약받은 후에 잠깐 졸았다.

딸애가 나올 때가 가까워졌을 때 나는 간호사에게 내 출산 계획의 중요한 요소들을 주지시켰다. 인턴의사가 내 아기를 받거나 분만실에 불필요한 사람들이 들어오는 것을 원치 않았기 때문이다. 하지만 자궁문이 10센티미터쯤 벌어지자 분만실 문이 열리더니(그 후로 지나가는 사람이 모두 들여다볼 수 있게 내내 열려 있었다) 정체를 알 수 없는 일곱 명의 사람들이 들어왔다. 그중의 한 인턴의사가 아기를 받으러 내게 다가왔고, 일행 중 세 명은 아무 도움도 되지 않는 그저 구경꾼에 불과했다. 아기의 심박수는 떨어졌고, 나는 산소

호흡기에 의존하여 정신을 차려야 할 만큼 오랫동안 힘주기를 지속해야 했다. 아기를 낳은 후에도 마취의 후유증으로 누군가의 부축을 받아야만 화장실에 갈 수 있었다. 허리 통증은 일주일이나 지속되었다. 제멋대로 내 출산 경험을 망쳐버린 의료진을 원망하며, 나는 욕실에 서서 눈이 퉁퉁 붓도록 울었다.

아기와 눈을 맞출 때면 슬픔은 저 멀리 물러났고 아기가 고개를 들어 나를 쳐다보고 내 가슴에 안겨 젖을 빨 때면 절로 웃음이 나왔지만, 나는 속으로 이런 일을 다시는 겪지 않으리라 다짐했다. 여성들은 의료기술이 출산의 고통을 없애주거나 최소한 덜어준다고 믿고 있다. 그러나 나는 마취 후가 훨씬 더 고통스러웠다. 나는 출산 경험을 의료적 절차에 내맡김으로써 나와 내 아기에게 닥쳐올 위험을 미처 알지 못했다. 그 모든 것은 내가 현 세태를 무조건 따랐기 때문이었다.

4년 후에 우리 부부는 둘째를 갖기로 결정했다. 내가 처음으로 한 일은 마음에 드는 조산사를 찾는 것이었다. 그리고 자연출산에 관한 글이라면 손에 잡히는 대로 — 병원 출산과 병원 밖 출산에 대한 찬반양론 등등 — 읽기 시작했다. 나는 출산 기법들을 조사하다가 우연히 최면출산을 알게 되었고, 처음엔 회의적이었지만 나중엔 최면을 가르쳐줄 조산사까지 고용했다.

잠자리에 들 무렵 두 번째 출산이 시작되었다. 나는 남편과 함께 진통 주기가 5~7분 주기임을 확인했다. 고통스럽진 않았지만, 진행 과정을 어떻게 가늠해야 하는지 몰라 조금 걱정이 되었다. 첫 출산 때의 경험은 초기에 경막외마취를 해버렸기 때문에 비교대상이 될 수 없었다. 아직은 시간 여유가 더 있어 보였지만, 나는 B형 연쇄상구균 감염자라서 출산 몇 시간 전에 미리 항생제를 맞아두고 싶었기에 우리 부부는 짐을 꾸려 출산센터로 향했다. 그곳에서 조산사와 만났을 때 내 자궁문은 4센티미터쯤 벌어져 있었다. 우리는 대화를 나누고, 계단을 오르고, 아기를 내리는 운동을 하고, 최면출산 기법들을 시행했다. 출산은 몇 시간에 걸쳐 천천히 진행되었다. 어떤 고통도 없었고, 자궁문이 5~6센티미터 벌어졌을 땐 식사까지 했다.

출산의 진행 속도가 점점 느려졌기 때문에 나는 양막을 찢는 데 동의했다. 양수를 배출하자 즉각 변화가 왔고, 나는 욕조로 들어갔다. 조산사와 남편은 내가 아기를 중심으로 '호흡'할 수 있도록 도와주었다.(최면출산에서는 힘을 준다고 하지 않고 호흡을 한다고 표현한다.) 상태를 확인하러 온 간호사들은 지난 20분 동안 출산이 얼마나 많이 진행되었는지를 알아차리지 못했다. 그들은 이렇게 말했다. "너무 평화롭고 편안해 보여요. 당신이 출산 중이라는 게 믿기지 않아요." 나는 조산사에게 아기가 나올 때가 되었다고 말했고, 그녀는 상황을 확인하고는 급히 손에 장갑을 꼈다. 나는 완전한 평온과 고요함 속에서 계속 '호흡'을 했고, 진통이 멈추는 동안에는 거의 조는 듯한 상태에 있었다.

아기의 어깨가 걸리는 바람에 약간 상처가 나긴 했지만, 어깨가 빠져나옴과 동시에 아기의 몸 전체가 바깥으로 나왔다. 이 아름다운 아기를 바라보면서 나는 극치의 희열과 해방감을 느꼈다. 출산의 흥분을 가라앉힌 후에 나는 내 힘으로 일어서서 욕실로 향했고, 샤워를 하고 다시 회복실로 걸어갔다. 엄청난 힘과 자신감이 흘러넘쳤다. 어떤 고통도 없이 내 몸은 금세 회복되었다. … 그리고 지금 나는 셋째를 뱃속에 가지고 있다! 신께서 허락하신다면, 나는 이 아기를 반드시 최면을 통해 집에서 낳을 작정이다!

가정출산의 보람

— 잉글랜드의 웨스트 서식스에 사는 니콜라 R.

나의 첫 출산은 전신마취를 동반한 응급상황의 제왕절개술로 이루어졌고, 두 번째 출산도 경막외마취술과 겸자의 힘을 빌려 이루어졌다. 그래서 나는 두 아이의 엄마이면서도 자연의 방식대로 아기를 낳는 것이 어떤 느낌인지를 전혀 알지 못했다!

셋째를 가졌을 때, 나는 35주가 될 때까지도 병원에 가는 것 외엔 다른 계획을 갖고 있지 않았다. 내겐 너무 '장애물'이 많다고 생각해서 가정출산은 꿈도 꾸지 않았다. 이전의 출산 때 진통이 자주 중단되었던 이유를 누구도 정확히 알려주지 않았기 때문에 나는 그것이 나의 한계라고 믿어버렸다. 하지만 〈황홀한 출산〉 다큐멘터리를 보면서 내 안에서 변화가 일어났다. 나는 내가 혼자가 아님을 알았다. 수많은 산모들이 나와 같은 문제를 겪고 있었다. 나는 출산의 환경과 동반자들이 얼마나 출산 경험을 좌우할 수 있는지를 깨닫게 되었다. 내가 얻은 가장 큰 교훈은 우리가 스스로 자신의 출산을 책임질 수 있고, 스스로 출산 방식을 택할 수 있다는 사실이었다.

며칠 후에 나는 가정출산에 대해 좀더 알아보기로 마음먹었다. 가정출산이야말로 옳은 방식이라는 강한 확신이 들었다. 나는 다니던 병원과 연계되어 있는 조산사들을 만났고, 그들은 내게 가정출산의 장단점과 절차를 설명해주었다. 가정출산을 한다고 해서 꼭 필요한 의료적 시술을 못 받게 되는 것은 결코 아니었다.

모든 결정이 끝난 후에, 나는 자유롭고 열린 마음으로 출산을 맞이하기 위해서 과거의 출산 경험에서 비롯된 두려움을 치유하고 싶었다. 제왕절개 이력을 갖고도 가정출산에 성공했었던 내 친구 앤이 때마침 아만다를 내게 소개해주었다. 아만다와 함께 한 치유 작업은 아름다웠다. 내가 과거 경험에서 비롯된 패배감에 젖어들 때마다 그녀는 모든 출산은 경이로운 것이며, 잘 집중하고 받아들이기만 한다면 원하는 바를 얻을 수 있음을 일깨워주었다. 또한 출산 중에 써먹을 수 있는 멋진 방법들도 알려주었다.

셋째 아기 로버타는 집에서 태어났다. 나는 저녁 7시 즈음 출산을 시작했고, 다음날 아침 8시 10분에 로버타를 낳았다. 그 시간 내내 친한 친구와 남편이 내 곁을 지켰고 어머니는 두 아이들을 돌봐주셨다. 조산사는 1시쯤에 들러 내 상태를 확인하더니 다른 볼일을 보러 나갔다가 어떻게 알았는지 정확하게 아기가 나오기 조금 전인 아침 7시에 견습생들과 함께 돌아왔다.

나는 아기를 낳는 내내 능동적인 주체였다. 나는 지금 이렇게 집에 있다는, 마음껏 가족이란 울타리 안에 머물 수 있다는 사실이 너무도 감사했다.

올바른 정보를 얻는 것은 얼마나 큰 변화를 이뤄내는가! 물론 모든 출산은 완벽한 것이다. 가정출산이 아니라고 해서 그 선택이 잘못된 것은 결코 아니다. 하지만 가정출산은 내게 있어 가장 보람 있는 경험이었다.

황홀경 속에서 애셔를 낳다
— 제네비브 S.

3년 전에 나는 첫 아들 하퍼를 낳는 여정에 돌입했다. 나는 남편과 시어머니, 친정 부모님, 그리고 훌륭한 조산사와 함께 우리 집의 욕조 안에서 하퍼를 낳았다. 겨우 네 시간의 진통 만에 건강하고 활기찬 아기가 남편의 손에 안기는 순산이었지만, 그 과정은 사실 혹독하고 고통스러웠다. 그래서 나는 출산이 원래 그런 것인 줄 알았다. 물론 지금은 완전히 다른 길이 있음을 잘 알고 있다.

나는 황홀한 출산이란 것이 있다는 얘길 들었다. 처음에는 황홀한 출산이 무통출산과 같은 의미인 줄 알았다. 물론 실제로 그렇게 경험하는 사람들도 있겠지만, 나의 두 번째 출산은 다음과 같았다.

나는 자정을 갓 넘긴 시간에 등과 복부에서 불편함을 느꼈다. 하지만 출산이 시작되었다는 생각은 하지 못하고 화장실로 향했다. 나는 대략 6분 간격으로 네 번, 각각 1분 정도씩 힘을 주느라 꽤 긴 시간을 화장실에 머물렀다. 나는 생각했다. '그래, 이건 아기가 나오는 거야. 이미 진통이 시작된 거라면 서둘러 준비해야겠다. 어쩌면 아침식사 전에 아기가 나올지도 몰라.' 나는 남편 매튜를 깨워 출산용 간이욕조를 준비시키고 출산을 위한 분위기를 꾸미는 작업에 착수했다. 나는 내가 갓난아기였을 때 받은 예쁜 선물들로 방 곳곳을 장식하고 이번 출산을 위해 특별히 제작한 값비싼 기름등에 불을 붙였다.

나는 천천히 준비하고 오실 수 있도록 네 시간 거리에 사시는 부모님께 미리 전화를 드렸다. 매튜도 시부모님께 일찌감치 전화를 드렸다. 모든 준비가 끝나고 음악까지 흘러나오는 가운데 나는 천천히 케이크 하나를 다 만들었다. 나는 출산 과정이 진전될 분위기가 무르익었다고 생각했지만 오히려 그 흐름은 점점 사그라지고 있었다. 진통 주기는 불규칙했고, 그 강도 또한 오르락내리락했다.

어머니와 아버지가 첫 아이 하퍼를 데리고 집에 도착하셨다. 남편은 커튼 뒤에 놓인 빈 욕조로 들어가 헤드폰으로 음악을 듣는 게 어떠냐고 말했다. 자칫 내가 산만해질까 염려했기 때문이었다. 남편은 호스를 끌어와 간이욕조에 물을 채웠는데, 그것은 사람들의 생각만큼 번거로운 일이 아니었다. 나는 눈을 감고 진통이 올 때마다 디제리두(호주 원주민의 전통악기)의 "우

~~~" 하는 소리를 따라 부르는 데 주의를 기울였다. 동시에 속으로는 '벌어져라, 벌어져라, 벌어져라' 하고 되뇌며 내 자궁문이 확장되는 모습을 심상화했다. 속으로 '안 돼, 안 돼, 안 돼' 하고 말하며 진통에 맞섰던 첫 출산과 달리, 이번에는 내 몸을 내맡기고 '좋아!'라고 크게 외쳤다.

그 효과는 정말 놀라웠다. 진통은 약간의 불편함을 줄 뿐 결코 고통스러운 것이 아니었다. 만약 고통스러워질 조짐이 보인다면 그것은 내가 진통에 저항하기 시작했다는 뜻이었다. 그럴 때마다 나는 몸의 긴장을 풀고, 흐름을 받아들이고, 악기의 낮은 연주음을 똑같이 따라 부르는 데 다시 집중했다. 한 번의 진통이 끝날 때마다 나는 엔도르핀이 머리끝부터 시작하여 내 온몸을 휘감는 더없이 경이로운 감각에 빠져들었다. 진통이 멎을 때마다 절로 미소를 띨 만큼 나는 출산 과정 내내 완전히 이완되어 있었다. 내가 미소를 띨 수 있었던 것은 각각의 진통이 끝날 때마다 엄청난 희열이 솟아날 것임을 알고 있었기 때문이다! 욕조로 함께 들어와 진통이 올 때마다 내 뒤에서 엉치뼈를 눌러주던 남편의 손길은 또 하나의 선물이었다.

놀랍게도 나는 순식간에 다음 단계로 접어들었다. 내가 "힘을 줄 때가 된 것 같아"라고 말했을 때 남편은 이렇게 생각했다고 한다. '이제 두 시간 동안은 비명소리를 들어야겠군.' 나는 아기가 곧 나올 거라는 사실이 기뻤고 나 혼자서 충분히 해낼 수 있다는 자신감도 있었지만, 부모님들이 걱정하지 않도록 조산사 조디가 올 때까지 조금 기다리기로 했다. 진통이 쉼 없이 이어졌지만 지치기는커녕 더욱 활력이 솟아났다.

조디가 도착했을 때 나는 말했다. "아기 머리가 이쯤에 있어요." 다음번 진통이 시작될 때 조디는 초음파 기기로 아기의 심장박동 소리를 들어보는 게 어떠냐고 말했지만 나는 거부했다. 그럴 필요가 없었기 때문이다.

조디는 나더러 스스로 원하는 자세를 취해보라고 권했다. 나는 헤드폰을 벗고 손목에 둘렀던 보석 주머니도 빼버렸다. 그리고 왼쪽 다리의 무릎을 굽히고 오른쪽 다리는 바깥쪽으로 길게 뻗었다. 다음번 진통이 왔을 때 나는 정말 엄청난 힘을 느꼈다. 아기가 아래로 내려오는 것이 생생히 느껴졌다. 나는 잠깐 주저했다. 질이 벌어지면서 불타는 듯한 고통이 곧 찾아올 것임을, 그리고 어쩌면 그곳이 찢어질 수도 있다는 생각이 들었기 때문이다. 하지만 나는 '그래, 올 테면 와라!' 하는 마음으로 마지막 관문을 향해 나아갔다.

아기를 낳다 보면 다른 여성으로부터 한 번쯤은 이런 말을 듣게 된다. "지금까지 세상의 모든 여성들이 아기를 낳아왔다는 사실을 잊지 마. 너는 결코 혼자가 아니야." 나는 이 말이 멋진 조언이라고 늘 생각했었지만, 실제로 출산의 절정에서 그런 마음을 유지하는 것은 쉬운 일이 아니었다. 하지만 결국 난 해냈다. 나는 과거−현재−미래의 모든 여성에게 기도했고, 그들은 내게 와서 신성한 에너지를 불어넣어주었다. 권능이 내 몸을 관통했고, 야생 사자의 포효가 내 입을 통해 뿜어져 나왔다. 그리고 여성의(Feminine) 에너지가 아래쪽으로 집중되었다. 나는 툭 하고 양수가 터지면서 아기가 내 몸 밖으로 나오는 것을 느꼈다. 나는 두 팔로 아기를 들어올려 내 품에 안았다. 그리고 남편의 등에 기대어 웃음 지었다.

나는 정신을 차리고 아기의 몸을 덮을 수건을 부탁했다. 첫 아이 하퍼는 옷을 훌훌 벗어던지고 욕조로 뛰어들었다. 누군가 아기의 성별을 물었고, 나는 직접 확인도 하기 전에 "아마 남자애일 걸요" 하고 답했다. 정말로 하퍼의 완벽한 짝꿍, 귀여운 남동생이었다. 하퍼는 가까이 와서 동생을 보고는 다시 물의 부력에 몸을 맡기며 노는 데 열중했다. 어린아이가 이 모든 것을 아무렇지 않게 받아들인다는 사실은 정말 놀랍고 고무적인 일이었다. 보통 우리는 아이들이 생명의 탄생을 지켜볼 능력이 있다는 것을 믿지 않기 때문이다.

내가 욕조 밖으로 나오자마자 바닥으로 엄청난 양의 양수와 피가 흘러내렸다. 방수천을 깔아두었던 게 얼마나 다행인지. 나는 소파에 앉았고 20여 분에 걸쳐 태반이 배출되었다. 애셔는 젖을 물고 있었고 조산사는 모든 게 완벽하다고 말했다.

너무나 단순하고 너무나 쉬운, 그야말로 특별한 출산이었다. 왜 대부분의 출산 경험은 이와 같지 않을까? 출산은 모름지기 이래야 하지만 아직 이 사회는 그로부터 멀리 떨어져 있다. 이 비밀은 널리 알려져야 한다. 자연출산이라고 해서 극도의 고통을 감내해야 하거나 약물로 고통을 잠재워야 할 필요는 없다. 제3의 길, 황홀한 출산이 가능하기 때문이다! 조금만 더 분발하면 우리는 충분히 그것을 얻을 수 있다!

치유와 구원
— 콜로라도 주의 콜로라도 스프링스에 사는 크리스틴 B.

나는 출산을 극치의 황홀경으로 표현하는 여성들이 나 이외에도 이렇게 많이 있는지 미처 몰랐었다. 나는 황홀한 출산이 무엇인지를 정확히 알고 있다. 직접 경험해보았기 때문이다. 황홀한 출산과 비교될 만한 것은 이 세상 어디에도 없다. 나는 가까운 지역의 조산사마저 맡으려 들지 않을 정도로 '고위험군'의 임신부로서, 선천적 심장질환이 있고 임신 초기에는 심각한 구토 증세까지 겪었었다. 하지만 나는 출산을 앞두고 나 자신이 충분히 건강한 상태라고 확신했다.

운 좋게도 나는 그런 나를 믿어주는 훌륭한 조산사와 출산 전문 간호사,

그리고 당시 임신 중이었던 여자 산과의사를 만날 수 있었다. 그 세 사람은 내가 지금 이 순간 속에 머물며 아름다운 출산을 경험할 수 있도록 도와주었다. 그 산과의사는 나로 인해 첫 출산에 대한 자신의 두려움이 사라졌으며 큰 자극을 받았다고 말했다. 내가 아기를 낳은 곳은 아주 수준 높은 신생아 전문병동이 있는 병원이었다. 놀랄 일도 아니지만, 나를 돌봐준 간호사와 산과의사는 나처럼 산모가 내내 일어서서 걸어다니고 몸의 작용에 다 맡겨버리는 자연출산을 한 번도 지켜본 적이 없었다. 그래서 우리는 조산사의 말에 절대적으로 따랐다! 내게 있어 최고의 애인이자 친구인 남편은 사랑스러운 손길로 나를 어루만지고 다정한 말을 내 귀에 속삭이면서 우리 생애 최고의 경험을 처음부터 끝까지 함께 해주었다.

나는 알고 지내던 많은 여성들과 이 이야기를 나누고자 노력했지만 그녀들은 듣고 싶어하지 않았다. 내 이야기에 귀를 기울여준 것은 자연출산을 통해 큰 기쁨을 경험한 바 있었던 엄마와 언니, 오직 둘뿐이었다.

이 세상으로 새 생명을 내보내고 나서 별일 아니라는 듯 툭툭 털고 일어날 때만큼 여성으로서의 힘과 자신감과 신성을 느끼게 되는 순간은 없다. 그저 한나절 정도의 노력으로 아기를 낳을 수 있다는 사실은 여성의 자존감을 극도로 향상시켜준다. 특히 성적인 상처에 관해서, 나는 수년간의 심리요법과 상호지지 집단활동의 효과보다 더 큰 치유를 경험했다.(나는 열여섯 살에 성폭행을 당했었다.) 나는 우리 가족을 괴롭혔던 그 고통의 뿌리를 단번에 뽑아버렸다. 나는 단숨에 온 우주를 정복했다. 고통과 괴로움이 몰려올 때조차 우주의 축복된 파도를 느낄 수 있었고, 나 이전에 아기를 낳았던 모든 여성들의 상처가 치유되고 해방되고 있었다. 참으로 놀라운 경험이었다!

20분의 비밀

― 이스라엘의 파르데스 한나에 사는 쉬라즈 A.

　자궁과 오르가슴이 관련이 있을 거라는 생각이 처음 든 것은 첫 애를 임신한 지 8개월이 되었을 때였다. 그때 나는 성적으로 고양된 임신기를 보냈고, 남편과도 아주 활기찬 성생활을 누리고 있었다. 나는 이 강력한 도구를 출산 시에 써먹기로 결심했다. 그 결과 힘이 들고 약간의 상처가 남긴 했지만 경막외마취를 하지 않고 자연출산에 성공했다. 처음엔 오르가슴이 별 소용이 없었다고 생각했지만, 나중에 돌아보니 어쩌면 그 덕분에 제왕절개를 피했던 것일지도 모르겠다는 생각이 들었다.

　3년 후, 나는 둘째를 낳을 때 다시 오르가슴을 동원하리라 마음먹었다. 전과 마찬가지로 나는 성적 흥분이 가득한 건강한 임신기를 보내고 있었다. 자궁 수축은 아침 6시에 시작되었다. 나는 아들을 놀이방에 맡기고 나서 침실로 남편을 불러들였다. 진통은 7~8분 간격으로 오고 있었고, 나는 남편더러 평소에 오르가슴을 향해 나를 밀어붙일 때처럼 정성껏 섹스를 해달라고 부탁했다. 그리고 20분 후에 황홀한 오르가슴에 도달했고, 그 성적 희열 속에서는 진통이 거의 느껴지지 않았다. 오르가슴이 지나간 후에 내 몸은 본격적인 출산을 시작했다. 아주 강한 진통이 몰려왔고 나는 병원에 갈 때가 되었음을 직감했다. 병원으로 가는 동안 진통은 더욱 심해졌고 나는 힘을 주고 싶은 충동을 느끼기 시작했다. 차 안에서 힘을 줄 수는 없었기 때문에 제때 도착하기를 기도해야만 했다. 마침내 우리는 병원에 도착했고 나는 간호사에게 아기가 나오고 있다고 말했다. 간호사는 상태를 직접 확인하기 전까지 내 말을 믿지 않았다. 그녀는 소리를 지르면서 황급히 나를 분만실로 옮겼고, 두 번 힘을 주자 아들이 태어났다. 집을 나선 지 15분, 오르가슴을 느낀 지 한 시간 만에 끝나버린 것이다.

나는 모든 게 원하던 대로 되었다고 생각했다. 그리고 차에서 아기를 낳는 위험을 피하려면 다음번에 어떻게 해야 할지를 궁리하기 시작했다. 6년 후에 셋째를 임신하고 나서, 나는 집이 아니라 분만실에서 오르가슴을 이용하기로 결심했다. 나는 오르가슴이 아기를 빨리 낳도록 도와준다는 사실을 알고 있었고, 이번에도 그처럼 쉽고 편안한 출산을 원했다. 진통은 자정에 시작되었다. 아침 6시가 되자 양수가 흘러나왔고 진통도 심해졌다. 나는 토요일 아침의 교통체증에 시달리지 않도록 일찌감치 병원으로 향했다. 병원에 도착한 시간은 6시 30분이었다. 이번에는 둘라를 고용해두었는데, 그녀는 내 자궁문이 2.5센티미터 벌어진 것을 보고 아직 출산이 본격적으로 시작된 게 아니라고 말했다. 의사도 별다른 변화가 없는 한 나를 좀 걷도록 조치시킬 것이라고 말했다. 10시 20분이 되었을 때 나는 둘라에게 분만실 밖에서 20분 동안 아무도 들어오지 못하게 막아달라고 부탁했다. 독실한 교인인 내 남편은 그동안 출산이 무사히 끝나기를 기도했다고 한다. 완전히 홀로 남겨진 나는 성적 흥분을 불러일으키는 온갖 상상과 함께 오르가슴을 위한 자위를 시작했다. 20분 후에 나는 황홀한 오르가슴을 경험했고, 그러자 진통이 점점 더 심하게 그리고 연달아 몰아치기 시작했다. 나는 출산이 궤도에 올랐음을 직감했다. 내 신음을 듣고 안으로 들어온 둘라는 아기가 곧 나올 거라는 내 말에 반신반의했지만, 나는 이미 대화가 불가능할 정도로 강한 진통을 겪고 있었다. 다음번 진통과 함께 나는 큰 압력을 느꼈고, 둘라는 아기의 머리를 보고 허겁지겁 조산사를 불러왔다. 조산사는 힘을 주라고 말했고, 서너 번 힘을 주자 아기가 태어났다. 오르가슴에 도달한 지 정확히 30분 만의 일이었다!

나는 여성의 오르가슴이 그저 감각적 쾌락을 위해서만 존재하는 것은 아니라고 믿는다. 오르가슴은 출산을 위한 도구이기도 하다. 나는 첫 아기를 낳은 이후로 늘 다른 여성들에게 오르가슴이 출산에 주는 혜택을 알려주고 있다.

극치의 희열
— 패트리샤 W.

첫 아이 케이티를 낳는 것은 정말 황홀한 경험이었다. 그것은 내게 놀라운 전율이었다. 나는 자연출산을 원했기에 그와 관련된 글들을 모두 읽었지만, 막상 진통이 시작되자 다른 산모들처럼 두려움에 휩싸였다. 그러나 나는 내 몸에 대한 굳은 믿음을 갖고 있었다. 내 몸은 한 번도 날 실망시킨 적이 없었기 때문이다. 그 믿음과 함께 내 몸이 제 할 일을 잘 해내도록 내맡기고 나니 마치 체외이탈과도 같은 느낌이 들었다. 나는 신체적, 감정적, 영적으로 극도로 고양되었다.

그날 이후로 나는 이 경험을 친구들에게 들려주기 시작했다. 내 말을 믿는 사람은 거의 없었지만, 그렇다 해도 내가 최고의 황홀경을 경험했다는 사실은 변하지 않는다. 그것을 날마다 느낄 수 있다면 얼마나 좋을까!

자매들이여, 자신의 몸을 믿고 나아가라!

뜻밖의 결과

― 호주의 빅토리아에 사는 라차나 S.

30년 전, 그러니까 병원에서 모진 산고 끝에 첫 아기를 낳은 지 4년 후에 나는 엄청난 오르가슴과 함께 딸애를 낳게 되었다. 그것은 전혀 예상치 못했던 경험이었다. 출산은 차분하고 평화롭게, 그리고 쾌감과 함께 시작되었다. 나는 그런 느낌에 깜짝 놀랐다. 출산의 첫 단계는 나를 꿈결같이 아름다운 곳으로 데리고 갔고 내 몸엔 에너지가 흘러넘쳤다. 나는 자연출산에 대한 내 바람을 이해해주는 사람들과 함께 집에 머물고 있다는 사실이 행복했다. 당시는 르봐이예* 출산법이 유행하던 시기였고, 나는 내 아기를 평화롭고 충실히 맞이하고 싶었다. 그리고 나 혼자 있던 방 안으로 친구 하나가 들어왔을 때, 나는 갑자기 강렬한 성적 흥분에 사로잡혔다.

나는 놀랐다. 아니, 충격을 받았다. 나는 혼란스러웠다. 출산이 성적 흥분을 일으킨다는 말은 들어본 적이 없었다. 그 충격 탓인지 진통이 아예 멈춰버렸다. 하지만 때는 오전 2시였기에 모두 잠들어 있어서 나는 그 얘기를 누구에게도 할 수 없었다. 다음날 아침이 되어도 몸에는 변화가 없었다. 모두 각자의 일을 보러 나갔고, 나는 어린 아들과 장을 보고 요리를 하고 휴식을 취하며 하루를 보냈다. 그리고 늦은 오후에, 아주 활기차고 경쾌한 발걸음으로 오랜 시간을 걸었다. 마치 내 몸이 순풍을 받는 돛단배 같았다. 때는 겨울이었고, 알록달록한 색의 두툼한 외투가 내 빵빵한 배를 덮고 있었다. 나는 길을 성큼성큼 걸었고, 불어오는 바람에 내 외투는 펄럭거렸다. 그때 갑

---

* 프랑스의 산과의사 프레드릭 르봐이예Frederick Leboyer가 1970년대에 소개한 르봐이예 출산법은 어두운 조명과 조용한 분위기를 만들고 아기가 태어나는 즉시 따뜻한 물로 씻겨 엄마의 품에 안겨준다. 르봐이예는 출산 환경의 스트레스가 아기의 정서에 큰 영향을 미친다고 보았다.

자기 뱃속의 아기가 움직여서 골반 쪽으로 더 깊숙이 내려왔음을 느낄 수 있었다.

집에 돌아온 나는 정신을 차릴 수 없었다. 극심한 진통이 몰려왔기 때문이다. 나는 두려움 속에서 다시 사람들을 불러모았다. 진통은 더욱 강렬해졌다. 나는 속수무책으로 이끌려갈 수밖에 없었다. 그 고통은 몹시 혹독하면서도 동시에 상쾌한 것이었다. 나는 마취제 따위와 무관한 환경에 있는 것을 다행스럽게 생각했다. 나는 겸자를 통해 아기를 꺼냈던 첫 출산 때로 되돌아갔고, 그때 나를 무감각하게 만들었던 경막외마취술로부터 내 몸을 다시 구출해냈다. 그런데 어느 순간, 나 자신이 더없이 원초적이고 우렁찬 소리를 내고 있었다. 나는 '나를 낳고 있는 내 엄마'였다! 엄마가 나를 낳을 때 마취를 당했기 때문에 내지 못했던 그 소리를 지금 내가 대신 내고 있는 것이다! 그러자 엄청난 평화와 평온이 찾아왔다. 서너 차례 이런 경험을 하고 나서 나는 힘을 주고 싶어졌다. 얼마나 행복했던지! 내 몸은 그 신호에 반응했고, 난생처음 겪어보는 극치의 오르가슴과 함께 내 딸이 세상으로 나왔다. 와우!

30년이 지난 지금도 나는 이 글을 쓰면서 그때로 되돌아간다. 그 경이로운 순간을 떠올리면 절로 눈시울이 붉어진다. 굉장한 경험이었다. 출산의 고통과 노력에는 그만큼의 가치가 있다.

딸애를 품에 안고 태반을 내보낼 때까지 출산의 여신은 나를 축복했다. 나는 그 여신과 고요하면서도 격정적인 마지막 키스를 나누었고 태반은 미끄러지듯 몸 밖으로 나왔다. 이때의 출산 경험은 아직도 내 안에 살아 있다. 그것은 내게 평생 힘과 지혜를 주었고, 모든 여성이 황홀한 출산이라는 천부적 권리를 누리도록 기여하는 데 최선을 다하겠다는 내 결심은 한 번도 흔들리지 않았다.

아름답고 멋진 첫 발걸음
― 뉴욕 주의 슬리피 할로우에 사는 쉐넌 A.

나는 몇 주 전부터 진통의 조짐을 느끼고 때가 머지않았음을 예감하고 있었다. 어느 날 남편 잭과 나는 아들 세지를 재우고 사랑을 나눴는데, 놀랍게도 그 직후에 진통이 시작되었다. 양수가 조금씩 흘러나왔고, 진통은 분명하고도 규칙적이었다. 우리 부부는 함께 누워 휴식을 취했다. 나는 베개 여러 개를 받치고 누운 남편의 가슴에 기대었다. 그의 품은 듬직하면서도 부드러웠다. 나는 눈을 감고 호흡에 집중했다.

그 순간에 푹 빠져 있었던 터라 조산사를 부를 시기를 놓칠 뻔했지만, 남편이 뚜렷한 변화가 있는 것 같다고 말을 해주었다. 나는 전화를 걸었고, 온화하고 믿음직스러운 조산사 앤과 그녀를 보조해줄 낸시가 곧 우리 집에 도착했다. 그들은 자연스럽게 우리와 어우러졌기 때문에 나는 그들을 맞이하기 위해서 에너지를 따로 소모해야 할 필요가 없었다. 남편의 손길은 듬직하고 친근하고 힘이 넘쳤다. 대조적으로 낸시의 손길은 부드럽고 따뜻하고 위안을 주었다. 한순간 나는 막연한 슬픔에 빠져서 눈물이 나올 것 같다고 말했다. 그때 남편은 곁에 앉아서 날 다독였고, 낸시는 일을 멈추고 내 체온을 재면서 내게 시간을 주었다. 그 감정을 충분히 표출하도록 모두가 나를 배려하고 있었다. 그 슬픔은 흐릿하면서도 덧없는 것이었다. 그것은 마치 노랫가락처럼, 또는 나뭇가지를 흔드는 산들바람처럼 조금씩 흘러나오더니 어느 순간 멈춰버렸다. 그것은 어떤 구체적인 생각이 아니라 그저 막연한 느낌이었다. 곧 더욱 심한 진통이 몰려오기 시작했고, 앤은 지혜롭게도 기분전환을 위해 샤워를 권했다.

아기를 낳는 동안 남편은 곁에서 날 안심시키기 위한 말을 계속했다. 건고, 쪼그려 앉고, 상체를 숙이고, 신음을 내길 반복하다 보니 압력은 더욱 거세졌고 나는 힘주기를 할 때가 되었음을 느꼈다. 하지만 앤은 내 상태를 확인하고는 아직 준비가 덜 되었다고 말했다. 그때 문득 꽃들이 피어나는 모습이 내 마음속에 그려졌고, 더불어 《신성한 출산》(Sacred Birthing)이란 책에서 본 확언 ― "나는 내 출산을 지고한 경험으로서 받아들입니다" ― 도 떠올랐다! 그리고 《영적인 조산술》(Spiritual Midwifery)이란 책에서 읽은 '파트너와의 교감'에 대한 글귀도 기억났다. 첫 아이를 낳을 때 우리 부부는 자주 부둥켜안았는데 그건 분명 효과가 있었다. 나는 책을 향해 앉아 그의 눈을 바라보며 그 유대감을 느끼고 간직하려 했다. 그것은 깊고 사랑스럽고 자유롭고 유쾌한 느낌이었다. 웃음이 터져 나올 만큼 기분이 좋아졌다! 나는 계속 웃으면서 다시 확언을 되뇌었다. "나는 내 출산을 지고한 경험으로서 받아들입니다." … 나는 정말로 둥실 떠올랐다! 나는 그때의 통증을 기억하지 못한다. 통증을 넘어선 곳으로 높이 들어올려져 있었기 때문이다. 기분이 끝내줬다. 나는 웃음으로 가득 채워졌다. 나는 지금도 그 기분이 얼마나 지속되었는지를 알지 못한다. 하지만 짧았든 길었든 간에, 그것이 내가 출산 중에 받은 최고의 선물이었다는 사실은 변하지 않는다.

아들 세지가 잠에서 깨자 남편은 침실로 가서 아이에게 엄마의 상황을 설명해주었다. 나는 나의 '마지막 웃음'을 또렷이 기억한다. 그것은 저절로 솟아오르다가 어떤 거대한 파도에 눌려 내 목 안에서 사그라졌다. 이제는 고요한 상태로 들어가야 할 때였다. 나는 짐볼 위에 앉아서 깊은 평화를 느꼈다. 나는 완전히 열려 있었다. 아기가 진통과 함께 아래로 내려오고 있음이 느껴졌고, 입 밖으로는 으르렁거리는 소리가 흘러나왔다. 나는 걷거나 쪼그려 앉고 싶다는 생각뿐이었다. 아들과 남편이 침실 밖으로 나왔다. 아들은 나를 안아주었고, 나는 소파에 앉은 남편과 아들을 마주 보고 출산용 의자

위에 앉았다. 그리고 남편의 무릎에 상체를 기댔다가 진통이 심할 때면 그를 끌어안기를 반복했다. 아들은 딴짓을 하지 않고 진심으로 나를 응원해주었다. 이 순수하고 지혜로운 아이는 내 어깨 위에 제 손을 올리기도 했는데, 이것은 어디서 배운 게 아니라 완전히 자발적인 행동이었다. 그 아이는 지금 이 순간의 마법과 경이로움을 알고 있었다. 앤과 낸시는 적당한 높이로 맞춰진 출산용 의자 위에 나를 쪼그려 앉혔다. 힘주기를 하는 동안 나는 그 의자에 앉은 자세와 의자 없이 더 낮게 쪼그려 앉은 자세를 반복했다. 또한 앤은 내게 걷고, 샤워를 하고, 음악을 듣길 권하기도 했다. 나는 음악을 즐길 만한 여유가 없다고 생각했지만 앤의 말을 믿고 따르기로 했고, 앤은 전 세계의 출산 노래들을 모은 음반을 틀었다. 나는 아기를 밀어내는 동안 태초의 생명력과 야성을 향해 기도했다. 나는 원주민들의 음악에서 큰 힘을 얻었다. 그것은 마치 선조들이 불러주는 노래처럼 들렸다. 그리고 내 아름다운 아기가 태어났다. 아기는 순하고 평화로웠으며 빛이 났다. 그 순간을 떠올릴 때마다 내 가슴은 너무나 벅차오른다. 그것은 우리가 그 아기를 기르면서 수없이 경험하게 될 완벽한 조화로움을 향한 아름답고 멋진 첫 발걸음이었다.

출산의 경이로움
— 줄리 B.

뉴질랜드의 서부에는 서퍼들에게 큰 사랑을 받는, 파도가 검은 모래 언덕에 부딪히는 자연 그대로의 해변이 있다. 그리고 모험과 희열에는 위험이 뒤따르기 때문에 늘 그곳은 안전요원이 순찰을 돌고 있다. 나는 10대 시절에 왜소한 몸으로 그 거센 파도에 맞섰다가 물살에 휩쓸렸던 적이 있다. 계속 덮쳐오는 파도 때문에 어느 쪽이 해변인지조차 확신할 수 없었다. 사투 끝에 땅을 다시 딛게 된 순간, 나는 거의 쓰러지기 일보직전이었다. 나는 간신히 해변으로 올라와 마치 연체동물처럼 그대로 뻗어버렸다.

그로부터 15년 후, 나는 같은 해변을 다시 걷고 있었다. 발가락 사이로 모래알들의 열기가 느껴졌다. 당시 임신 40주차였던 나는 한여름의 뙤약볕 아래서 두 살과 네 살의 두 딸과 함께 걸으며 뱃속의 작은 아기가 진통을 시작하기를 기다렸다.

양수는 그날 오후부터 흘러나왔다. 그리고 밤새 20분마다 가벼운 자궁 수축이 반복되었다. 집에 도착한 조산사는 양수에 태변이 약간 섞여 있음을 발견했다. 그녀는 태변과 때 이른 양수 배출에 '통상적으로' 대처하기 위해서 나를 병원으로 이송하길 원했다. 그녀는 내 자궁 수축이 '멈춰' 있으니 링거를 통해 항생제와 피토신을 투약해야 한다고 말했다. 또한 진통을 견디지 못할 때는 경막외마취술을, 힘주기를 스스로 못할 때는 제왕절개를 받게 될 거라고도 말했다.

내 자궁은 이미 두 아기를 잘 내보냈었다. 참으로 고마운 일이다. 나는 첫째 아이를 스물네 시간 동안 점진적인 진통을 겪은 후에 집에서 낳았다. 둘째는 차분하게 몇 시간 힘을 쓴 것이 전부였다. 나는 둘째가 그렇게 빨리 나올 거라고는 생각도 못했고, 그래서 그 애는 상가(shopping mall)에서 태어났다. 사실이다! 나는 상가 안 식당가에서 양손과 무릎을 대고 엎드리고 나서야 지금이 진통의 초기 단계가 아님을 깨달았다. 진통의 막바지, 몇 분 내로 아기가 나올 상황이었다. 우리 부부는 놀이방으로 향했고, 나는 그곳의 조그만 수유실 안에서 둘째를 낳았다. 우리는 이처럼 짧고 수월한 출산을 주셨음에 감사드렸다. 후에 조산사는 이 출산이 '급박'했고 내가 '충격'에 빠졌었다고 기록했지만 그건 사실이 아니었다. 나는 흥분과 희열 속에 있었다. 그것은 엄청난 황홀경이었다!

조산사의 충고에도 불구하고 우리는 계속 집에서 머물렀다. 양수가 흐른 지 열여덟 시간이 지나면 반드시 항생제를 투약해야 한다는 게 그녀의 원칙이었기 때문에, 열여섯 시간이 지날 때쯤 그녀와 우리 부부는 두 시간만 더 집에서 진통을 기다려보는 걸로 합의했다.

조산사가 다른 일을 보러 나간 후, 우리 부부는 내 몸이 진통에 박차를 가해 아기가 안전하고도 빠르게 나오게 해달라는 기도를 올렸다. 그리고 집 밖으로 나와 걷기 시작했다. 나는 진통이 오면 엉덩이를 돌리고, 진통이 멈추면 걸음을 옮기길 반복했다. 기쁘게도 진통은 점점 더 잦고, 강하고, 길게 찾아왔다. '멈췄다던' 내 자궁이 세차게 움직이고 있었다. 내 믿음이 옳았다! 나는 진통을 염려하기는커녕 점점 커져가는 그 힘과 강렬함을 반갑게 맞아들였다.

그러다가 나는 본능적으로 양손과 무릎을 대고 잔디 위에 엎드렸다. 이것은 자궁문이 거의 다 열렸다는 신호였다. 나는 사람들에게 조산사를 다시 불러오라고 말했다. 나는 집 안으로 들어가 무릎을 꿇고 소파에 상체를 기댔다. 지지할 것이 필요했기 때문이다. 진통이 극에 달했을 때 내가 느낀 것은 '고통'이 아니라 어떤 '강렬함'이었다. 나는 한 번도 마약을 해본 적이 없지만, 이것이야말로 옥시토신과 엔도르핀이 만들어낸 변성 상태였음을 확신한다. 내 몸과 정신은 완전히 딴 세상에 가 있었다. 나는 전혀 고통을 느끼지 못했다. 호르몬들이 마치 환각제처럼 작용하고 있었기 때문이다. 나는 불꽃놀이를 구경하는 사람들처럼 "와!" 하고 소리치고 싶어졌다. 그러다가 문득 이 느낌의 실체를 깨달았다. 나는 죽을 힘으로 지지할 것을 찾고 발아래 단단한 땅을 딛고자 했지만 거친 파도의 힘이 방향감각을 상실케 하고 있었다. 무리와이Muriwai 해변에서 파도에 휩쓸렸을 때와 비슷했다. 심지어 바닷물의 짠맛까지 느껴지는 듯했다.

나는 아기의 움직임과 생명력을 느낄 수 있었다. 아기가 나오기 직전에 도착한 조산사의 첫 마디는 부정적이었다. "어머나, 저 태변을 다 어째!" 하지만 아기의 심박수는 정상이었고, 출산 후에 확인해보니 아프가Apgar* 점수도 이상이 없었다. 이렇게 셋째는 열여덟 시간이라는 '일방적 마감기한'을 10분 남기고 태어났다. 단언하건대, 우리의 출산 경험에 찬물을 끼얹은 것은 다름 아닌 조산사의 부정적 태도였다.

비록 조산사를 신중하게 택하지 못한 탓에 그 대가를 치러야 했지만, 뜨거운 태양 아래 해변과 들판과 강가를 걷고, 낡은 다리의 난간에 기대 흐르는 강물을 바라보며 엉덩이를 흔들고, "힘내요, 엄마!"라고 말하며 응원해주는 두 딸과 함께 출산의 경이로움에 젖고, 호르몬 작용으로 인한 축복과 모험에 빠져들고, 내 몸과 아기의 힘을 만끽했던 그 모든 과정은 나로부터 나온 것이 아니었다. 그것들은 이미 예정되어 있었다. 이 사회의 부정적인 출산 환경과 두려움에서 비롯된 판단들, 야생의 것을 통제하려 드는 문화적 경향에도 불구하고 나는 출산의 아름다움과 권능을 다시 경험할 수 있었다.

---

* 출산 후 신생아에게 즉각적인 소생술이 필요한지를 확인하는 검사 척도.(역주)

달콤쌉싸름한 출산

— 텍사스 주의 오스틴에 사는 라넬 C.

나의 출산은 다른 사람들과 별다를 바가 없었다. 즉, 달리 말해서 그것은 말로 표현할 수 없는 최고의 경험이었다. 첫 느낌은 활기차고 조금은 유쾌하기까지 했다. 나는 어떤 연습 진통도 겪지 않고 곧장 본격적인 출산 과정으로 돌입하게 되었다. 그것이 첫 번째 놀라움이었다. 나는 걱정을 내려놓기가 어려울 거라고 생각했었지만 실제로는 그렇지 않았다. 엔도르핀이 선물하는 달콤함 때문에 처음 몇 시간 동안 나는 진심으로 그 진통을 즐겼다. 나는 너무나 기분 좋다는 말을 몇 번이고 반복했다. 마약을 해본 적은 없지만, 아마 그것과 비슷한 느낌이었을 거라고 생각한다.

하지만 시간이 오래 지나면서 내 몸은 점점 지쳐갔다. 그래서 나는 진통이 잠시 멈춰주길 바랐다. 와인을 빨대로 마셔본 적이 있는가? 나는 기운을 좀 차리려고 와인 한 병을 열두 시간 동안 조금씩 나눠마셨다. 하지만 효과가 없었다. 동종요법과 약초도 마찬가지였다. 그래서 우리는 노래를 부르고 춤을 췄다. 맘껏 발을 구르고 흥얼거리면서 춤을 추고 또 추었다. 그러자 진통은 더 심해졌고, 나는 상태를 확인해보고 싶었다. 압력이 거세지고 있음은 분명했지만 큰 변화는 없었다. 나는 쪼그려 앉고, 몸을 마사지하고, 매달리고, 옆으로 눕고, 기도하고, 간청하고, 애원했다….

스물네 시간이 지날 때쯤 나는 다시 출산용 욕조로 들어갔다. 지난 하루 동안 무려 스물세 번이나 드나들었던 욕조였다. 사람들이 모두 자리를 비켜주었기 때문에 조금 두렵긴 했지만, 내겐 꼭 필요했던 시간이었다. 그 후로 몇 시간 동안 나는 출산이란 여정을 철저히 홀로 겪어내고 있는 나 자신을 이난나Inanna 여신과 동일시했다.(173쪽 참고) 고스트 랜치Ghost Ranch(뉴멕시코 북부)의 황량한 어둠 속을 걸었던 기억도 떠올렸다. 나는 그렇게 방향과 동기를 잃고 헤매다가 문득 지금 내가 '나와 내 아기에게 최선인' 진통을 겪고 있다는 사실을 깨닫게 되었다. 나는 환하게 웃었고, 그 변덕스러운 진통에 완전히 나 자신을 내맡겼다. 그것은 아름답고도 필연적인 과정이었다. 나는 수시로 내 상태를 확인했다. 힘을 주고 싶은 충동을 참기가 어려운데도 여전히 자궁문은 덜 열려 있었다. 나는 아기가 깊숙한 안쪽에 단단히 끼어 있음을 느낄 수 있었다. 그때 내 마음 한편은 이 상황을 탈출할 기회만 노리고 있었다. 만약 누군가 자동차 열쇠를 집어들고 당장 아기를 꺼내러 가자고 말했다면 대번에 수락하고 차에 올라탔을 것이다!

나는 욕조 밖으로 나와 수건 더미 위에 눕고 새하얀 겉옷으로 내 몸을 덮었다. 촛불 하나만이 방 안을 밝히고 있었고, 오디오에서는 같은 노래가 계속 반복 재생되었다.(이후로 그 노래는 우리 집의 금지곡이 되었다.) 이처럼 몇 시간을 홀로 보낸 것은 막막하고 두려우면서도 또한 완벽한 경험이었다. 나는 내게 그런 기회를 준 모두에게 깊이 감사한다. 나의 가엾은 파트너 루시는 잠시 떨어져 있으라는 단호한 충고를 따르는 동안 속이 새카맣게 타들어갔다고 한다. 나중에 그녀는 그때가 평생 가장 힘든 시간이었다고 말했다.

나는 조금 힘을 주어봤지만 여전히 자궁문은 덜 열려 있었다. 힘을 주고 싶은 충동을 한동안 참아보아도 상태는 달라지지 않았다. 자궁문 바로 안쪽에서 아기의 머리, 심지어 머리카락까지 느껴졌지만 자궁문은 여전히 아직 안 된다고만 말하고 있었다.

그렇게 홀로 애를 쓰다가 나는 병원에 가야겠다고 결심했다. 내겐 자궁 수축을 끝내고 아기를 내보내게 해줄 시술이 필요했다. 나는 진통이 멈춘 틈에 루시가 머무는 방으로 찾아가서 단호하게 말했다. "병원에 가고 싶어. 출발할 준비가 되면 내게 알려줘."

더 이상 진통을 겪고 싶지 않다고 마음먹은 후였기 때문인지 다음번 진통은 더욱 혹독하게 느껴졌다. 나는 그것을 견뎌내기 위해 내 안의 제다이 Jedi(영화 〈스타워즈〉에 나오는 수호기사 집단)의 능력을 다 발휘해야만 했다.

병원에 도착하자 낯익은 간호사들이 나를 친절하게 맞아주었다. 고맙게도 그녀들은 내게 링거를 놓고 나를 편하게 해주기 위해 분주히 움직였다. 나는 스태돌Stadol(마약성마취제)의 투약에 동의했고, 그 효과를 느끼면서 속으로 이렇게 말했다. '이건 옳은 선택이었어. 그 상태로 계속 있었다면 아마 난 못 견뎠을 거야.' 다행히도 기분이 훨씬 나아졌다. 진통은 견딜 만해졌고, 나는 틈틈이 푹 쉴 수 있었다. 조산사와 루시는 내 옆에서 계속 말을 걸어주었다.

그 후로 약 다섯 시간 동안 나는 힘을 주려는 충동을 조절하는 동시에 경막외마취를 받고 열을 내리기 위해 해열제 좌약도 넣었다. 그리고 마침내 자궁문이 열려 힘주기에 돌입할 때 엄청난 기쁨이 찾아왔다. 달콤하고 또 달콤했다! 너무나 좋았다! 그렇게 한두 시간 정도 힘을 주고 나니 우리의 예쁜 아기 휴즈가 모습을 보이기 시작했고, 간호사는 의사가 올 때까지 기다리게 하는 것에 대해 미안하다고 말했다. 참 친절한 간호사였다.

의사는 어깨가 나올 수 있도록 힘을 주어보라고 말했지만, 나는 아기 머리를 내보내면서 찾아온 극치의 황홀경을 몇 초간 더 만끽했다. 이윽고 아기의 어깨와 몸 전체가 미끄러져 나오는 것이 느껴졌다. 그것은 마치 나 자신이 완전히 정화되는 듯한, 더없이 성스러운 기쁨이었다.

우리는 여섯 시간 만에 병원문을 나설 수 있었다. 능숙했다고는 말할 수 없지만 결국 우리는 잘 해냈고, 무한한 가능성이 우리 앞에 활짝 열려 있었다.

그걸로 끝은 아니었다. 출산 후에 마취로 인한 두통이 일주일간 지속되었고, 젖이 조금 늦게 나왔고, 호르몬 불균형을 바로잡기 위해 태반영양제를 섭취하기도 했다. 어쨌든 나는 나 자신을 겸손하게 만들어준 출산이라는 달콤쌉싸름한 경험에 진심으로 감사드린다.

인생을 변화시킨 출산
― 콜로라도 주의 덴버에 사는 에이미 S.

루터 병원에서의 첫 출산도 좋았지만, 출산센터에서의 두 번째 출산은 내 인생을 완전히 바꿔놓았다.

그곳의 조산사들을 만나면서 나는 그들이 제공할 수 있는 서비스에 대해 상세히 알게 되었다. 그리고 임신 40주차에 마지막 검진을 했을 때 의사로부터 이미 자궁문이 2센티미터 열리고 자궁경관의 길이가 70퍼센트 줄어들었다는 말을 들었다. 갑자기 두려움이 몰려왔다. 내가 대기실에 주저앉아 엉엉 울기 시작하자 조산사 헤더Heather는 이렇게 말해주었다. "금방 아기를 안게 되실 거예요."

과연 그날 밤부터 진통이 시작되어 나는 한숨도 자지 못했다. 정오가 조금 지났을 때 우리 부부는 거리를 감안해서 조금 일찍 출산센터로 출발했고, 그곳에 짐을 풀고는 산책을 위해 다시 가까운 공원으로 향했다. 센터로 되돌아온 시간은 4시 30분이었다. 그들이 내 상태를 확인해보니 전날과 똑같은 2센티미터라고 했다! 나는 좌절했다. 출산이 더디고 오래 걸리는 것은 상관없었다. 하지만 조금의 변화라도 있어야 하지 않겠는가! 내 좌절감을 위로해준 것은 캐시와 트레이시였다. 캐시는 자궁문이 열리기까지 사흘이나 기다려야 했던 자신의 출산 경험을 들려주었다. 티파니도 아기가 밖으로 나올 마음의 준비를 하는 데 조금 더 시간이 필요한 것일 뿐이라고 말하며 나를 격려해줬다. 그들은 집으로 돌아가 와인 한 잔 마시며 쉬라고 권했지만, 나는 한 시간이나 자동차를 타고 싶은 마음이 전혀 없었다.(차 안에서 겪는 진통은 엄청나다.) 그리고 이미 진통 주기가 아주 짧아져 있어서 어느 때에 다시 돌아와야 할지도 막막했다. 결국 그들은 두 시간만 더 진행 상황을 살펴보자고 말했다.

나는 시계를 치워버리고 마음을 고요히 가라앉히면서 내 내면으로 들어갔다. 두 시간 후에 캐시가 확인해보니 자궁문은 4센티미터 열려 있었다. 나는 계속 센터에 머물 수 있었고, 화장실에서 시간을 보내던 중에는 양수가 흐르기 시작했다. 그 사이 두 친구가 도착했는데, 그중 한 친구는 둘라라서 멋진 솜씨로 내 등을 문질러주고 호흡을 이끌어주었다. 혈흔과 점액이 배출되는 가운데 진통은 더욱 심해지기 시작했다.

자궁문이 거의 열렸을 즈음 나는 욕조로 들어갔다. 그러자 한결 견디기가 쉬웠다. 나는 자연출산이라서 휴식할 틈이 주어지지 않으면 어떡하지 하는 걱정이 있었다. 첫 출산 때는 경막외마취 덕분에 한숨을 돌릴 수 있었기 때문이다. 하지만 경이롭게도, 마치 내 마음을 안다는 듯 진통 주기가 7~8분 정도로 서서히 늘어났다. 나는 진통이 멈춘 새에 잠깐 졸기까지 했다! 내 몸은 이제 힘주기를 준비하고 있었다.

확인을 해보니 자궁문은 9.5센티미터 열려 있었고, 자궁경관은 조금 남아 있었다. 출산센터에 온 지 이미 열여섯 시간이 지났기에 나는 빨리 힘을 주고 싶었다. 트레이시는 정 원한다면 한 번 힘을 주어보라고 말했다. 나는 힘을 주었지만 쉽지가 않았다. 아기는 뒤로 물러나기를 반복했다. 결국 캐시는 양막을 찢었고, 그러자 마치 아기의 머리 크기가 반으로 줄어든 듯이 굉장히 편해졌다. 그리고 캐시는 내가 힘을 주는 동안 자궁문을 더 벌려주었다.

처음에 나는 어쩔 줄 몰라서 소리를 지르는 데 힘을 다 써버리고 있었는데, 트레이시의 격려와 조언을 통해 훨씬 효율적으로 대처할 수 있게 되었다. 그렇게 20분간 힘을 준 끝에 아기가 나왔다! 딸애는 자기 동생이 물속으로 나오는 모습을 다 지켜본 후에 남편과 함께 욕조로 들어왔다. 딸애는 아기를 보자마자 이렇게 말했다. "여동생 아기예요!" 딸애는 아직도 이 이야기를 떠들고 다닌다. "자궁이 아기를 밀어냈어요. 엄마 가랑이 사이에서 아기가 물속으로 나왔고 우리는 몸을 닦아줬어요. 엄마는 힘들었지만 잘 해냈어요. 잘했어요, 엄마!" 딸애는 동생의 탄생에 너무나 감동하여 아빠보다도 먼저 아기를 안았다. 우리 가족은 한 침대에서 서로 부둥켜안고 시간을 보냈다.

충분한 시간이 흐른 후에, 내가 호화로운 약초 목욕을 즐기는 동안 남편과 간호사들은 각종 신생아 검사를 실시했다. 우리는 조금 더 쉬다가 집으로 돌아갈 짐을 꾸렸다. 긴 하루를 보내고 새벽 4시에 내 침대에 몸을 누이니 기분이 이보다 더 좋을 순 없었다. 간호사와 조산사들도 휴식이 필요했을 것이다. 왜냐하면 그들은 하지夏至의 보름날이었던 그 스물네 시간 동안 무려 여섯 명의 아기를 받아냈기 때문이다!

첫 출산 때보다 내 몸은 훨씬 빨리 회복되었다. 나는 몸 상태가 좋은 것이 경막외마취를 받지 않았기 때문임을 깨달았다. 경막외마취는 아직 준비가 덜 된 채로 속도를 내게 만든다. 내게 남겨진 것은 회음부의 작은 상처뿐이었는데, 그조차 하루 만에 아물기 시작했다.

첫 출산도 좋았지만, 두 번째 출산은 내게 경이로운 경험이었다. 나는 자신이 없었기 때문에 아기를 낳는 내내 많은 도움을 받아야 했다. 조산사와 간호사들은 모두가 훌륭했고, 남편과 나는 그 애정 어린 분위기를 함께 즐겼다. 딸애에게 동생의 탄생을 지켜보게 한 것도 멋진 선택이었다. 나는 아이들, 특히 딸들에게 출산이 두려워할 필요가 전혀 없는 지극히 자연스런 일임을 가르치는 것보다 더 중요한 공부는 없다고 생각한다. 이것은 내가 바라던 것 이상의 경험이었다.

고통에서 황홀경으로
― 플로리다 주의 마이애미 비치에 사는 베니 M.

나는 서른 살에 첫 임신을 했다. 나는 단 한 번도 병원 출산을 고려하지 않았다. 나는 어렸을 때 병원에 1년간 입원해 있었기 때문에 환자와 의사, 간호사 사이의 사무적인 분위기를 잘 알고 있다. 나는 남편을 설득하여 가정출산을 택했고, 그렇게 우리는 모험을 시작했다. 하지만 정작 진통이 시작되자 이런 말이 절로 나왔다. "지금 바꿔도 돼요? 내겐 마취제가 필요해요!"

"이미 늦었어요." 조산사가 답했다. 아뿔싸! 왜 엄마는 이 고통을 미리 일러주지 않은 거지? 왜 아무도 내게 말을 안 해준 거야? 그 존재조차 모르던 근육들이 늘어나고 잡아당겨지는 가운데 나는 공포와 절규, 원망 사이를 오갔다. 여덟 시간 동안 비명을 지르며 움직이고 계속 자세를 바꾸었다. 허리와 엉덩이를 흔들고, 옆으로 누웠다가 일어섰다가 앉았다가 엎드려보기도 하고, 욕조에 들어갔다 나오기도 반복했다. 결국 나는 등을 대고 누워서 무릎을 가슴까지 끌어올린 자세를 취했다. 그리고 온갖 괴성과 욕지거리를 내뱉으며 힘을 주고 또 주었다. 조산사가 말했다. "아기에게 맡겨요. 그 애가 제 속도로 나오게 해요. 억지로 밀어붙여서는 안 돼요." "하지만 못 참겠어요. 당장 내보내고 싶어요!" "그렇담 그 충동에 따라요. 힘을 주세요!" 그

때 불쑥 아기의 머리가 나왔다. 너무 빠른 속도였고 난 회음부가 찢어졌음을 느꼈다. 그런데 곧 예상치 못한 엄청난 에너지와 빛과 사랑이 나를 휘감았다. 나는 그 신성함에 모든 것을 내맡겼다. 나는 지극히 평화로웠고, 눈에 보이는 모든 것이 빛을 발하고 있었다. 나는 두둥실 떠올랐고 아기는 그렇게 세상으로 나왔다!

출산 후에 나는 마치 성자처럼 지복에 차 있었다. 외모도 열 살은 어려 보였다. 앞으로 10년간 쓸 만큼의 에너지를 얻은 듯했다. 그것은 아기가 나에게 준 선물이었다. 또한 이것은 한 여성으로서의 통과의례였다. 나는 내가 겪어야 했던 그 모든 과정에 감사드린다. 그로써 나는 더 훌륭하고 강한 사람이 되었다.

우리 사회가 이런 경험을 억압하는 데는 이유가 있다. 여성들이 이처럼 큰 힘을 얻게 되면 현재의 가부장적 구조가 흔들릴 수밖에 없기 때문이다. 우리는 희생자인 동시에 가해자기이도 하다. 상당수의 여성들이 스스로 출산을 공산품처럼 여기고 있기 때문이다. 우리가 우리 자신의 힘을 발휘하지 못하는 것은 부끄러운 일이다. 참으로 안타깝고 또한 슬픈 일이다.

노래를 부르다

— 앨리슨 B.

나는 첫 딸을 낳기 전에 《출산 안내서》[*]를 두 번 탐독했다. 그리고 거기에 소개된 여성들의 힘, 우리 몸의 능력, 긍정적 생각과 순산의 관련성 등을 깊이 받아들였다. 나는 입원 즉시 20분간 태아감시 장비를 부착시키는 병원의 방침을 거부했다. 그곳과 연계된 출산센터를 통해서 태아감시 장비가 필수는 아니며 간헐적 검사를 대안으로 택할 수 있음을 이미 숙지하고 있었기 때문이다. 곧 둘라가 나타나서 샤워를 준비했고, 나는 욕실로 들어가 시간을 벌었다. 그렇게 나는 욕실에서 머물고, 침대 위에서 무릎을 꿇고, 어머니와 여동생의 부축을 받아 복도와 방 안을 걸어다니며 진통을 했다. 나는 어머니의 푸른 눈을 바라보면서 그녀의 호흡을 따라했다. 내가 "엄마, 엄마" 하고 부르는 소리를 어머니는 당신을 부르는 걸로 들으셨겠지만, 사실 그건 뱃속의 딸에게 건네는 말이었다. 둘라는 시의적절하게 나를 이끌어주었다. "숨을 내쉬듯 아기를 아래쪽으로 보내세요(breathe down). 바깥세상을 향해 아기를 내쉬세요."

힘을 줄 때가 되었을 때, 나는 전혀 고통을 느끼지 못했다. 내 몸은 완전히 준비되어 있었다. 힘을 주는 것은 무척 기분이 좋았다. 아기가 내려오는 것이 느껴졌다. 둘라는 소리를 지르는 데 힘을 다 쏟지 말고 힘주기에 더욱 집중하라고 조언했다. 그런데 아기의 팔꿈치가 내 성감대를 자극하고 있었다. 아기의 머리와 한쪽 팔이 탯줄을 감은 채로 함께 나오면서 신음이 나올 만큼 내 클리토리스 안쪽을 강하게 눌러댔던 것이다. 곧 아기의 머리가 나

---

[*] Inna May Gaskin, *Guide to Childbirth*.

오기 시작했고, 조산사가 아기의 방향을 돌리는 것이 느껴졌다. "한 번만 더 힘을 주면 아기가 나올 거예요." 나는 힘껏 아기를 밀어냈고, 아기의 어깨에 이어 몸 전체가 나의 밖으로 미끄러져 나오는 것을 느꼈다. 나는 출산의 희열, 즉 그 애의 자그만 몸을 세상으로 내보낼 때의 황홀함과 만족감, 그 애의 모습을 처음 봤을 때의 기쁨을 결코 잊지 못할 것이다.

둘째 딸은 예정일보다 사흘 늦게 태어났다. 나는 출산 한 달 전부터 배뭉침*을 겪었는데, 혹시나 하는 마음에 수축 주기를 계산해볼 만큼 그 횟수가 잦았다. 아직 첫 딸을 낳은 지 1년밖에 안 되었기 때문에 나는 진통이 쉽고 빠르게 끝나리라 자신했다. 또한 내 몸이 아기를 내보내기에 충분할 만큼 열려 있다고 굳게 믿었다. 나는 진통이 두렵지 않았다. 대신 출산의 파도와 그 희열, 아기를 품에 안는 기쁨만을 기대하고 있었다.

나는 첫 출산과 마찬가지로 출산센터의 조산사들로부터 보살핌을 받다가 병원 출산을 준비하게 되었다. 내 몸무게가 출산센터의 허용 기준을 벗어났기 때문이다. 나는 출산 계획서를 아주 명확하게 작성했다. 나는 병원에서도 출산센터와 같은 출산 경험을 하길 원했고, 태아감시 장비 문제로 쓸데없이 실랑이하고 싶지 않았다.

출산 이틀 전, 나는 어느 농장에서 동물들과 대화하는 꿈을 꾸었다. 나는 멋진 갈색 말을 타려고 했는데 안장이 없어서 말의 등 위로 그대로 뛰어올랐다. 그리고 말이 속도를 높이기 시작하자 말의 목을 끌어안았다. 말이 모퉁이를 돌 때는 더욱 세게 끌어안았는데, 말의 눈동자를 보았더니 너무 꽉 조인다고 말하는 듯 보였다. 나는 내가 떨어지지 않을 것임을 믿고 힘을 풀

---

* Braxton Hicks contraction, 주로 임신 중후반기에 나타나는 일시적이고 불규칙한 자궁 수축으로 통증은 거의 수반되지 않는다. 구체적인 증상과 시기, 횟수는 임신부에 따라 크게 다르다. (역주)

어야 한다는 사실을 깨달았다. 그래서 상체를 일으켜 세웠고, 말의 움직임을 느끼면서 그 리듬에 빠져들었다. 그러다가 나도 모르게 꿈에서 깨버렸다. 더 오래 즐겼다면 좋았겠지만, 그것만으로 충분히 행복한 꿈이었다.

3월 20일 오전 3시 55분에 나는 강한 진통을 느끼며 깨어났다. "그래, 이거야. 드디어 오늘이구나." 5분 후인 4시에 진통이 다시 왔고, 그 후로 진통은 3~4분 간격으로 지속되었다. 나는 전화를 걸어 야간대기 중이던 조산사와 통화를 했다. 그리고 어머니, 에밀리, 둘라인 조지아나에게도 연락을 취하고 아버지를 깨워 진통이 시작되었다고 말했다. 나는 택시를 불렀고, 택시기사 무하마드에게 케임브리지 병원으로 빨리 가달라고 말했다. "아기가 나오는 거예요?" "맞아요, 그러니까 서둘러주세요." 몇 분 지나지 않아 진통은 더욱 심해졌고, 나는 신음을 내며 울먹였다. "오, 하느님… 오, 하느님." 무하마드는 라디오를 듣는 게 어떠냐고 말했다. 나는 아니라고 대답했는데, 생각해보니 노래를 부르면 도움이 될 것 같았다. 그래서 마음속에 처음 떠오른 노래, 〈바빌론의 강〉(Rivers of Babylon)을 부르기 시작했다. 그 효과는 엄청났다. 노래를 부르니 진통이 훨씬 견딜 만했고 집중도 잘 되었다. 그 성스러운 노랫말과 함께, 하느님께서 아기를 위해 몸을 열고 있는 내 곁에 와 계시는 것만 같았다.

나는 길을 일러주기 위해서 잠깐 노래를 멈췄는데, 그때 아기가 내 가랑이 쪽으로 아주 가까이 내려와 있음을 느꼈다. 금방이라도 나올 듯했다. 병원에 도착하기 전에 나는 에밀리에게 전화를 걸어서 어디냐고 물었다. 그녀는 이미 도착해 있었고, 나는 정문으로 나와달라고 부탁했다. 새벽 5시 30분, 병원에 도착하니 에밀리와 조지아나가 나를 기다리고 있었다. 나는 무하마드의 부축을 받았다. 진통이 잠시 멈췄을 때 그의 손을 꼭 잡고 택시 밖으로 걸음을 옮기며 10불의 팁을 건넸다. 그는 나를 에밀리와 조지아나에게 인계한 후에 아마도 안도의 한숨을 내쉬었을 것이다.

　진통이 거의 쉴 틈 없이 오는 와중에도 나는 5층까지 올라가는 내내 노래를 부르려고 노력했다. 아기가 나오기 직전이었기 때문에 노래는커녕 말조차 하기 어려웠지만 말이다. 조산사가 확인해보니 자궁문은 이미 완전히 열려 있었다. 조지아나는 나와 시선을 맞추며 말했다. "숨을 내쉬세요. 후, 후, 후." 문득 그녀의 새로운 머리 모양이 눈에 들어왔다. 그녀는 긴 생머리였는데 최근에 짧게 머리를 자른 듯했다. 내가 내쉬는 숨에 옆에 서 있던 그녀와 에밀리의 머리카락이 날리던 모습이 떠오른다. 조산사 질은 힘주기에 돌입하기 전에 심박수를 확인해보길 원했고, 나는 그녀가 검사를 하는 동안 강한 충동을 억눌러야 했다. 마침내 충동대로 힘을 주라는 허락이 떨어졌다. 나는 7분간 힘을 준 끝에 아기를 낳았다. 병원에 도착한 지 15분밖에 지나지 않은 때였다.

　그녀들은 폐와 입속의 이물질을 빼내기 위해 아기를 잠시 데려갔다. 나는 아기의 새까만 곱슬머리를 볼 수 있었다. 더없이 예쁜 아기였고, 옆에 계신 이모도 같은 말씀을 하셨다. 출산이 쉽고 빠르게 끝났기 때문에 나는 힘이 넘쳤고 정신도 또렷했다. 나는 이틀 전의 꿈이 꼭 이 출산을 암시한 것 같다고 생각했다. "오, 하느님"이라는 신음과 울먹임은 말의 목을 꽉 끌어안은 것이었고, 진통 중에 부른 노래는 말의 리듬과 질주에 몸을 내맡긴 것이었다. 나는 그 순간의 권능을 받아들이고 몸이 제 역할을 하도록 마음을 비워야 했다. 그리고 그 결과 나의 귀한 천사가 태어났다.

7주 앞선 출산

― 로드 아일랜드 주에 사는 젠 T.

나는 가정출산을 계획하고 있었다. 그래서 의사 대신에 훌륭한 두 조산사와 교류하고 있었다. 하지만 내 아들은 아늑한 우리 집이 아니라 좀더 많은 가족들 앞에서 태어나기로 결심했던 듯싶다. 나는 7월의 네 번째 주말을 뉴욕 시의 우리 집과는 네 시간 거리 떨어진 로드 아일랜드에서 보내고 있었다. 그런데 뒤뜰의 간이의자 위에 앉은 상태에서 양수가 흐르기 시작했다. 아기가 택한 시기가 예정일보다 7주나 빨랐던 것이다.

나를 제외한 모든 가족이 깜짝 놀랐다. 나는 곧장 병원으로 실려가서 온갖 기계에 연결되었다. 하지만 내 마음은 오직 아기에게만 집중하고 있었다. 그동안 내가 많은 책을 읽으며 해두었던 정신적, 감정적 준비들이 큰 틀에서 상황을 바라보도록 해주었고, 우리가 통제할 수 없는 세부사항들에 대한 걱정에 빠지지 않게 해주었다.

그것은 아름다운 출산이었다. 내가 그리던 촛불과 욕조, 공원에서의 산책 등은 불가능했지만 진실로 내 상상을 뛰어넘는 행복한 경험이었다.

병원에서 아기를 낳는 여성들이 온갖 기계음과 형광등 불빛, 급하게 들이닥치는 낯선 이들 속에서 아기와 자기 자신에게 웃음 지으며 마음의 평화와 안정을 유지하는 것은 결코 쉽지 않은 일이다.

그럴 때는 이렇게 하라. 우선 똑바로 앉으라. 그리고 상황이 허락하는 한도 내에서 걸어다니라. 침대에 걸터앉아서 벨리 댄서처럼 엉덩이를 흔들라.(8자를 그린다고 상상해도 좋다.) 아기를 받는 사람이 방해받지 않도록 약간 옆쪽으로 전신거울을 마주 세우고 아기의 머리가 나오는 모습을 직접 보라.

이 세상에서 출산보다 더 아름다운 경험은 그 아기가 점점 커가며 이 세상을 뛰어다니는 모습을 보는 것밖에는 없다.

축제
— 플로리다 주의 올랜도에 사는 리언 S.

토요일 밤, 공연이 끝나고 드럼 세트를 챙기고 있던 내게 바의 주인 댄이 다가와 이렇게 말했다. "이봐 리언, 유키에게서 전화가 왔어. 집에 빨리 가보는 게 좋겠어. 직접 물어보진 않았지만, 아마 그 소식이지 싶어!" 이런 게 바로 아드레날린이 치솟는 느낌이겠지. 나는 허겁지겁 바를 나와 유키에게 전화했다. 진짜였다. 양수가 나오고 있다는 것이다. 나는 고통으로 몸부림치는 유키의 호흡을 도우면서 함께 출산센터로 달려가게 될 줄만 알았는데, 막상 집에 오니 모든 것이 평화로웠다. 유키는 우리를 돌봐줄 둘라 미셸에게 문자메시지를 보내고 있었다. 아직 시간 여유가 있다는 말에 나는 드럼을 정리하고 유키가 메시지를 다 보내길 기다렸는데, 그녀는 이렇게 끝맺는 게 아닌가? "그럼 잘 자." 잘 자라고? 유키는 체력을 비축하기 위해 이제부터 잠을 좀 잘 거라고 말했다. 잔다고? 어떻게 이런 상황에서 잘 수가 있지? 나는 빠트린 게 없길 기도하며 최대한 꼼꼼하게 짐을 꾸려 문 옆에 놓아두었다. 그리고 아이팟(iPod)에 '우리 아기를 위한 출산 노래들'을 채워넣기 위해 조그만 아기를 세상에 내보내는 여성에게 무슨 노래가 좋을지를 인터넷으로 찾아보았다. 새벽 5시 30분에 유키가 침대로 오라고 부르기까지 계속 그러고 있었다.

나는 자려고 노력했지만 별 소용이 없었다. 당연하게도 내 마음은 적잖이 초조했다. 겨우 한 시간 정도 잤을까. 전화벨 소리에 잠을 깼다. 유키의 상태를 묻는 미셸의 전화였다.

급할 것이 없어 보였기 때문에 우리는 아침을 챙겨 먹고 오랫동안 산책을 했다. 아직 진통이 오지 않았기에 운동을 통해 재촉을 해보려 했던 것이다. 아름다운 아침이었다. 나로서는 아침 8시에 집 밖을 그렇게 오래 걸어본 것이 처음이었다. 하지만 여전히 변화가 없었다. 조산사에게 전화를 걸었더니 체임벌린네 가게에 가서 출산에 도움이 될 만한 동종요법 약을 좀 구해다주라고 했다. 나는 그러겠다고 했지만, 유키가 아기 낳을 준비를 하고 있는 와중에 이렇게 평소처럼 지내도 되는 걸까 하는 생각이 들었다. 만약 그때 아는 사람을 만났다면 꽤 특이한 대화가 오고 갔을 것이다. "어이, 리언. 어떻게 지내?" "어, 별일 없어. 유키가 아기를 낳고 있거든." 하지만 나는 조산사 말대로 했고, 아울러 출산센터로 가져갈 음식도 좀 사서 집으로 돌아왔다. 유키는 열심히 짐볼 위에서 몸을 움직이고 있었다.

처방대로 두 시간 동안 동종요법을 실시했는데도 유키의 상태는 그대로였다. 조산사에게 다시 전화했더니 그녀는 이렇게 말했다. "그러지 말고 이젠 센터로 오세요." 우리는 짐을 꾸려서 출발했다. 출산센터는 윈터 가든 시의 남부에 있었는데, 때마침 처제 마리코가 2분 거리인 곳에서 열리는 윈터 가든 음악축제에서 헤나 시술●을 하고 있었다.

우선 그곳의 대표 조산사인 제니 조셉이 유키의 상태를 확인했다. 1센티미터나 될까, 자궁문이 거의 열려 있지 않은 상태였다. 하지만 양수가 계속 흐르고 있었기 때문에 우리는 선택을 해야 했다. 감염을 막기 위해 네 시간마다 페니실린 주사를 맞으며 기다리거나, 아니면 병원으로 옮기거나. 아무도 병원에서 해결하길 원치 않았기에 유키는 페니실린 주사를 맞기로 결정

● henna. 인도와 아랍 문화권에서 유래된 일회용 문신 또는 염색.

했다. 2시 30분에 주사를 맞고 나니 네 시간의 자유가 생겼다. 마리코가 일하고 있는 축제보다 더 좋은 구경거리가 어디 있겠는가? 거기서 우리는 예상치 못하게 멋진 경험을 했다. 우리는 마리코의 천막에서 시간을 때우고 주변을 구경하다가 유키의 마음에 쏙 드는 치마를 파는 텐트를 발견했는데, 그곳에서 일하는 여자분과 아주 유익한 대화를 나누게 되었다. 집에서 두 아들을 낳아본 그녀로부터 유키는 큰 위로를 받았다. 축제장을 돌아다니며 사람들에게 질문을 받는 것도 재밌는 경험이었다. "예정일이 언제예요?" "오늘요! 양수는 벌써 나왔어요." 사람들의 그 우스꽝스런 반응이라니!

돌아갈 시간이었다. 우리는 맛있는 태국 음식을 먹고 다시 주사를 맞기 위해 발길을 돌렸다. 그리고 우리는 유키의 출산 과정이 조금씩 진행되고 있음을 확인했다. 유키만이 가진 고유한 속도와 패턴이 있는 듯싶었다. 저녁 7시 30분이 되자 나는 몹시 피로해졌다. 그런데 유키는 피곤하지도 않은지, 둘라 미셸이 도착하자 둘이서 축제를 다시 구경하러 갈 테니 나더러 잠을 좀 자두라고 했다. 덕분에 나는 세 시간 동안 꿀맛 같은 휴식을 취했다. 그 둘은 마사지를 받고, 피자를 먹고, 갖가지 구경거리를 보며 돌아다녔다고 한다. 유키가 진통 중에 멈춰 서서 숨을 고르면 축제로 한껏 달아오른 군중들이 "괜찮아요?" 하고 물었고, 미셸은 "진통 중이예요" 하고 답했다. 우리가 바라던 대로 유키의 진통은 점점 심해지고 있었다. 유키가 돌아온 후에 우리 부부는 휴대전화를 다 꺼놓기로 결정했다. 지금은 다른 사람이 아니라 오직 산모에게만 집중하는 것이 최선이라고 생각했기 때문이다. 그리고 몇 시간 동안 둘이 꼭 붙어서 영원히 기억될 만큼 행복한 시간을 보냈다. 우리는 출산의 쾌락적인 측면에 새로운 눈을 뜨게 되었다. 유키의 진통이 더욱 거세지면서 조산사 제니를 불러야 할 때가 가까워지고 있었다.

제니가 확인해보니 자궁문이 본격적으로 열리면서 순조롭게 3.5센티미터를 넘어가고 있었다. 그 후로 몇 시간 동안 나는 여성의 엄청난 능력을 목격했다. 나로서는 선뜻 이해가 되지 않았지만, 유키는 이것을 정신력 싸움이라고 표현했다. 진통이 심해질 때마다 유키는 지금껏 수많은 여성들이 해온 일이므로 나도 충분히 해낼 수 있다고 스스로 계속 되뇌었다고 한다. 하지만 진통을 참기가 점점 더 힘들어지는 것은 어쩔 수 없는 현실이었다. 그날 밤은 무척 길게 느껴졌다. 우리 모두는 최대한 유키를 돕기 위해 애썼고, 유키 또한 스스로를 잘 돌보았다. 새벽 4시경, 유키는 이미 지쳐 있는데 진통은 기세를 더해가기만 했다. 그래서 유키는 진통이 오면 온 힘으로 자궁문을 열고, 진통이 멈춘 틈에는 휴식을 취해야만 했다. 제니가 수없이 아기를 받아본 경험을 통해 유키의 상태에 꼭 맞는 조언을 해준 것이 우리에겐 큰 도움이 되었다. 유키가 간절히 수중출산을 원했기 때문에 우리는 출산센터에서 준비한 어린이용 욕조에 들어가서 두 시간 가량을 보냈다. 하지만 아기가 나오지 않아서 다시 밖으로 나와 주변을 걸어다녔다. 새벽 5시 30분경에 확인하니 자궁문은 8센티미터 벌어져 있었다. 거의 다 온 것이다! 유키는 다시 욕조로 들어갔고, 나는 잠깐 밖에서 기다리고 있었는데 진통과 함께 유키가 소리쳤다. "리언, 옷을 갈아입고 욕조로 들어와요!" 의심의 여지가 없었다. 나는 유키의 등 뒤에 앉아서 그녀의 몸을 껴안았다. 나는 자궁이 수축하는 그 엄청난 힘에 깜짝 놀랐다. 유키의 온몸이 조그만 꼬마 녀석을 힘껏 밀어내고 있었다. 유키는 완전히 진이 빠져서 진통 중엔 깨었다가 진통이 멈추면 잠에 빠지곤 했다. 그런데 사람들이 유키를 일어나 앉아 앞으로 기대게 하는 바람에 자연히 나는 아기를 받는 위치에 있게 되었다. 그럴 수밖에 없는 상황이었지만 나는 조금 두려워졌다. 어떻게 대처해야 할지 막막했기 때문이다. 다행히도 진통이 지나가고 유키는 다시 내게 기대어 눕고 싶어했다. 제니가 힘주기에 더 잘 집중하도록 조언을 해주었고, 그렇게 몇 차례 힘을 준 끝에 우리 아들이 태어났다.

나는 이 놀라운 일을 잘 해낸 유키가 너무도 자랑스럽다. 우리 아기 타이요는 우리가 보아온 중에 가장 아름다운 존재였다. 타이요는 아시아인 특유의 눈동자를 갖고 있다. 조금 마른 붓다의 갓난아기 시절처럼 보이기도 하고, 또한 유키의 사촌인 주냐와 그녀의 아기 마야의 모습도 얼핏 보인다. 타이요는 예정보다 일찍 나와서인지 3킬로그램 정도로 조금 작지만 문제없이 건강하며 젖도 잘 먹는다.

나는 내가 아빠가 되었다는 사실이 여전히 믿기지 않지만, 타이요의 인생이 시작된 만큼 이전과는 다른 인생을 살게 될 것이다.

한 가지 재밌는 일이 더 있었다. 이 출산센터는 무선인터넷이 연결되어 있어서 유키와 처제는 일본에 계신 장모님과 화상 카메라를 통해 당분간 자주 이야기를 주고받을 것이다. 실제로 유키가 아기를 낳는 동안 우리는 무선인터넷에 접속해 있었는데 때마침 유키의 이모, 삼촌, 사촌, 그 외의 조카들이 한데 모여 계셨다. 그래서 유키는 컴퓨터 화면을 통해 온 가족의 모습을 보면서 평생 가장 힘든 시간을 이겨낼 수 있었다. 그분들은 유키를 응원하고, 축배를 들고, 손가락으로 브이(V)를 그려 보였다. 집중력이 흩어질까 봐 음량은 줄이고 화면만 나오게 해두었기 때문에 나는 유키가 아기를 낳는 중에는 그것을 거의 의식하지 못했을 거라 생각했지만, 유키는 가족들이 함께 하고 있다는 사실이 기뻤다고 한다. 참으로 끝내주는 경험이었다.

타이요 제임스는 2008년 10월 4일, 새벽 6시 45분에 이렇게 태어났다. 그 애의 이름은 "다이요"라는 발음과 비슷한데, 그것은 일본어로 태양太陽을 뜻한다.

아부다비의 둘라

— 오스트리아의 빈에 사는 타마라 A.

나는 자연출산을 택하는 산모들은 제정신이 아니라고 생각했었다. 경막외마취라는 대안을 갖고도 굳이 고통 속으로 뛰어드는 사람들을 도저히 이해할 수 없었다. 나는 주로 텔레비전 프로그램에서 출산 이야기들을 접했고, 말할 필요도 없이 자연출산보다는 경막외마취술이 훨씬 매력적으로 보였다. 그래서 나는 당연히 경막외마취술의 도움을 받아 아기를 낳기로 결정했다. 내겐 명확한 계획이 있었다. 병원으로 가서 마취를 받고, 아무 고통 없이 심지어 머리 모양과 화장조차 흐트러지지 않은 채로 아기를 낳는 것 말이다. 하지만 상황은 내 마음대로 흘러가지 않았다.

양수가 흘러나오는 걸 느끼면서 나는 잠에서 깨어났다. 피도 조금 비치고 생리와 같은 통증도 있었다. 출산이 본격적으로 시작된 듯했다. 나는 최대한 침착하게 대처했다. 어쨌거나 내겐 계획이 있지 않은가. 나는 아침 9시경에 병원에 도착했고, 그곳의 분만실은 병원이라기보다 마치 숙박업소처럼 보였다. 그곳에는 자연출산에 필요한 것들이 잘 갖추어져 있었다. 방마다 짐볼, 출산용 욕조, 의자가 놓여 있었다. 하지만 내게는 별 의미가 없었다. 나는 수속과 검사를 마친 후에 조산사 하이디를 소개받았다. 그녀는 다정하게 내 배를 만지더니 아기의 크기와 위치를 나에게 알려주었다. 그녀가 어떻게 그런 것들을 파악하는지 나로서는 이해가 되지 않았다.

출산이 빨리 진행되지는 않는 편이어서 나는 그날 오후에 동종요법을 받았고, 좀 쉬고 나면 진통이 확실히 더 잦아질 거란 말을 들었다. 그 말은 사실이었다! 나는 고통스러웠고, 그 강도는 점점 심해지고 있었다. 나는 겁이 났지만 어떻게 대처해야 할지를 몰랐다. 나는 경막외마취술을 요구했고, 마취사가 준비하는 동안 하이디는 내게 욕조에 들어가보는 게 어떠냐고 권했다. 그때 그녀의 말을 들었어야 했다. 마취제는 별 효과가 없었고 추가로 투약한 이후에도 결과는 마찬가지였다. 나는 무방비 상태로 극심한 진통에 휩싸였다. 뭔가 끔찍한 일이 벌어지고 있다는 생각을 떨칠 수가 없었다. 진통은 한참이나 지속되었고, 결국 의사가 회음절개를 한 후에 내 배를 눌러짜는 동안 하이디가 아기를 조심스럽게 꺼내야 했다. 다시는 마취를 선택하지 않겠다고 맹세를 했을 만큼 이것은 우리 부부에게 너무도 끔찍한 경험이었다.

5년 후, 우리 부부는 두바이에서 살던 중에 둘째 아기를 갖게 되었다. 나는 임신 테스트기의 양성 반응을 보자마자 어떤 약물과도 무관한 자연출산을 준비하겠다고 선언했다. 남편은 조금 걱정을 하긴 했지만 내 뜻에 찬성했다. 나는 출산이 의술에 크게 의존하고 있고 제왕절개율도 높은 두바이란 도시에서 스스로 방법을 찾아내야 했다. 어디서부터 시작해야 할지 막막했다. 내 담당의사는 친절하고 또한 내 뜻을 존중하는 듯 보였지만, 어디까지나 그녀에겐 흔한 출산 중 하나에 불과하므로 실제 상황에선 경막외마취 또는 그 이상의 시술로 직행하지 않으리란 보장이 없었다. 나는 직접 둘라를 찾아보기로 결심했다. 역시 뜻이 있으니 길도 있었다. 나는 두바이 주재 외국여성들을 위한 게시판을 검색하다가 둘라에 관한 안내글을 발견했다. 나는 즉시 연락을 취했고, 엘리자베스와 니콜라라는 멋진 두 여성을 만나게 되었다. 그녀들의 열정과 자부심 덕분에 내 마음은 한결 편안해졌다.

니콜라가 우리 집을 방문했을 때, 우리는 차를 마시고 초콜릿을 먹으며 임산과 출산에 관해 긴 이야기를 나누었다. 마치 친구와 수다를 떠는 것 같았다. 그녀는 내가 출산 계획서를 정리하는 일을 도와주고, 결정적으로 임신기의 막바지에 내 남편을 만나서 그를 안심시켜주었다. 그녀는 늘 다정하면서도 자신감이 넘쳤다. 남편은 그녀를 만난 후에 정말로 안도의 한숨을 내쉬면서 이렇게 말했다. "하느님, 감사합니다." 나는 그제야 남편이 얼마나 걱정을 하고 있었는지를 깨달았다. 나는 짐볼과 저주파 신경자극기[•]를 구입하고, 출산 시에 유용한 이완 기법들도 연습해두었다.

4월 13일 아침, 가벼운 진통이 시작되었다. 나는 니콜라에게 이 사실을 알렸다. 그리고 느긋하게 라자냐 요리를 마저 만들었다. 남편은 아들을 돌보기 위해 직장에서 되돌아왔고, 나는 시어머니와 함께 병원으로 향했다. 앞일은 알 수 없었지만 내 마음은 무척이나 편안했다.

병원에 도착함과 동시에 양수가 나오기 시작했다! 근무 중이던 조산사가 아기와 나의 상태를 확인해보니 모든 것이 정상이었다. 나는 평상복을 입은 차림으로 신경자극기를 사용했다. 우리는 지정된 분만대기실로 향했다.

금방 니콜라가 도착했고, 나는 그녀에게 지금까지의 일을 말해주었다. 나는 그녀와 산책을 하고 음식도 조금 먹었다. 기분이 무척 좋았다. 진통은 충분히 견딜 만한 수준이었다. 나는 두렵지도, 걱정스럽지도 않았다. 오히려 진통이 속도를 내서 아기를 더 빨리 만나게 되었으면 하고 바랐다. 나는 병원 복도를 걸어다니면서 니콜라와 수다를 떨었다.

그러던 중에 최고의 조산사 크리스틴이 도착했다. 그녀는 내 출산 계획서뿐 아니라 나와 관련된 모든 기록을 읽은 게 분명했다! 나의 상상 이상으로, 그녀는 나에 관해 모르는 것이 없었다. 그녀는 내가 첫 애를 오스트리아의 빈에서 낳았다는 사실에 반가워하며 빈 출신이었던 첫 남자친구를 만나러 그곳으로 기차여행을 떠났던 자신의 이야기를 들려주었다. 다정하고 활기 넘치는 그녀를 보면서 나는 내 의견이 존중될 것이며 출산을 멋지게 해내는

• TENS(transcutaneous electrical nerve stimulation)는 피부에다 약한 전기자극을 흘림으로써 해당 부위의 신경 섬유를 활성화시키는 소형의료기로서, 출산 중에 사용하면 신경조직의 활동이 분산되어 통증을 덜 느끼게 해주는 효과가 있다.

데 큰 도움을 받으리란 사실을 알 수 있었다.

남편은 저녁에 병원으로 왔다. 진통이 점점 심해지기 시작했다. 나는 계속 걸어다녔고, 진통이 올 때면 신경자극기의 강도를 더욱 높였다. 니콜라는 몸을 흔들도록 시키기도 하고, 등을 문질러주기도 했다. 그녀는 호흡에 집중하라는 말을 반복했고 나는 그대로 따랐다. 우리가 크리스틴에게 상태를 보이기 위해 분만대기실로 돌아오자 곧 양막이 터졌는데, 양수에 태변에 섞여 있었다. 나는 그것의 의미를 이미 잘 알면서도 사람들에게서 뭔가 답을 듣고자 묻고 또 물었는데, 내가 눈치를 살피며 불안해하는 기색을 보이자 그들은 다시 나를 안심시켜주었다.

크리스틴이 아기의 상태를 확인해볼 수 있도록 우리는 분만실로 자리를 옮겼다. 크리스틴은 내게 용기를 북돋는 말만 해주었다. 그녀는 내가 지금 잘 해내고 있으며, 지금 아기는 아마도 어떤 기분일 거라고 알려주었다. 나는 옆으로 누웠다. 니콜라는 한시도 내 곁에서 떨어지지 않았다. 내 손을 잡고, 내 머리카락을 넘기고, 부드러운 목소리로 계속 말을 건네주었다. 그녀는 내가 신음을 내면 함께 목소리를 높였지만 언제나 침착함을 잃지 않았다.

상태를 확인해보니 자궁문은 겨우 3~4센티미터 열려 있었다. 서둘러 달려온 의사는 이 얘길 듣더니 좀더 진행되면 다시 오겠다고 말했다. 병원에 도착했을 때도 자궁문은 3센티미터 열려 있었다! 어떻게 이럴 수가! 화가 나고 실망스러웠다. 모두가 충격을 받았지만 크리스틴은 고지가 머지 않았다고 말했고, 니콜라도 계속 나를 안심시켰다. 진통은 극으로 치달았고, 나는 괴성을 지르며 "잘츠부르그Salzburg"라고 울부짖기 시작했다.(나는 도움이 필요할 때마다 이 단어를 쓰는 버릇이 있다.) 마취가스의 도움으로 그럭저럭 견디던 중에 나는 갑자기 힘을 주고 싶어졌다. 솔직히 기억이 잘 나진 않지만, 순식간에 엄청난 변화가 있었던 것만은 분명하다. 자궁문이 8센티미터나 벌어져 있었기 때문이다! 나중에 듣기로는 내가 힘을 주기 시작할 때 남편은 크리스틴을 부르러 달려갔고, 시어머니는 아기의 머리가 나오는 걸 보고 계셨다고 한다. 크리스틴은 잽싸게 아기를 받을 준비를 했다. 나는 니콜라와 함께 호흡에 집중하면서 아기를 내보내는 데 온 힘을 쏟았다.

아기는 밤 11시 43분에 태어났다. 그리고 내가 요청했던 대로 곧장 내 품에 안겨졌다. 탯줄은 남편이 잘랐다. 크리스틴은 아기가 젖을 물도록 도와주었고, 아기는 곧 행복하게 졸기 시작했다. 니콜라는 우리가 안정을 찾을 때까지 함께 있어주었다. 어두운 조명 아래 너무나 평화로운 분위기였다. 나는 꿈꾸었던 대로의 출산에 성공했다는 사실이 믿기지 않았다. 두바이란 곳에서 조산술을 통해 아기를 낳다니!

최고의 둘라 니콜라가 없었다면 불가능한 일이었을 것이다. 나는 이 놀라운 경험에 깊이 감사하며, 둘라의 고용을 모든 임신부에게 진심으로 권한다. 니콜라는 그 이후에도 나를 찾아와 산후의 상태를 살펴주었고 우리는 지금도 서로 안부를 주고받는다.

니콜라, 온 마음을 다해 감사드려요.

양막을 뒤집어쓴 아기
― 콜린 B.

매주 한 번씩 조산사와 만나던 그날, 나의 임신기는 41주 하고도 이틀이 더 지나 있었다. 지난주부터 뭔가 조짐이 보이긴 했었다. 점액 덩어리가 나왔고 늦은 밤에 자궁 수축을 느끼기도 했다. 준비가 다 끝났다는 강한 직감이 들었기 때문에 나는 조산사에게 양막을 찢어달라고 요청했다. 하지만 자궁문은 겨우 1센티미터 열렸고 자궁경관도 그대로였기 때문에 정말 효과가 있을지는 누구도 장담할 수 없었다. 남편 프랭크가 집에 돌아오자마자 나는 그의 프로스타글란딘도 동원했다.(섹스를 나누었다는 뜻, 역주) 그리고 그가 저녁을 만드는 동안 소파에 누워 쉬었다. 지난 며칠간 읽었던 출산 이야기들의 영향으로 내 기분은 무척 유쾌했다. 아기가 남편과 깊이 교감하고 있었기 때문에 나는 남편 곁에 꼭 붙어서 시간을 보냈다.

나는 딸들을 재우고, 샤워를 하고, 남편과 텔레비전을 보다가 침대로 향했다. 하지만 근육이 당겨서 깊이 잠들진 못했다. 나는 자궁 수축과 함께 잠에서 깼고, 호흡에 집중하면서 속으로 "삿sat 남nam"이란 단어를 되뇌었다.(산스크리트어로 "나는 진리이다"라는 뜻이다.) 나는 남편을 깨웠고, 우리는 마침 잠에서 깬 딸 니야Nyya와 함께 거실로 나왔다. 나는 짐볼 위에 앉았다. 남편이 시간을 재보니 진통은 5분 주기로 와서 1분간 지속되고 있었다. 새벽 4시였다. 남편은 우리의 출산 지원군들 — 조산사 모니카, 애비, 에이미와 둘라 로렐라이 — 을 부르자고 했다. 나는 아직 초기 단계 같다고 말했지만 남편은 고집을 꺾지 않았고, 20분 후에 그들이 이리로 오고 있다는 소식을 들으니 나 역시 마음이 놓였다. 곧 그들 모두가 우리 집에 모였다. 레이키 요법의 전수자인 로렐라이는 남편을 끌어안고 있던 내 허리에 손을 대고 기氣를 넣어주었다. 진통이 멈출 때마다 남편은 출산용 욕조에 물을 받느라 바빴다. 사람들이 수시로 호스를 빼가고 심지어 욕조 안의 따뜻한 물까지 퍼서 쓰는 통에 적당한 높이까지 채우는 데는 시간이 좀 걸렸다. 나는 한겨울처럼 이를 부딪치고 두 다리를 오들오들 떨었다. 엄청난 에너지가 내 몸을 휘감고 있었다. 남편은 내가 추위를 탄다고 생각했지만 실은 그 에너지 때문이었다. 진통이 올 때마다 아래로 향하는 강한 압력이 느껴졌다. 나는 물이 채워지자마자 욕조로 들어갔다. 로렐라이는 계속 내 허리에 손을 대고 힘을 보태주었다. 내가 남편의 손을 잡고 본능적으로 끌어당길 때마다 남편은 든든한 지지대 역할을 했다. 진통이 멈출 때면 나는 눈을 감고 머리를 욕조의 모서리에 기댔다. 욕조는 어둡고 고요한 방 안에 있었다. 누군가 차가운 물수건을 내 이마에 대주었고, 나는 으르렁거리는 소리를 내기 시작했다. 나는 본능적으로 힘을 주었다. 상상도 못할 만큼 강렬한 그 흐름을 피할 길은 없었다.

나는 아기와의 만남과 포옹을 향해 나를 이끄는 지금 이 순간의 막강한 힘에 집중하며 나 자신을 완전히 내려놓았다. 나라는 존재 자체가 한계를 넘어 성큼성큼 걷고 있었다. 하지만 나는 그것이 또한 신중하고도 순서에 맞는 발걸음임을 알고 있었다. 나는 철저하게 몰입했다. 조산사 중 한 명이 아기의 머리가 어디쯤 있는지 그 느낌을 알려줄 수 있겠냐고 물었지만, 그런 느낌을 자각하고 스스로 아기의 상태를 확인하고픈 내 이성과는 무관하게 나는 너무나 깊은 상태에 빠져 있었다. 그래서 나는 그녀에게 직접 살펴봐달라고 말했고, 아기가 곧 나올 거라는 그녀의 말에 안도했다.

아기의 머리가 보일 때쯤에야 나는 진행 상황을 몸으로 느끼기 시작했다. 아기와 내가 결정적 고비를 넘기기 위해 준비하는 동안 불타는 듯한 그 친숙한 느낌이 찾아왔다. 아기의 머리가 나올 때는 오직 그 애와 보조를 맞추는 데만 열중했다. 물론 내 머릿속 일부분은 여전히 이런 고된 상황을 받아들이지 못하고 있었지만 말이다. 보통 셋째 아기는 몇 번 힘을 주면 수월하게 나오는 법이다. 하지만 나와 내 아기가 출산이란 목적지에 이르는 데는 30분간의 신체적, 심리적 협동이 필요했다. 그 시간 동안 내 기억에 남아 있는 것은 둘째 딸애의 속닥거림밖에 없는데(동생의 탄생을 보고 싶어했기에 남편이 깨웠다), 그마저도 내용은 전혀 기억이 나지 않는다. 한 조산사가 아기 머리가 다 나왔다고 나지막이 말했고, 그제야 내 정신은 현실로 돌아왔다. 나는 이미 아기의 어깨를 밀어내는 중이었다. 굉장한 느낌이었다. 커다란 존재가 나를 가득 채우고 있었다. 조산사는 아기의 머리가 양막과 양수 속에 고스란히 담긴 채로 나왔고, 머리가 다 나온 후에야 양막이 찢어졌다고 말했다. 탯줄을 목까지 감고 나온 아기는 조산사의 다정한 손길을 향해 헤엄쳤다. 그 모든 것은 영적인 계시였고, 나는 신비로운 아기를 품에 안고 더없는 기쁨을 만끽했다. 아기는 주변의 사랑과 온정 속에서 숨을 쉬고 스스로 폐 속의 점액들을 뱉어냈다. 나는 신비로운 보호막에 쌓여 태어난 이 아기와 눈을 맞추고 사랑을 나누었다.

어디서 태어나셨어요?

— 뉴저지 주의 러더포드에 사는 지니 C.

사람들은 겁나지 않았냐고 묻지만 나는 늘 "아니오"라고 대답한다. 어떤 방식을 택했든 간에 아기를 낳는 것은 기적과도 같은 경험이다. 나는 나 자신이 주인공이 되어 아들을 낳았다는 사실이 자랑스럽고 또한 감사하다. 나는 친구와 남편의 도움을 받으며 집에서 진통을 시작했다. 밤 9시 30분에 자궁 수축을 처음 느꼈는데, 이후로 계속 같은 상태가 유지되다가 새벽 3시 30분부터 일사천리로 일이 진행되기 시작했다. 점액 덩어리와 양수가 흘러나왔고 진통도 3분 주기로 급상승했다. 나는 빠른 속도로 진통 단계에서 힘주기 단계로 넘어가고 있었다!

남편과 통화하던 조산사는 내 비명을 듣자마자 당장 수건 두 장을 챙겨서 출발하라고 지시했다. 나는 신발을 신을 겨를조차 없이 차 뒷좌석에 태워졌다. 진통이 거의 쉼 없이 몰아쳤고, 참아보려 했지만 힘을 주고 싶은 충동은 너무나 강렬했다. 나는 매 순간 내 몸의 목소리에 귀를 기울였다. 실제로 자궁문이 얼마나 벌어졌는지는 알 수 없었지만, 마음속으로 그곳이 더욱 넓게 열리는 모습을 그리고 또 그렸다. 그리고 어느 순간, 숨을 들이쉬었다가 뱃속 깊숙한 곳으로부터 낮은 신음을 토해내며 아래로 힘을 주었다.

초산이었기 때문에 이 모든 것이 낯설고, 두렵고, 걱정스러웠다. 하지만 남편이 조심스레 차를 몰던 그 40분 내내, 나는 차 뒤편을 향해 앉아서 내 몸을 믿고 모든 두려움을 내려놓으려 했다. '들이마시고, 내쉬고, 힘주고.' … 친구는 내가 원할 때마다 허리를 지압해주었다. 나는 내 마음이 더욱 깊은 곳으로 흘러가도록 내버려두었고, 거기서 예상치 못한 평화와 힘을 발견하게 되었다. '들이마시고, 내쉬고, 힘주고.' … 나는 "머리가 있다"고 말했다. 남편과 친구는 머리가 나오는 게 느껴진다는 뜻으로 받아들였지만, 내 말은 실제로 아기 머리가 이미 나왔다는 뜻이었다. 내가 남편의 얇은 면바지를 입고 있었기 때문에 그들은 아기 머리를 아직 볼 수 없었다. 나는 손을 내려서 아기의 젖은 머리카락, 귀와 얼굴을 어루만졌다. 그리고 잠시 기쁨 속에 잠겨 있다가 다음번 자궁 수축과 함께 아기의 몸 전체를 내보냈다. 몸무게로 인해 아기는 바지 아래로 내려와 모습을 드러냈고, 나는 "아기가 나왔다"고 말했다. 나는 부드럽게 아기를 안아올려 내 배 위에 안았다. 너무나 예쁜 아기였다! 우리는 놀랐지만 침착하게 행동했다. 친구가 얼굴을 닦아주자 아기는 곧 울음을 터트렸다. 우리는 차 안에서 별다른 대화를 나누지 않았다. 일종의 영적 교감 속에 있었기 때문에 시끄럽게 떠들거나 흥분할 필요가 없었다.

두려움은 이미 사라지고 없었다. 우리는 병원에 도착했고 5분 후에는 조산사도 합류했다. 우리는 분만실로 들어가서 안전하게 탯줄을 잘랐고, 그제야 아기가 약 4킬로그램의 남자애란 사실을 확인했다. 이렇게 해서 우리 아기 애디언은 "어디서 태어나셨어요?" 하고 묻는 사람들에게 들려줄 특별한 이야기를 갖게 되었다.

활기찬 출산
— 캐서린 H.

세 번째 출산은 내게 아주 놀라운 경험이었다. 그것은 대단히 빠르게 진행되며 나를 출산의 소용돌이 속으로 데리고 갔다. 나는 남편의 등과 어깨 위에 상체를 기대고 엎드린 채로 진통을 견뎠는데, 남편은 우리가 첫 데이트를 했던 날에도 비슷한 자세를 취했었다는 사실을 기억해냈다. 이 상황에 꼭 들어맞는 말이었다. 첫 데이트 때 그는 나를 집까지 업어주었고, 나는 내 내 얼굴을 그의 머리카락 사이에 파묻었었다.

힘을 주고 싶은 충동이 솟아났지만 나는 자세를 어떻게 해야 할지 확신이 없었다. 나는 일단 그 자세 그대로 진통을 겪으면서 내 몸이 빨리 좋은 자세를 찾아내주길 바랐다. 잠깐 쉬는 동안에는 누군가가 해결책을 내놓지 않을까 하는 마음으로 주변을 둘러보기도 했다. '누가 양막을 좀 찢어주었으면' 하는 생각도 들었다. 하지만 나는 모든 게 내 몫이라는 사실을 기억해냈고, 갑자기 "욕실로 가야겠어요" 하고 말했다. 아마도 방 안에 사람들이 너무 많이 있었기 때문인 듯하다. 조산사 캐런이 후에 말하길, 지켜보는 사람이 많은 경우에는 산모가 욕실에 들어가 아기를 낳는 경우가 적지 않다고 한다.

아, 욕실! 이보다 더 좋은 장소는 없었다. 처음 이 집을 샀을 때 나는 고풍스런 욕조를 수리하고 그 안에서 아기를 낳는 내 모습을 상상했었다. 그 상상은 조금 빗나갔다. 나는 그 욕조에서 아기를 낳지 못했다. 대신 욕조와 세면대는 내가 쪼그려 앉을 때 완벽한 지지대 역할을 해주었다. 다리에 힘이 빠질 때면 변기가 의자 역할을 맡았다. 나는 왼손으로는 욕조를, 오른손으로는 세면대를 짚은 채로 무릎을 굽혔고 중력을 최대한 활용하며 골반을 벌렸다. 이처럼 엉거주춤한 자세에서 나는 아래로 향하는 거대한 힘을 느꼈다. 양수가 쏟아져내렸다. 양막이 터지자마자 아기의 머리가 내려오는 것이 느껴졌고, 나는 힘주기에 열중하기 시작했다. 아기를 보고 싶은 마음에 힘으로 밀어붙일 수도 있는 상황이었지만, 캐런은 서두르지 말자던 애초의 출산 계획에 따라 힘주기를 멈추고 그저 아기를 '내쉬도록'(breathe out) 나를 이끌었다. 힘주기에 집중할 필요가 없어지자 아기의 움직임이 너무나도 생생하게 느껴졌다. 그것은 야성의 힘이었다! 나는 두 발로 중심을 잡고 서서 손을 아래로 뻗었다. 이 세상을 향한 여행의 막바지에 와 있는 아기를 받아내기 위해서였다. 나는 아기를 내 품으로 안아올렸고, 변기 위에 앉아 그대로 축 늘어졌다. 그리고 출산 호르몬들의 황홀한 파도에 우리의 몸을 완전히 내맡겼다.

네덜란드식 환영노래
— 네덜란드의 레이던에 사는 사라 R.

나의 셋째 딸 프레야는 2009년 5월 13일, 네덜란드의 우리 집에서 태어났다. 그 애의 출산을 제대로 이야기하려면 우선 첫째 딸 앨리스를 낳던 10년 전으로 거슬러 올라가야 한다.

앨리스는 호주에서 태어났다. 예정일이 14일이나 지났기 때문에 유도분만을 실시했고 결국엔 제왕절개를 할 수밖에 없었다. 앨리스는 거의 5킬로

그램에 가까운 우량아였고, 의사는 아기가 너무 커서 제왕절개를 하는 편이
좋겠다고 권했다.

지금 되돌아보면, 나는 앨리스를 낳을 때 너무 순진한 태도를 갖고 있었
다. 나는 자연출산을 원했지만 내 권리를 당당히 주장할 만큼의 많은 정보
를 알지 못했다. 그저 엄마가 건강하고 튼튼하니까 아기도 잘 나올 거라고
만 믿었다! 결국 예쁜 딸을 안고 병원 문을 나서긴 했지만 내 내면은 황폐해
져 있었다. 나는 엄마로서 제 역할을 하지 못하고 아기를 고생시켰다는 자
괴감에 빠졌다. 그 괴로움은 여러 달 동안 지속되었다. 내가 아무리 이야기
를 해도 사람들은 뭐가 문제인지를 이해하지 못했다. "어쨌든 너는 예쁘고
건강한 아기를 낳았잖아"라는 냉소적인 반응만이 되돌아왔다.

앨리스에 대한 죄책감을 떨쳐내는 데는 오랜 시간이 걸렸다. 거의 10년
이 지난 지금까지도 그때를 떠올리면 여전히 가슴이 아프다. 하지만 그 경
험으로 인해 나는 더 적극적이고 능동적인 여성으로 변하게 되었다.

2002년, 둘째 딸 스텔라를 낳을 때 나는 완전히 다르게 행동했다. 나는
진심으로 자연출산을 원했지만 이것이 불리한 싸움인 것만은 틀림없었다.
나는 내가 택할 수 있는 모든 출산 방식을 조사했다. 종합병원, 개인병원, 출
산센터, 가정출산 등등. 나는 여러 병원을 방문하고, 의사들을 만나고, 그 존
재조차 몰랐던 독립 조산사들도 만났다. 그리고 '제왕절개 후 자연출산'의
위험성에 관해 공부했다. 책을 읽고, 상담을 받고, 병원과 무관한 출산 준비
수업을 듣고, 자연출산의 광경을 있는 그대로 담아낸 영상들을 보고 또 보
았다. 나는 자연출산을 선택하고 그 결과가 어떻든 담담히 받아들이기로 결
심했다. 다행스럽게도 임신기 내내 아무 문제가 없었고 아기의 크기나 나의
제왕절개 이력에서도 별다른 위험요소가 발견되지 않았다. 나는 일곱 시간
의 진통 끝에 5킬로그램이 넘는 둘째 딸을 집에서 낳았다. 아기의 어깨가 걸

리는 등 순산은 아니었지만 나는 이후로 몇 주 동안이나 활력이 넘쳤고, 이 경험은 우리 부부에게 평생 잊지 못할 추억이 되었다.

많은 시간이 흐른 뒤에 우리 부부는 셋째를 갖는 문제를 신중히 상의했다. 하지만 2005년에 호주에서 네덜란드로 이주하면서 두 딸의 옷가지와 소품들을 주변에 다 나누어주었다. 서른여덟이라는 내 나이를 감안할 때 이미 임신적령기가 끝났다고 생각했기 때문이다. 하지만 2007년에 남편의 고향인 뉴질랜드에서 휴가를 보내던 중에 우리는 아기가 한 명 더 있으면 좋겠다는 데 뜻을 모았다. 셋째를 임신한 나는 가정출산을 도와줄 조산사를 찾기 시작했다. 네덜란드에서는 제왕절개 이력이 있는 경우엔 병원에서 아기를 낳는 것이 통례여서, 단체에 소속된 조산사들은 나를 받아주지 않았다. 하지만 감사하게도 나는 독립적으로 활동하는 조산사 로라와 둘라 제니퍼를 만날 수 있었다.

당시 나는 '제왕절개 후 자연출산'의 위험성보다도 아기의 어깨가 걸릴 가능성에 더 신경이 쓰였다. 하지만 평화롭고 느긋하게 직관을 따르는 가정출산이 아기와 나에겐 더 안전한 선택임을 믿어 의심치 않았다. 둘째 스텔라를 가졌을 때도 나는 내 선택을 부정적으로 바라보는 사람들과 부딪히는 일을 피하면서 긍정적인 기분을 유지하려고 노력했었다.

나는 아기가 쉽게 나오리라 낙관했지만 현실은 그렇지 않았다. 예정일을 넘기면서 내 마음은 조급해졌다. 나는 오랜 임신 상태로 지쳐 있었다. 개교기념일이라 집에 있던 딸들이 왜 그렇게 기운이 없냐고 걱정할 정도였다. 예정일로부터 닷새가 지난 화요일 밤, 잠자리에 들던 둘째 딸이 아기가 나오긴 나오는 거냐고 물었다. 사실 속으로는 똑같이 답답한 심정이었지만, 나는 네가 푹 자고 일어나면 아기가 나와 있을 거라고 말해주었다. 그날 밤 새벽 2시에 나는 잠에서 깨었다. 그리고 화장실에 다녀와서 다시 누웠는데 아랫배 한가운데가 불편했다. 그 느낌은 주기적으로 반복되었고, 나는 위쪽에 있던 아기가 아래로 내려가는 데 뭔가 어려움을 겪고 있음을 직감했다. 나는 남편에게 아래층으로 내려가서 아기가 위치를 잘 잡을 수 있도록 좀 엎드려 있겠다고 말했다. 잠깐이면 될 줄 알았는데, 나는 거의 30분간 어두운 거실 바닥에 엎드려 엉덩이를 흔들면서 아기에게 좋은 자세를 잡으라고 부탁하며 대화를 나눴다. 남편 휴즈가 내려와 내 상태를 물었고, 나는 아기를 움직일 시간이 필요할 뿐이니 혼자 있는 편이 더 편하다고 말했다. 남편은 촛불을 켜고, 물을 갖다주고, 히터를 작동시킨 후에 침실로 다시 돌아갔다. 남편은 그게 진통인 줄 알았다는데, 사실은 전혀 그렇지 않았다!

30분이 지날 무렵 나는 아기가 내려오고 있음을 느꼈다. 이후로 나는 한 시간 동안이나 집안일을 어떻게 해결해야 할지 고민했다. '남편 출근과 아이들 아침식사, 등교는 어떻게 챙겨야 하지?' 내가 아기의 심박수를 빨리 확인해보고 싶어했기 때문에 남편은 새벽 4시에 로라를 불렀다. 그리고 제니퍼에게도 전화로 내 상태를 알려주었다. 그녀들은 아침 일찍 우리 집에 도착했다. 화창한 봄날이었다.

그때 나는 짐볼 위에 앉아서 자궁 수축에 완전히 집중하고 있었다. 진통이 오면 배 위에 양손을 올리고 깊게 숨을 쉬면서 엉덩이를 빙빙 돌렸다. 아기에게 조용한 목소리로 긍정적인 확언을 반복해 들려주며 어서 내려오라고 부탁하기도 했다. 진통이 멈추면 그대로 짐볼 위에 앉아 휴식을 취했다. 한번은 양손과 무릎으로 엎드린 자세를 시도해보았는데, 짐볼 위에서 찾아냈던 방식이 훨씬 더 매력적이어서 얼른 원래 자세로 되돌아갔다.

내 집에서, 내가 직접 고른 두 명의 현명한 여성과 함께 있으니 더없이 편안했다. 나와 대화를 나누고 아기의 심박수를 확인한 후에, 로라는 우리 집 식탁에 앉아 목탄화木炭畵를 그리기 시작했다. 제니퍼는 내가 진통을 할 때마다 남편과 교대로 내 등 뒤에 무릎을 꿇고 온찜질팩을 대주었다. 내가 진행이 너무 느린 게 아니냐고 걱정하기 시작하자 그들은 한결같이 내가 지금 아주 잘하고 있다고 격려했다.

6시 30분쯤 둘째 딸 스텔라가 거실로 나왔다. 평소라면 침대에 있어야 할 엄마아빠가 밖에 있으니 무슨 일인지 어리둥절한 표정이었다. 스텔라는 나를 꼭 껴안고 뽀뽀하더니 로라와 수다를 떨며 제 할 일을 하고 시리얼을 먹었다. 물론 내가 무얼 하고 있는지 틈틈이 구경하면서 말이다.

7시 15분경에 나는 자궁문이 얼마나 벌어졌는지 확인해달라고 했다. 5~6센티미터쯤 벌어졌을 줄 알았는데 실제로는 완전히 열려 있었다. 너무나 행복했다. 평온한 상태로 이만큼이나 진행되었다는 사실이 믿기지 않았다. 하지만 아기는 여전히 위쪽에 자리하고 있었다. 로라는 나를 좀 걷게 시켰고, 제니퍼는 도움이 될 거라며 내 머리에 침을 놓았다. 나는 진통이 올 때면 벽에 기대어 쉬면서 거실과 주방 사이를 왔다갔다했다. 그러자 진통이 더욱 심해졌고 내 몸은 떨리기 시작했다. 지금껏 유지해온 깊은 호흡도 낮은 신음으로 변하기 시작했다. 첫째 딸 스텔라는 옆방에서 아침을 먹고 있다가 진통이 멎은 틈에 거실로 나와 내 등을 두드려주고 뽀뽀를 해주었다. 평소처럼 재잘거리며 돌아다니는 딸들을 보고 있으니 믿기지 않을 만큼 편안하고 안심이 되었다.

집안을 걷기 시작한 순간부터 나는 아기의 움직임을 느꼈다. 7시 40분에 나는 출산용 욕조에 들어가기로 결정했다. 욕조는 정원에 활짝 핀 진달래꽃들이 보이는 곳에 놓여 있었고, 욕조 주변은 사진과 촛불과 딸들의 그림으로 장식되어 있었다. 욕조 안에는 딸들을 위한 장난감 오리까지 띄워져 있었다. 하지만 솔직히 말하면, 나는 아기에게 신경을 쓰느라 이런 것들을 제대로 감상할 겨를이 없었다.

먼저 나는 애들부터 학교로 보내야겠다고 생각했다. 진통이 극에 달한 터라 내 안의 모든 집중력을 끌어모아 아기를 내려보내는 데 쏟아부어야 했기 때문이다. 나는 아기가 나오려면 시간이 한참 더 걸릴 거라고 믿고 있었고, 그래서 두 딸은 내 이마에 뽀뽀를 하고는 이웃의 손에 이끌려 학교로 향했다.

그 후로 15분 동안 내 생애 가장 강렬하고 놀라운 경험이 펼쳐졌다. 욕조에 들어가자마자 양수가 터졌고, 나는 아기의 머리가 골반 쪽으로 빠르게 내려오고 있음을 느꼈다. 진통은 엄청난 에너지의 파도로 변했고, 그 파도에 실려 아기는 아래쪽으로 쑥쑥 내려왔다. 나는 한 번 취한 자세를 바꿀 수조차 없었다. 나는 남편의 손을 꼭 잡고서 계속 모로 누워 있었다. 나는 남편이 아기를 받도록 놓아줄 수 없었다. 내게는 그의 손길이 필요했다. 그렇게 세 번의 진통이 지나가자 이미 아기의 머리가 나와 있었다. 내가 힘으로 밀어낸 것이 아니었다. 곧 아기가 버둥거리면서 내 몸엔 경련이 일었고, 로라는 힘을 주라고 말했다. 아기는 어깨가 걸려서 약간의 도움을 필요로 했지만 아무 문제 없이 금방 제 모습을 드러냈다. 로라는 아기를 물 밖으로 끌어올렸고, 아기는 짤막한 울음소리를 뱉어냈다. 나는 로라의 손에 들린 채 물 위에서 꼬물거리는 아기의 모습을 보았다. 우리 가족의 막내, 아름다운 셋째 딸이었다.

나는 남편의 부축을 받아 몸을 돌려 제대로 앉았다. 그리고 욕조로 들어온 남편과 함께 아기를 안고 눈을 맞추었다. 로라가 네덜란드식 환영노래를 불러주는 가운데, 우리는 욕조 안에서 30분 동안 황홀한 시간을 보냈다.

최고의 크리스마스 선물

— 웨스트버지니아 주의 찰스턴에 사는 트레버 S.

병원에서 두 번의 제왕절개와 한 번의 '제왕절개 후 자연출산'을 경험한 후에, 나는 네 번째 아기만큼은 집이라는 편안한 환경 속에서 여성의 출산 능력을 존중하는 사람들과 함께 낳기로 결정했다. 나는 임신기 동안 가정에서의 수중출산을 준비했다. 신체적 준비로서는 건강한 식단과 운동 계획을 짰다. 영적 준비로서는 신의 창조하심을 믿고 따랐다. 감정적 준비로서는 내 내면의 아픈 곳을 치유했다. 정신적 준비로서는 경이로운 출산 경험담들을 읽고 우리 사회가 자연출산, 가정출산, 제왕절개 후 자연출산, 조산술을 경시하는 이유에 관해 공부했다. 실로 가슴 아픈 현실이었다. 내가 직접 겪어보지 않았던가. 나는 어떤 선택권도 갖지 못한 그 무력한 기분을 잘 안다. 이제는 내가 늘 바라마지 않았던 새로운 기쁨을 향해 나아가야 할 때였다. 신은 아기를 낳도록 우리의 몸을 창조하셨다. 내 몸은 어떻게 해야 할지를 알고 있다. 나는 내가 놓쳤던 모든 것들을 제대로 경험하고 싶었다.

진통은 12월 23일 밤에 시작되었다. 이튿날인 크리스마스 이브의 아침까지도 진통이 계속 미미한 수준이었기 때문에 나는 바쁘게 움직이기로 마음먹었다. 나는 발톱손질을 받았고 쇼핑도 다녀왔다. 우리 가족은 전부터 계획한 대로 크리스마스 이브를 잘 보냈다. 그리고 진통은 밤새 5분 간격으로 지속되었다. 나는 크리스마스 새벽 5시 30분경에 조산사 앤지에게 전화를 걸어 심한 진통이 연속적으로 오고 있다고 말했다.

앤지와 또다른 조산사 제니퍼, 엄마, 그리고 제일 친한 친구가 속속 도착했다. 앤지는 내 상태를 보고 자궁문이 3센티미터밖에 안 열렸다고 말했고 나는 낙담했다. 내가 모두를 실망시킨 것만 같았다. 앤지는 잘 진행되고 있으니 걱정하지 말라고 했지만, 나는 아직 갈 길이 멀게만 느껴졌다. 사람들은 각자 일을 보러 나갔고, 나는 진통 중엔 쉬어가면서 집안을 걸어다녔다. 나는 직접 고른 음악을 들으며 자궁문이 열리는 모습을 마음속으로 거듭 그렸다. 문득 내 마음속에 한 여성의 모습이 떠올랐다. 그녀는 내게 손을 내밀면서 이렇게 속삭였다. "주저하지 말고 날 따라와요. 내 손을 잡아요. 당신은 능력이 있고, 나는 길을 안답니다." 나는 임신기 동안 심상화 연습을 아주 많이 해두었는데, 이 장면은 홀연히 떠오른 것이었다. 놀랍기 그지없었다.

오후 1시가 되자 진통 중에 평온을 유지하기가 훨씬 힘들어졌다.(진통 주기는 여전히 5분이었다.) 나는 앤지에게 전화를 걸었고, 앤지는 욕조에 들어가면 몸의 긴장을 푸는 데 도움이 될 거라고 조언했다. 나는 잠깐이라도 진통이 줄어들어서 휴식을 취할 수 있기를 바랐다. 남편 롭이 뜨거운 물을 받아주었고, 욕조에 들어가니 기분이 무척 좋았다. 덩달아 일곱 살짜리 딸도 욕조로 들어왔다. 나는 딸에게서 큰 도움을 받았다. 딸은 내 머리를 빗겨주고 내가 되뇌는 확언들을 옆에서 따라 읊었다. '네 몸을 믿어. 힘을 빼. 넌 할 수 있어.' 딸은 내가 아기를 좀더 빨리 낳을 수 있도록 내 기분을 유쾌하게 만들어주었다.

따뜻한 물은 진행 속도는 늦추는 것이 아니라 오히려 더 높였다. 나는 앤지에게 전화를 걸어서 여전히 긴장을 풀기가 어렵다고 말했다. 그녀는 조금만 더 노력해보라고 했지만, 나는 몇 분 후에 다시 전화를 걸어야 했다. 내 진통 주기가 훨씬 더 짧아졌기 때문이다. 앤지와 제니퍼는 오후 4시가 되기 직전에 도착했다. 그때 나는 깊이 몰입한 상태에서 신음을 내며 진통을 겪어내고 있었다. 다시 상태를 확인하기가 조금 겁났다. 나는 "잘 해낼 자신이 없어요"라고 말했다. 내가 울먹이자 제니퍼는 성경 구절을 읊어주었다. "두려움이 온통 나를 휩싸는 날에도, 나는 오히려 주님을 의지합니다."(시편 56

장 3절) 나는 제니퍼와 그 구절을 함께 되뇌다가 큰 소리로 나 자신과 내 몸과 내 아기에게 반복해서 이렇게 말했다. "사랑해! 사랑해!" 앤지는 자궁문이 얼마나 열렸는지 말해주지 않았지만, 그녀의 행동을 보니 고지가 머지않은 것 같았다. 남편의 전화를 받고 엄마와 친구도 곧 도착했다.

남편은 단단한 바위와도 같이 내게 힘을 주었다. 그는 내 머리를 지압하고 내 손을 잡아주었고, 나는 그의 사랑을 온몸으로 느낄 수 있었다. 나는 완전히 마음을 비우고 몸이 이끄는 대로 무엇이든 했다. 아기가 내려오는 느낌은 놀라운 것이었다. 하지만 가장 날 놀라게 한 것은 바로 나 자신이었다. 내 몸이 엄청난 일을 해내고 있었다. 나는 내 몸 안에서 아기의 머리를 느꼈다. 나는 굉장한 흥분과 희열에 휩싸였다. 나는 힘을 주고 싶은 충동을 강하게 느끼면서 아기를 아래로 밀어내기 시작했다. 나는 아기가 점점 더 내려오는 것을 느낄 수 있었고, 마침내 젖 먹던 힘까지 짜냈을 때 아기가 이 세상으로 나왔다. 나는 아기를 들어올려 가슴에 안았다. 내가 해내다니, 믿기지 않았다! 나는 기쁨의 눈물을 흘렸다. 남자아기였다. 우리 아들 제임스는 그렇게 크리스마스 오후 5시 2분에 태어났다. 그때의 느낌은 그 무엇과도 비교할 수가 없다. 이것이 바로 내가 바라던 경험이었고, 내가 상상한 것 이상의 경험이었고, 출산의 본래 모습이었다.

출산은 가장 부드럽고 평화로우면서도 정열적인 방식으로 이 세상에 생명을 가져오는 아름답고 자연스런 과정이다. 우리가 내맡기기만 한다면 말이다. 출산은 내게 깨달음과 힘을 주었고, 나를 완전히 변화시켰다.

극치의 희열과 기쁨

─ 앨리슨 H.

　나의 첫 출산은 띄엄띄엄 오는 미미한 진통과 함께 화요일 오후에 시작되었다. 나는 밤새 편안했고 심지어 재밌기까지 했다. 다음날이 되자 진통은 조금 심해졌지만 여전히 불규칙했고, 양수도 약간 흘러나왔다. 자궁문이 벌어지는 기분은 꽤 유쾌했다. 나는 진통이 본격적으로 진행되길 기대하면서 양껏 식사를 하고, 즐겨찾던 자연출산 웹사이트를 방문하고, 텔레비전도 보았다. 그날 나는 두 번이나 병원에 전화를 걸었지만 매번 "대화조차 불가능할 만큼 진통이 심해져서 비명을 질러대기 전까지는 오실 수 없다"는 답변을 들어야 했다. 하지만 결코 그런 상태는 오지 않았다. 나는 엎드려서 엉덩이를 흔들었고, 뜨거운 물병을 허리에 대서 통증을 줄였다. 남편은 멍청하게 구경만 했다. 남편은 병원으로 가자고 했지만 나는 진통이 약하다는 이유로 퇴짜맞으리란 사실을 잘 알고 있었다.(의료계의 출산 기준은 왜 이따위인가?) 우리는 시어머니가 오신 후에야 짐을 챙겨 병원으로 향했다.

　분만실은 분주했다. 근무 중이던 조산사는 쌀쌀맞고, 부정적이고, 유난히 내게 적대적이었다. 그녀는 내게 소변을 받아오라고도 하고 혈압을 재라고도 했다. 그녀는 아직 진통이 시작되지 않았다고 판단했지만, 나를 집으로 돌려보내기에 앞서 형식적으로 자궁문을 확인해주었다. 그러더니 눈이 동그래져서 소리쳤다. "6센티, 아니 7센티미터나 열려 있어요!" 그때 맑고 투명한 양수가 그녀의 손 위로 쏟아졌다.

　나는 그녀가 내게 감시 장비를 연결하도록 내버려두는 실수를 저질렀다. 이후로 침대에 얌전히 누워 있어야 했다는 뜻이다. 누워 있으니 진통이 더 심하게 느껴졌고, 감시 장비가 내는 소리도 귀에 거슬렸다. 그럼에도 나는 호흡에 집중하며 계속 기도했다. 조산사와 남편이 마취가스를 이용하라고 재촉하기에 한 번 시도해보았지만 잘 되질 않았다. 이윽고 자궁문이 다 열리자 조산사는 힘을 주라고 말했다. 나는 힘을 쓸 필요가 없었다. 왜냐면 내 몸이 알아서 힘을 주고 있었기 때문이다. 조산사가 시키는 대로 15분간 힘을 주었는데도 아기가 나오지 않자 그녀는 대안을 제시했다. "한 번만 더 힘을 줘요. 그럼 내가 회음부를 찢을게요." 그녀는 그렇게 했다! 세상에나! 내가 출산 중에 느낀 유일한 고통이 바로 그것이었다. 또한 내 평생 가장 심한 고통이기도 했다. 조산사가 조급한 마음에 마취도 하지 않고 칼을 휘둘렀던 것이다. 곧 올리비아가 이 세상으로 나왔다. 4킬로그램이 조금 넘었다. 아기는 잠깐 울더니 금방 내 젖을 물었다. 아기를 낳는 내내 나는 침착하고 유쾌했다. 조산사가 그 짓을 하기 전까지, 출산은 마치 오르가슴의 직전과도 같은 느낌이었다. 나는 내 눈에 흙이 들어가지 않는 한 절대로 회음절개는 하지 않을 거라고 맹세했다!

둘째 아기 때는 예정일을 열흘 넘겨서 진통을 시작했다. 미리 출산센터에 예약해두었던 날짜가 거의 다 지나갔고, 하루만 더 있으면 병원으로 직행해야 할 판이었다. 조산사는 그날 아침에 양막을 제거할 계획이었다. 그런데 새벽 4시에 진통이 시작되었고, 그 황홀하고 신비로운 파도는 쉴 새 없이 몰려왔다. 나는 병원에 갈 필요도, 양막을 제거할 필요도 없었다. 나는 남편과 함께 웃고 떠들며 행복한 시간을 보냈다. 5시에는 양수가 흘러나왔다. 얼른 출발하라는 출산센터의 말에 우리 부부는 올리비아와 함께 버스를 탔다. 나는 이 만원버스에 진통 중인 산모가 타고 있다는 사실을 알면 승객들이 어떻게 반응할지를 생각해보며 남몰래 미소를 지었다.

출산센터에 도착하니 또다시 비관론자가 등장했다. 그 신입 조산사는 아직 진통이 제대로 시작되지 않은 거라고 판단했다. 진통이 불규칙하고, 심하지 않다는 이유였다. 첫 출산 때와 똑같았다! 나는 거의 울 뻔했다. 하지만 다행스럽게도 임신기 동안 나를 보살펴주었던 조산사 제인이 근무를 시작했다. 그녀가 확인해보니 자궁문은 4센티미터 벌어져 있었고, 오래지 않아 8~9센티미터까지 벌어졌다. 이보다 더 기쁠 순 없었다!

나는 주변을 걸어다니며 웃고 떠들었다. 직접 만들어낸 춤을 추면서 엉덩이를 흔들고, 신문도 읽었다. 그리고 짐볼 위에서 움직이며 점심을 먹었다. 조산사들은 내 진행 속도에 놀라면서 나를 '조용한 산모'라고 불렀다. 샤워를 했더니 양수가 좀더 흘러나왔다. 오후 1시 30분, 일어서서 엉덩이를 흔들던 중에 양수가 터졌다. 나는 양수가 쏟아져 내리는 것을 느낄 수 있었다. 놀라웠다. 나는 투명한 양수를 보며 신에게 감사 기도를 올렸다. 아기를 만날 시간이 머지않았다는 뜻이었다.

제인이 달려와서 내가 젖은 옷을 벗도록 도와주었다. 나는 침대 위에 무릎을 꿇고 엎드렸다. 진통이 멈추면 침대 난간에 기대어 쉬었고, 반가운 파도가 세차게 밀려올 때면 난간을 꼭 붙들고 견뎠다. 내 몸이 바삐 일하는 동안 내 정신은 성적 희열에 휩싸여 있었다. 나는 생각보다 출산이 빨리 끝나지 않아서 조금 실망했다. 나는 힘을 줄 때마다 소리를 질렀는데, 그것은 아파서가 아니라 더 즐거워지기 위해서였다.(같은 이유로 나는 섹스를 할 때도 소리를 지른다!) 나는 진통이 나를 더 거칠게 다뤄주길 바랐다. 내 마음은 한곳에 집중되어 있었고, 내 신음에는 성적인 느낌이 가득했다. 나는 아기를 낳을 수 있는 여성의 몸으로 태어난 것이 더없이 기뻤다. 이것이 바로 내가 원하던, 그러나 첫 출산 때는 온전히 성취하지 못했던 경험이었다. 나는 꿈을 실현하고 있었다. 그렇게 23분간 힘을 준 끝에 소피아가 태어났다. 5킬로그램이 조금 넘었다. 회음부가 찢어졌지만 기쁨에 비할 바가 아니었다. 생전 처음 느껴보는 희열이었다. 기록에 따르면, 나는 네 시간 반 만에 둘째 아이를 낳았다.

　나는 신께서 아기를 낳을 수 있도록 우리 몸을 만드셨다고, 그리고 대부분의 아기는 외부의 별다른 도움 없이 안전하고 행복하게 태어날 수 있다고 믿는다. 다른 사람의 출산 방식을 따르는 것보다는 상체를 세워 중력이 돕게 하고 자신의 몸에 내맡기는 편이 훨씬 안전하고 효율적이다. 다른 사람의 몸이 아니라 당신 자신이 머물고 있는 바로 그 몸을 믿으라. 신의 섭리는 언제나 인간의 이성 너머에 있다. 신께서 당신을 창조하신 방식을 믿으라.

이 질문과 답은 우리나라 최초로 자연출산센터를 운영하고 있는 정환욱 원장에게 〈베이비뉴스〉의 기자가 질문했던 내용을 발췌·정리한 것입니다. 본서 독자들을 위한 부록으로 메디플라워(www.mediflower.co.kr)에서 제공해주셨습니다.(편집부 주)

자연출산에 관해 더 알고 싶어요

Q 자연분만과 자연출산은 다른 의미인 것으로 알고 있습니다. 어떻게 다르며, 어떤 점 때문에 자연출산을 지향해야 하나요?

많은 분들이 제왕절개를 안 하고 산도를 통해서 아기를 낳기만 하면 모두 자연출산이라고 알고 있습니다. 물론 수술로 배와 자궁을 절개하여 낳지 않는다는 점에서는 같지만, 자연주의 출산을 강조하는 의사는 자연분만과 자연출산을 다르게 정의합니다.

가장 큰 차이는 출산의 주체가 누가 되느냐입니다. 분만은 영어로 delivery 라고 하는데, 이는 기본적으로 산모의 몸에서 아이를 나누어 분리시킨다는 의미입니다. 이때 주체는 병원의 규칙과 의사가 되고, 의료진은 고통의 감소와 안전을 위해 약물 사용과 검사 및 다양한 시술로써 산모를 '관리'하게 됩니다. 따라서 자연분만에서 '자연적'이라는 표현은 실제와 맞지 않아 '병원분만'이라고 표현하는 것이 더 의미를 알기 쉽습니다.

출산은 영어로 birth라고 하는데, 산모와 아기 그리고 남편이 주체가 됩니다. 의료진은 만일의 상황에 대비하여 긴밀하게 감시를 하지만, 의료적 개입은 반드시 필요한 상황에만 남편과 산모와 의료진이 같이 '상의'해서 결정하게 됩니다.

누가 주체가 되느냐에 따라 출산의 과정을 고통으로 받아들이느냐, 힘들지만 최고의 경험으로 맞이하느냐가 달라질 수 있습니다. 관리 중심의 자연분만을 할 경우는 출산 이후 모유 수유와 엄마와 아빠와의 결속(bonding)에 어려움을 겪는 데 비해, 자연출산을 할 경우는 가족의 결속을 극대화할 수 있습니다. 남편과 산모의 의지에 따라 출산은 가족 중심의 행복한 축제가 될 수 있습니다.

분만대와 신생아실의 존재는 이 차이를 가장 잘 보여주는 상징입니다. 자연적인 상태에서 산모는 본인이 가장 편한 자세, 즉 쪼그리거나 기대거나 무엇을 잡고 앉는 자세를 취해보며 자신에게 맞는 출산 자세를 스스로 선택할 수 있습니다. 하지만 분만대 위에서는 오로지 천정을 보고 눕는 한 가지 자세만 취하게 됩니다. 기본적으로 이 자세는 아기가 나오는 모습을 잘 보고 아이를 쉽게 받을 수 있도록, 또한 회음절개나 태반 처치 등의 의료 행위를 하기에 수월하도록 의료진의 편의에 맞춘 것입니다. 즉, 분만대를 사용할 때 출산의 주체는 의료진이나 주변 사람들이기 쉽습니다.

이에 비해 자연출산에서의 주체는 철저히 아기와 엄마입니다. 자연출산은 아기가 스스로 나올 방법과 시간을 가장 잘 알고 있다고 생각하고 그것을 존중해줍니다. 그리고 아기가 나오기 가장 편한 자세를 찾아내도록 산모를 장려합니다. 침대나 바닥에서 남편한테 기대어 엎드릴 수도 있고, 샤워를 하거나 물속에 들어가 수중출산을 할 수도 있습니다. 이때 의료진은 산모와 아기의 상황에 맞춰 출산 준비를 탄력적으로 하게 됩니다. 즉, 기다려주고 배려해주는 것이 자연출산입니다.

병원 중심의 자연분만에서는 아기가 나오면 신생아실로 옮겨 몇 시간 또는 하루 동안 엄마와 따로 지내게 합니다. 건강상에 문제가 없어도 만일의 상황에 대비하여 따로 관리하는 것입니다.

자연출산에서는 신생아실을 따로 두지 않습니다. 건강하게 태어난 아기는 산모의 품이 가장 안전합니다. 또한 실제로 갓난아기를 위한 대부분의 처치는,

의료진이 배려만 한다면 충분히 산모의 품 안에서 이루어질 수 있습니다. 아기는 퇴원할 때까지 엄마의 품을 떠나지 않습니다. 탄생 후에 보내는 몇 시간이 힘든 진통과 출산 과정을 겪은 아기에게는 무엇보다도 중요한 결속의 순간이기 때문입니다. 이때는 완전한 모유 수유와 아이의 정서를 위해 매우 중요한 시간입니다. 이러한 결속이 잘 이루어진 가정은 화목하며 향후 모유 수유 기간과 발육 기간을 거치며 사랑이 충만한 가정으로 거듭 태어나게 됩니다.

이것이 병원에 다 맡겨버리는 것보다는 다소 두렵게 느껴지기도 하겠지만 산모와 아기가 중심이 되는 자연출산을 지향해야 하는 이유입니다.

Q 병원의 입장에서는 자연분만과 자연출산이 어떻게 다를까요? 우리나라에서는 자연출산을 할 수 있는 곳이 많이 있나요?

우리나라는 진정한 의미의 자연출산을 지향하는 병원이 많지 않습니다. 물론 대부분의 산부인과에서는 수술보다는 자연분만을 하려는 노력을 하고 있으며 모자동실과 모유 수유를 권장하는 등 산모와 아기를 위한 배려를 하고 있습니다. 그러나 진정한 의미의 자연출산, 즉 산모와 아기가 주체가 되어 남편과 함께 계획한 대로 출산을 할 수 있는 환경을 갖추고 있는지는 직접 병원을 찾아 둘러보고 의료진과 대화를 나누며 꼼꼼히 따져보아야 합니다.

병원분만을 병원의 입장에서 보면 효율성과 규칙을 강조하게 될 수밖에 없습니다. 우리나라 환경에서는 많은 산모가 진통하고 출산할 수 있는 시설과 규칙이 필요합니다. 가능한 한 많은 산모를 안전하게 출산시켜야 하는 부담이 있고, 많은 의료행위와 약물이 사용되기 때문에 비용도 많이 듭니다. 이처럼 관리할 것이 많기 때문에 산모와 아기, 그리고 남편의 개별적인 요구 사항에 긴밀하고 적극적으로 대처하기가 어려운 것이 병원분만의 현실입니다. 결국 안전과 빠른 분만이 주 관심사이자 목표이기 때문에 제왕절개율이 높을 수밖에 없습니다.(우리나라의 경우 2004년 통계로 약 38퍼센트가 제왕절개로 출산했습니다. 모성 건강을 중시하는 선진국에 비해서 높은 수치입니다.)

많은 병원이 자연출산을 할 수 있는 환경을 못 갖춘 이유는 무엇보다도 출산을 직접 담당하는 의료진의 고정관념을 바꾸기가 쉽지 않기 때문입니다. 자연출산은 인간이 갖고 있는 기본적인 임신과 출산 능력에 대한 믿음으로부터 시작합니다. 대부분의 건강한 산모와 아기는 의학적인 도움이 없이도 스스로 출산할 수 있다는 믿음과 산모는 환자가 아니라는 기본 철학이 바탕이 되어야 산모와 남편의 출산을 기다리고 배려할 수 있습니다.

산모의 출산 능력을 믿는 자연출산 문화를 잘 유지해온 일본, 뉴질랜드 그리고 캐나다는 실제로 낮은 제왕절개율을 보이고 있습니다. WHO에서 아기와 산모의 건강을 지키기 위한 적정 제왕절개율로 제시한 15퍼센트에 근접한 20퍼센트대를 유지하고 있으며, 출산과 관련된 건강 지표인 모성사망률과 영아사망률도 낮습니다.

그런데 놀라운 점은 출산 관련 통계 수치가 가장 이상적인 네덜란드는 반 이상의 산모가 숙련된 조산사와 함께 가정에서 자연출산을 한다는 사실입니다. 즉 시설과 의료 서비스가 철저한 병원 중심의 환경이 아니라, 산모와 아기 그리고 가족이 모두 편안한 자연출산 환경이 건강한 산모와 아기에게는 더 안전하다는 것입니다. 이러한 연구 결과를 바탕으로 영국에서는 출산을 위한 병원 시설의 확충보다는 숙련된 조산사 양성을 위해 더 많은 노력을 기울이고 있습니다.

이처럼 자연출산 문화를 지향하는 나라들은 산모와 아기에게 더 좋은 환경은 건강한 산모와 위험요인 있는 산모를 구분 없이 모두 병원에서 관리하는 병원식 자연분만 체계가 아니라, 오래전부터 조상 대대로 해오던 가정출산과 조산사 중심의 출산 문화를 유지하면서 문제 있는 산모와 아기를 잘 구분해내어 철저한 진료 연계를 통해 치료하는 시스템이라는 사실을 잘 알고 있습니다. 이러한 체제는 의료장비와 약물의 사용이 적고 전문적인 출산인력에 의존하기 때문에 궁극적으로는 의료비용도 적게 듭니다.

하지만 숙련된 전문가를 양성하는 데 시간이 오래 걸리고 하나의 출산센터에서 많은 수의 출산을 담당하지 못하므로 많은 산모가 자연출산의 혜택을 받으려면 장기적인 투자가 필요합니다. 따라서 의료비의 지원은 적으면서 안전한 통계 수치를 우선적으로 추구하는 개발도상국에서는 병원분만을 택할 수밖에 없으나, 국민의 의식 수준이 높아질수록 자연출산에 대한 욕구는 자연스레 커질 것입니다.

우리나라는 아직 자연출산을 전문적으로 할 수 있는 출산센터가 적고 사회적인 인식도 부족합니다. 그러나 점점 소득의 증가와 함께 국민의 의식 수준이 높아지고 있으므로 곧 많은 사람들이 자연출산을 원하게 될 것입니다. 둘라와 조산사가 1차적으로 출산을 담당하는 자연출산은 산모와 아기는 물론이고 병원과 국가적인 차원에서도 장점이 많습니다. 제왕절개율도 낮추고, 완전한 모유 수유와 아이의 발달과 성장에도 도움이 됩니다. 그리고 가정이 행복해집니다. 어쩌면 저출산 문제를 해결할 수 있는 가장 근본적인 돌파구가 될 수도 있겠습니다. 출산이 고통만 있는 것이 아니라 행복하고 환희가 가득한 가족 행사라는 사실을 경험할 수 있는 저희 같은 자연출산센터가 우리나라에도 점점 더 늘어나기를 기대합니다.

Q 자연출산을 했을 때 산모가 얻게 되는 장점을 좀더 구체적으로 설명해주세요.

자연출산은 산모에게 신체적, 정신적으로 큰 유익이 있습니다.

무엇보다 자연출산을 하는 산모들은 회복 속도가 빠릅니다. 대부분의 자연출산에서는 진통을 하는 동안 호흡하고 이완하면서 물과 함께 음식 섭취를 권장하고 있고, 자유롭게 움직이게 하며, 사전 교육을 통해 진통과 출산에 대한 두려움을 제거하기 때문에 산모는 소리를 지르거나 애쓰는 등의 불필요한 에너지를 낭비하지 않습니다. 무엇보다도 자연스런 진통은 산모와 아기의 상태에 따라 때론 강하게, 때론 약하게 오기 때문에 휴식 시간이 알맞게 주어진다는 것이 특징입니다. 또한 불필요한 약물 사용이나 회음절개와 같은 시술을 강요하지 않기 때문에 출산 후에도 지치지 않습니다. 실례로 저희 센터에서 출산한 산모들은 며칠간 진통을 했든 간에 대부분 출산 다음날엔 제힘으로 일어나서 "이 정도면 둘째도 자신 있다"고 얘기하고 웃으며 아기를 안고 집으로 돌아갑니다. 진통 중에 산모가 체력 관리를 어떻게 하느냐가 산후의 건강에 큰 영향을 미치기 때문입니다.

자연출산의 또 다른 장점 중 하나는 요즘 많은 분들이 염려하는 산후풍이 거의 없다는 것입니다. 산후풍은 현대의학에서는 인정하지 않는 병이지만, 힘들게 병원분만을 한 산모는 출산 후에 심한 육체적 고통을 겪는 경우가 있습니다. 하지만 육체적, 정신적 스트레스가 적은 자연출산을 한 경우엔 분비 계통이나 혈액순환 계통이 정상적으로 잘 조절되고 빨리 회복되기 때문에 산후풍이 없거나 굳이 치료를 받지 않아도 될 정도로 경미합니다.

산후 우울증도 거의 나타나지 않습니다. 오랜 기간 준비하고 기다리면서 산모는 그만큼 육체적, 정신적으로 스트레스를 덜 받습니다. 이는 진통과 출산 과정, 그리고 산후에 찾아오는 몸의 여러 변화에 대한 교육을 남편과 함께 충분히 받았기 때문입니다. 진통과 출산, 그리고 모유 수유의 힘든 기간을 남편과 함께하며 사랑스러운 아기를 출산 후부터 계속 품에 안은 산모에게는 우울증이 생길 틈이 없습니다. 진통과 출산 시 자연적으로 다량 분비된 옥시토신이라는 행복 호르몬은 모유 수유 동안에도 계속 분비되기 때문에 산모는 엄청난 성취감과 모성애를 갖게 됩니다. 이러한 정서적, 생리적 장점으로 인해 자연출산을 한 산모들에게는 현대 사회에서 심각하게 대두되고 있는 산후 우울증이 거의 나타나지 않습니다.

Q 자연출산을 했을 때 아기에게는 어떤 이득이 있나요?

무엇보다 아기는 평화로운 출산을 경험하게 됩니다. 르봐이예 박사는 《폭력 없는 출산》에서 분만실의 소음, 밝은 조명, 성급한 의료 행위 등이 아이에게 폭력이 될 수 있음을 지적했습니다. 자연출산으로 태어나는 아기는 대부분 출산 후 바로 엄마 품에 안겨 자궁 속과 같은 환경을 유지하게 됩니다. 탯줄도 아주 특별히 상황이 급한 경우가 아니면, 태맥이 없어지기 전까지는 엄마의 태반을 통한 호흡을 하도록 빨리 자르지 않습니다. 가능한 한 엄마의 품에 바로 안기고 따로 떼어놓지 않습니다. 따라서 자연출산으로 태어난 아이들은 정서적으로 상당히 안정되어 있고, 엄마와의 결속과 이후 양육 과정에서 안정 애착(secure attachment)을 잘 형성합니다. 저는 부모가 아기에게 줄 수 있는 최고의 선물이 바로 이러한 평화로운 출산(gentle birth)이라고 확신하고 있습니다. 자연출산을 하는 가장 큰 목적이 바로 여기에 있으며, 출산 방식이 이후 아기의 삶에 매우 중요하게 작용하기 때문입니다.

자연출산을 하면 모유 수유의 성공률이 아주 높습니다. 모유 수유가 쉽게 잘 되는 것은 아이뿐 아니라 엄마에게도 커다란 장점입니다. 모유 수유의 과정이 출산보다 더 힘들다고 하는 엄마들이 많습니다. 모유 수유가 편안하게 제대로 이루어지려면 아이가 체력적으로 힘이 있어야 하고, 엄마는 모유 수유를 꼭 해야겠다는 의지가 있어야 합니다. 자연스러운 탄생을 경험한 아기들은 대부분 평온한 상태로 나오기 때문에 정서적으로 안정이 되어 있어 모유 수유를 잘 받아들입니다. 또한 엄마가 호흡을 잘 조절하고 영양도 충분히 섭취했기 때문에 아기는 태어나는 마지막 순간에 좀 힘들 수 있지만 전반적으로는 크게 지치지 않습니다. 따라서 자연출산으로 태어난 대부분의 아이들이 출산 직후 또는 수 시간 내에 힘차게 엄마의 젖을 빨 수 있는 힘을 유지하고 있습니다. 태안에서 이미 연습해온 동작을 바로 익숙한 엄마의 냄새를 맡으며 지속할 수 있는 것입니다.

많은 병원에서 아직도 아기가 태어나면 바로 탯줄을 잘라 처치하기 바쁘고, 건강한 아기임에도 불구하고 엄마와 결속할 시간을 주지 않고, 신생아실로 옮겨 오랜 시간을 엄마와 떨어지게 합니다. 포유류는 태어난 직후의 몇 시간이 매우 중요하다는 것을 모르고 있기 때문입니다. 하지만 아기가 둔감하여 통증도 느끼지 못한다는 생각이 틀린 것임을 최근의 많은 연구결과들은 밝히고 있습니다. 아기는 태중에서 이미 듣고 느끼며 밝음과 어둠, 엄마와 아빠의 목소리, 심지어는 엄마의 감정 상태까지 파악할 수 있습니다. 우리 자신의 어린 시절이 잘 기억나지 않는다고 해서 당연히 아기들도 아무것도 모를 거라고 생각하는 엄마와 아빠, 의료진의 무심한 행동 때문에 아기는 무의식중에 피해와 상처를 받을 수 있습니다. 이러한 초기 경험들은 이후 아이의 성장과 심리 발달에 큰 영향을 미칠 수 있고 심지어 최근 증가하고 있는 자폐증, 청소년 우울증, 청소년기의 자살 등과 관련이 있다는 연구결과까지 나오고 있는 실정입니다.

임신기와 출산 과정 내내 아기는 모든 것을 느끼고 판단할 수 있다는 사실을 깨달아야 합니다. 배 안에 있을 때부터 이름도 지어주고 불러주면서 대화를 시작해야 합니다. 잠깐의 고된 과정을 잘 견디고 나면 결국 엄마의 품과 아빠의 축복이라는 행복한 상이 주어지는 자연출산은 아기에게도 매우 소중한 첫 출발임을 깨닫고 행복하고 평화로운 출산 환경을 만들기 위한 노력을 부단히 해야 합니다.

Q 자연출산을 했을 때 아빠에게도 좋은 점이 있나요?

남편이 변하고 가정이 회복됩니다. 저희 센터에서는 남편이 함께하는 출산을 권장하고 산전 교육을 남편도 같이 받게 합니다. 남편은 출산의 동반자로서 아내를 격려해주고 진통에서 출산까지 전 과정을 함께합니다. 이 과정이 어떤 아빠에게는 힘들 수도 있지만, 어떤 아빠에게는 오래 기다려온 축복의 순간일 수 있습니다. 어쨌든 남편의 참여를 최소한으로 하는 병원분만보다는 모든 과정을 같이 하는 자연출산이 남편으로 하여금 아내와 아기를 더욱 직접적이고 감성적으로 느끼게 해줍니다.

출산 후 남편이 아내를 멀리하게 된다는 잘못된 편견과 굳이 바쁜 남편을 출산에까지 참여시킬 필요가 있느냐는 생각은 아빠의 권리를 뺏는 것입니다. 자연출산을 통해 대부분의 아빠는 이러한 권리를 되찾고 즐거워하며, 이는 행복한 가족을 탄생시키는 원동력이 됩니다.

출산의 과정을 함께한 부부는 관계가 더욱 돈독해지고, 특히 출산의 모습을 지켜본 남편들은 자신의 탄생과 가족의 의미를 되새기며 감격의 눈물을 흘리곤 합니다. 아내와 자신이 함께 아기를 낳았다는 '전우애'가 생겨남으로써 이후 양육과 육아에도 적극적으로 참여하게 됩니다.

의사인 저도 자연출산을 진행하면서 저 자신 안에서 치유가 일어나는 것을 경험했고, 우리 가족이 회복되는 모습을 보게 되었습니다. 자연출산은 생명의 탄생을 있는 그대로 경험하게 함으로써 이를 돕는 사람들 모두에게 사랑을 회복시켜주고 잘못된 두려움으로부터 벗어나는 치유의 행복감을 맛보게 합니다.

Q 자연출산을 하기 위해선 어떤 준비를 해야 하나요?

대부분의 건강한 산모와 아기는 특별한 시설이나 준비 없이도 자연출산을 잘 할 수 있습니다. 하지만 혹시 내가 자연출산을 하기에 건강상의 제한점은 없는지를 확인하기 위해 산부인과에서 철저한 산전 검사와 관리를 통해 위험 여부를 확인할 필요가 있습니다. 산전관리는 어떠한 출산을 하든지 반드시 제대로 받는 것이 좋습니다. 즉, 자연출산을 하기 위해서는 산모와 아기가 합병증 없이 건강한지를 가려내는 것이 제일 중요하므로 의학적으로 인정된 산전 관리 스케줄을 따르는 것이 좋습니다. 30주까지의 모든 검사에서 정상으로 나온 산모는 대부분 그 이후에도 건강한 임신을 유지할 수 있습니다. 임신 말기까지 영양을 충분히 섭취하면서 걷기나 요가, 수영 등등 자신이 좋아하는 운동을 통해 체력을 잘 관리하면 대부분 자연출산을 잘 할 수 있습니다.

아울러 자연출산을 잘 하기 위해서는 육체적 건강 상태를 유지하는 것도 중요하지만 정신적인 수련 과정도 필요합니다. 출산을 앞둔 여성은 심리적으로, 정서적으로 많은 기복을 보입니다. 이를 잘 조절하고 중심을 잡는 것이 매우 중요합니다. 특히 아직은 자연출산이 보편화되지 못했고 대부분의 산모가 병원분만을 선택하기 때문에 주변의 염려가 많은 실정입니다. '만일에'라는 두려움을 갖고 있으면 부정적인 생각을 먼저 하게 되고, 그것을 해결하기 위해서 자료를 찾고 얘기를 나누다 보면 어느새 두려움이 더 증가하여 결국 자연출산 대신 병원분만을 택하게 됩니다. 이런 두려움을 없애기 위해서는, 혼란만 가중시키는 정보의 홍수 속에 빠지는 것보다 '나는 스스로 아기를 낳을 수 있는 능력을 갖고 있다'는 믿음을 유지하는 정신적 수양이 더욱 중요합니다.

자연출산에 관한 책을 찾아 읽고, 자연출산을 잘 해낸 산모의 얘기를 듣고, 자연출산 경험이 많은 출산센터에서 전문 교육을 받아야 합니다. 어떠한 정보를 찾든 교육을 받든 중요한 것은 긍정적이어야 합니다. 임신과 출산에 있어서는 특히 긍정의 힘이 매우 중요합니다. 따라서 자연출산을 선택했다면 흔들림 없는 태도가 가장 중요합니다. 부정적인 주변의 이야기나 생각은 뒤로 하고 무조건 긍정적으로 생각해야 합니다. 산모와 아기의 건강이 소중한 만큼 '만일에'라는 생각이 들기 마련입니다. 따라서 자연출산을 하기 위해서는 전문적인 교육을 받으며 마음을 다지는 것도 좋은 방법입니다.

자연출산을 잘 하는 분들의 특징 중 하나가 부부관계가 좋다는 것입니다. 제가 자연출산센터를 운영하면서 발견한 놀라운 사실입니다. 서로 배려하며 다정하게 사랑을 주고받는 산모와 남편은 힘든 과정도 서로 의지하며 잘 헤쳐 나갑니다. 즉 자연출산에서는 남편과의 관계가 중요합니다. 저는 이 부분을 관계태교의 영역이라고 말하는데, 아무리 미술 태교와 음악 태교 등을 많이 한다고 해도 남편과 싸우고 스트레스를 받게 되면 아기에게도 좋지 않고 본인의 출산도 힘들어질 수 있습니다. 남편과 서로를 세워주고 격려하는 대화를 하며 아기 탄생을 맞을 준비를 하는 것이 그 어떤 노력보다 더 중요합니다.

Q 자연출산을 하기 위해선 따로 교육을 받아야 하나요? 교육은 어떤 내용을 포함하고 있나요? 자연출산의 과정을 좀더 자세히 설명해주세요.

산모와 아기의 육체적 건강 상태를 확인하는 것이 자연출산에서 중요한 요소인 것처럼, 정신적 안정과 자연출산을 향한 의지를 북돋기 위해 저는 교육을 강조합니다. 교육 시간은 많을수록 좋지만, 최소한 4주간 열두 시간 정도의 교육은 받아야 출산이 여성의 당연한 생리적 기능이라는 사실을 이해하고 출산에 대한 잘못된 공포를 제거할 수 있습니다. 특히 남편과 함께 교육에 참여하고, 여러 부부가 같이 교류하면서 서로의 생각과 얘기를 듣는 과정은 매우 중요합니다. 산모와 아기가 주체가 되고, 남편과 둘라는 진통 과정이 편안해지도록 도우며, 의료진이 만일의 상황에 대비하는 자연출산의 전 과정을 잘 이해하고 있어야 합니다. 또한 진통이 시작되면 언제 집에서 출산센터로 출발해야 하는지도 배우게 됩니다.

간략하게 요약하면, 일단 진통이 시작되면 둘라나 조산사와 통화하면서 상황을 전하고 가능한 한 집에서 오래 머물다가 출발을 합니다. 다른 어느 곳보다 집이야말로 편안하게 진통할 수 있는 가장 좋은 장소입니다. 때문에 진통 시 남편 혹은 둘라가 진통을 경감할 수 있도록 미리 마사지나 걷기 방법을 배워두어야 합니다.

병원에 도착하면 특별히 산모가 많이 토하거나 양수가 열린 지 오래되지 않은 경우를 제외하고는 정맥 주사를 맞지 않습니다. 관장, 제모 등도 하지 않는 경우가 대부분입니다. 그보다는 산모의 건강 상태를 점검하고 태동 검사를 통해 아기의 심박동과 자궁수축 강도, 간격을 확인합니다. 그리고 내진을 하여 산모의 진행 상태를 파악하는데, 이후로는 불필요한 내진은 되도록 하지 않습니다. 잦은 내진은 외음부를 붓게 하고 출산 시 손상을 더 가져올 수 있으며, 무엇보다도 진행 상태를 점검하는 자체가 산모와 남편으로 하여금 편안하게 몰입되어 진통을 겪는 것을 방해하기 때문입니다.

진통 중에는 산모가 원하는 방법으로 다양한 자세를 취할 수 있도록 배려합니다. 물속에서 진통할 수도 있고 의자에 앉아서도 할 수 있습니다. 이행기로 접어들어 아기가 나오는 단계가 되어도 애써 힘주기를 하지는 않습니다. 아주 예외적인 경우를 제외하고는 회음절개도 거의 하지 않습니다. 즉, 아기의 머리가 많이 보여도 산모와 아기가 스스로 출산할 수 있을 때까지 호흡을 조절한다면 회음절개 없이도 회음부의 손상을 최소화하거나 없게 할 수 있습니다. 성급한 회음절개는 힘주기를 더욱 버겁게 하고, 자궁을 밀어내거나 흡입분만을 하게 될 확률을 높입니다. 따라서 진통의 흐름에 따라 아기가 스스로 나올 수 있게 기다려주는 것이 중요합니다.

아기가 나오면 엄마 뱃속에 올려놓고 엄마와 결속의 시간을 갖게 합니다. 태맥이 사라지기 전에는 탯줄을 자르지 않습니다. 일정 시간 후에 탯줄을 자른 아빠는 윗옷을 벗고 맨살로 아기를 안습니다.

태반이 나오는 후산도 서두르지 않습니다. 태반은 대개 한두 시간 내로 나오지만 하루 이상 걸려서 나올 수도 있습니다. 될 수 있으면 태반을 뺀다거나 손으로 누른다든지 하는 인위적인 방법을 쓰지 않습니다. 이는 출산 후 자연적인 자궁 수축을 유도하여 출혈을 최소화하기 위함입니다. 후산이 다 끝나고 아빠와의 교감도 다 이루어지면, 몸무게나 기타 필요한 측정을 하고 다시 엄마에게 아기를 돌려줍니다. 엄마와 아기에게 이상이 없는 대부분의 경우는 모자동실을 쓰고, 거의 대부분 다음날엔 아기를 안고 집으로 돌아가게 됩니다.

이처럼 아기는 태어난 후 부드럽게 보살핌을 받습니다. 불필요한 주사나 처치는 최소화 하고, 엄마와 같이 결속하면서 푹 쉬고 출산의 피로를 회복하게끔 도와줍니다. 몸무게와 키, 머리 둘레를 재는 일도 서두르지 않습니다. 이러한 모든 과정은 의료적 개입이 아기와 산모의 건강에 꼭 필요한 상황이 아니라면 언제나 여유 있고 즐겁게 진행됩니다.

Q 자연출산에도 종류가 있나요?

우리나라에서 자연출산 방법으로 많이 알려진 것은 르봐이예 분만입니다. 또한 수중출산도 자연출산의 한 종류로 알려져 있습니다.

르봐이예 분만은 르봐이예의 《폭력 없는 출산》에 기초하여 출산 환경을 엄마의 자궁 속과 비슷하게 만들어주자는 철학에 기초합니다. 조명을 낮추고, 아이가 태어나면 물에 넣어주고, 탯줄을 바로 자르지 않고, 아이를 엄마 배 위에 올려줍니다. 저희 센터의 시설과 조명은 처음부터 자연출산을 위해 설계되었기에 자연스럽게 이러한 환경이 조성되지만, 일반 병원에서 분만을 할 경우에는 시설이나 의료 절차를 잘 살펴서 르봐이예 분만이 가능한 곳인지를 미리 점검해야 합니다.

수중출산은 미셸 오당 박사에 의해 보편화되었습니다. 산모는 따뜻한 물속에서 자연스럽게 이완하며 진통을 진행할 수 있습니다. 아기는 양수와 비슷한 환경인 물속에서 나와 출산의 충격을 최소화하고 천천히 세상으로 나오게 됩니다. 수중출산 또한 미리 계획하여 만들지 않았다면 좋은 출산 환경을 제공하기 어렵습니다. 물의 온도와 방 안의 온도 등을 잘 조절 할 수 있어야 합니다.

출산을 하는 장소나 방법 등의 차이는 실제 자연출산에서 크게 중요한 부분은 아닐 수도 있습니다. 특별한 환경을 만들었다고 해서, 즉 조명을 어둡게 하고 물에 들어갈 수 있게 해준다고 해서 자연출산이 이루어지는 것은 아닙니다. 일률적인 약물 사용, 움직임의 제약, 진행 과정에 대한 지나친 개입은 미셸 오당 같은 분들이 말하는 진정한 자연출산과 거리가 멉니다. 진정한 자연출산을 하기 위해서는 의사나 의료진의 결단이 필요합니다. 산모와 아기를 믿으며 출산의 모든 순간에서 이들이 주체가 될 수 있도록 기다려주고, 정말 응급한 상황에서만 의료적인 도움을 주고자 하는 분명한 소신을 가져야 하며 출산에 관한 모든 환경을 자연출산에 초점을 맞추려는 전문적 노력이 필요합니다.

저 역시 자연출산을 몇 년간 돕던 초기 시절에는 다소 어색하고 두려움도 많았지만, 산모와 아기의 능력을 믿고 설립 초기부터 병원의 모든 시설과 교육과 시스템을 자연출산에 초점을 맞춘 결과 지금은 큰 위험요인만 없다면 자연출산의 방식이 의료진의 입장에서도 훨씬 편하고 즐겁다는 사실을 매일 경험하고 있습니다.

Q 자연스러운 진통 과정 중에 만일 산모나 아기에게 위험한 상황이 닥치면 어떻게 대처하는지 궁금합니다.

흔히들 자연출산 하면 의료진의 지원이나 준비 없이 무방비 상태로 아기를 낳는 것으로 오해하는데, 현대의 자연주의 출산에서는 산전 검사 단계에서 발견된 문제가 없더라도 진통 과정에서 예상치 못한 상황이 일어날 경우를 대비하여 의사가 대기하며 만일의 상황에 대한 만반의 준비를 하고 있습니다. 실제 지난 수년간의 경험을 보면, 자연출산을 준비했지만 결국 제왕절개를 하게 되는 사례의 대부분은 갑작스러운 응급상황 때문이기보다는 산모의 체력과 건강 상태가 뒷받침되지 못하거나, 충분히 자연출산을 할 수 있음에도 심리적 문제로 산모와 남편이 자연출산의 의지를 접는 경우가 대다수였습니다.

건강하고 출산에 대한 두려움이 없는 산모라면, 긍정의 힘과 임신 관리를 통해 충분히 자연출산을 잘 할 수 있습니다. 즉, 자연출산은 준비한 만큼 성공률을 높일 수 있습니다. 정서적이고 정신적인 준비와 함께 영양 관리와 체력 관리를 잘 하고 남편과 함께 사이좋게 호흡하면서 진통한다면 약물의 도움을 받아야 한다는 약한 마음을 이길 수 있습니다. 따라서 산전관리에서 임신중독증이나 전치태반, 감염 및 기타 합병증의 위험이 없는 이른바 고위험 산모가 아니라고 확인되면 만일의 상황을 지나치게 걱정할 필요가 없습니다. 많은 산모와 남편들, 그리고 주변의 보호자들이 우려하는 '갑작스러운 응급상황'은 다소 과장된 기우입니다.

잘 준비를 해도 막상 진통이 시작되면 당황할 수 있습니다. 때로는 진통이 매우 강하고 고통스러울 경우도 있습니다. 또한 진행이 예상한 것보다 더 느리거나, 산모가 호흡과 이완이 잘 안 되는 상황이 이어지기도 합니다. 어떤 경우는 산모와 남편이 무통분만을 요구하는 경우도 있습니다. 이렇듯 자연출산이 원활하게 이루어지지 않는 경우에는 마취과 전문의의 도움을 받아 응급 제왕절개술을 하게 됩니다. 많은 산모가 진통을 하다가 제왕절개 수술을 하게 되면 몸보다도 마음을 더 아파합니다. 이럴 줄 알았다면 진작에 수술을 할 것을 그랬다고 푸념합니다. 그러나 의학적으로 보아도 진통을 전혀 하지 않은 경우에 비해서는 출혈도 적고 회복도 빠릅니다. 일단 최선을 다한 뒤에 필요에 따라서 제왕절개를 선택했다면 그것 또한 자연스러운 출산이라고 저는 생각합니다. 수술 후 회복기 동안 아기와 잠시 떨어져 있었다 하더라도 애초에 자연출산을 계획했던 산모와 아빠는 다시 아기를 안게 되면 더 열심히 결속감을 다집니다.

현대의 자연출산은 낙후된 환경에서 자연적으로만 나오는 것을 고집하는 출산이 아닙니다. 최소한의 의료적 개입을 통해 평화롭고 안전한 출산을 준비하고, 의료적 시술이 꼭 필요한 경우는 빠르고 정확하게 시행하는 것입니다. 무엇보다도 중요한 것은 산모나 아기가 힘든 상황에 빠지지 않도록 미리 예방하려는 노력과 산모의 정서를 고려하여 강압적이지 않으면서도 집중적이고 지속적인 감시 체계를 유지하는 것입니다.

자연출산을 하다 보면 의료에 대한 지식이 없는 산모와 남편, 특히 첫 아기를 낳는 부부가 실제로 긴박하고 위험한 상황이 아님에도 불안해하여 진행이 잘 안 되는 경우가 있습니다. 아무리 집처럼 편안하게 만들려고 노력해도 막상 진통이 오고 병원에 도착하면 긴장감이 감돌게 마련입니다. 이런 과정에 숙련된 둘라가 같이하고 있다면 좀더 편안하게 적응하며 자연출산에 집중할 수 있을 것입니다. 둘라는 의료진과 산모, 남편의 사이에서 공포감과 긴장감이 줄여주고 불안감 때문에 잘못된 판단을 내리지 않도록 조언해줄 수도 있습니다. 의료진의 입장에서도 일일이 설명하지 않고 시술에만 집중할 수 있으니 둘라는 매우 편한 존재입니다. 숙련된 둘라는 제왕절개율과 진통 시간을 단축시킵니다. 둘라는 자연출산에서 매우 중요한 비의료 전문가입니다.

Q 자연출산의 장점은 잘 알겠습니다. 그런데 제가 진통을 잘 견뎌낼 수 있을까요? 정말 무통분만이 필요 없을까요?

고통에 대한 두려움과 안전하지 못할 거라는 공포는 자연출산의 가장 큰 걸림돌입니다. 하지만 두려움과 출산에 대한 막연한 공포를 해결하고 진통에 들어선 대부분의 산모는 무통분만을 요구하지 않습니다. 저희 센터를 예로 들자면, 무통분만을 산모가 요구할 경우 응할 수 있도록 준비를 다 해놓고 있지만 적극적으로 권하진 않습니다. 그리고 놀랍게도, 준비가 잘된 산모와 남편이 진통을 겪는 도중에 약물을 요구하게 되는 일은 실제로 거의 없습니다.

우선 안전의 문제는 과학적인 산전 검사와 베테랑 의료진이 책임질 수 있습니다. 그리고 고통의 문제는 사전 교육을 통한 호흡, 이완 훈련으로 해결할 수 있습니다. 그래서 저희 센터에서는 미국에서 그 효과가 입증된 메리 몽간 여사의 히프노버딩Hypnobirthing 원리를 도입했습니다. 최면은 흔히 '남을 조작하는 행위'로 오해받지만, 최근엔 하버드 의대를 중심으로 최면을 통한 수술이나 치료법(hypnotheraphy)이 주목을 받고 그 효과도 인정받고 있습니다. 히프노테라피나 히프노버딩은 최면술사가 최면을 거는 것이 아닙니다. 남편이나 둘라와 같은 출산의 동반자가 산모의 이완을 돕는 대본("깊이 이완합니다. 마음이 편해지고, 긴장이 풀립니다…")을 읽어주는 것입니다. 히프노버딩은 정식으로 교육을 받을 수도 있고, 책을 통해 남편과 함께 훈련을 해볼 수도 있습니다.

둘째로, '인간 진통제'라고 불리는 둘라와 함께하는 출산을 권장합니다. 출산 시 둘라가 주는 정신적 안정감은 우리가 생각하는 것 이상입니다. 비의료 출산 전문가로서 산전과 진통 시간을 함께하는 둘라의 존재는 유럽이나 미국에서 자연출산이 확산되게 한 결정적 계기였습니다. 든든한 맏언니처럼 진통이 올 때마다 안심시켜주고, 지속적으로 호흡하고 이완할 수 있도록 도와주는 둘라는 제왕절개율을 50퍼센트 감소시키고, 약물 사용 비율도 50~60퍼센트 이상 감소시킵니다. 이는 세계적인 의학저널에 보고된 연구결과입니다.

셋째로, 충분한 교육을 받길 권장합니다. 출산은 고통스러운 것이고, 회음절개나 약물 사용은 불가피한 조치라는 생각은 어찌 보면 집단최면과도 같은 잘못된 믿음입니다. 자연출산을 결심한 임신부는 본인도 불안하지만 주변에서 더욱 부정적인 말을 많이 듣게 될 것입니다. 이때 충분한 교육을 통해 확신을 갖고, 자연출산을 한 선배들의 수기를 읽고, 긍정적인 생각으로 무장할 필요가 있습니다. 이러한 교육을 통해 자연출산에 대한 믿음을 가진 산모들은 어김없이 행복한 출산을 경험하게 됩니다.

Q 모든 산모가 자연출산을 할 수 있는지 궁금합니다. 어떤 경우에 자연출산이 위험할 수 있나요?

임신중독증, 전치태반, 아기의 발육저하, 산모가 기타 질병이 있는 경우엔 고위험군으로 분류되어 자연출산이 어려워집니다. 그 이외엔 합병증의 우려가 있거나 지나친 스트레스로 인해 37주 이전에 조산하게 되는 경우가 있습니다.

이런 경우들은 대부분 산전 검사를 통해서 판별되고 관리될 수 있습니다. 통계적으로 보면 이런 산모는 전체 산모 중 5퍼센트 이내입니다. 즉 95퍼센트의 산모는 자연출산을 할 수 있다는 것입니다. 많은 분들이 생각하는 대로 아기 머리가 너무 크다든지, 엄마 골반이 작다든지, 아기가 거꾸로 있다든지 (breech) 하는 문제는 자연출산의 장애요소가 아닌 경우가 많습니다. 출산 시 산모의 몸에서 나오는 릴랙신이나 옥시토신 같은 호르몬은 신체적인 여건이 좋지 못한 산모도 건강한 출산을 해낼 수 있도록 힘을 줍니다. 또한 불필요한 개입이 없다면 대부분의 아기는 심박동이 떨어진다든지 하는 위험한 상황으로 가지 않습니다.

노산도 자연출산을 방해하는 요인이 되지 못합니다. 결혼이 늦어지는 최근 세태를 반영하듯 저희 센터에서도 30대 후반에 초산을 하는 산모들이 많습니다. 대부분 자연출산을 잘하고 집으로 돌아갔습니다. 산모의 물리적인 나이보다는 자궁과 난소의 나이가 중요합니다. 산전 검사를 통해 고위험군에 속하지 않는 것으로 판단된 산모라면 자연출산을 할 수 있습니다.

첫째를 제왕절개로 낳고서 둘째는 질식분만을 하는 VBAC(Vaginal Birth After Cesarean Section) 산모나 역아(breech)는 위험 요인이긴 하지만 그렇다고 전혀 자연출산이 불가능한 것은 아닙니다. 자연출산과 병원분만, 제왕절개 등등 다양한 가능성을 염두에 두고 의료진과 충분히 상의하여 산모와 아기에게 최선의 선택이 무엇인지 판단해볼 필요가 있습니다. 즉, 상대적인 위험요인이 있더라도 충분히 감수할 만한 가치가 있다고 판단되면 이를 존중해주는 의료진의 관리하에 자연출산을 선택할 수 있습니다.

Q 자연출산이라는 단어를 낯설고 두렵게 느끼는 산모들에게 조언을 한다면?

자연출산을 하며 제가 가장 많이 배운 것이 바로 인내와 기다림입니다. 밤새 아기를 기다리면서, 의사로서 또 한 인간으로서의 제 삶을 자주 돌아보았습니다. 약간 철학적일 수도 있지만 감히 이렇게 말씀드리고 싶습니다.

"인생에서 고통의 총량은 변하지 않습니다. 고통을 피하려고만 하지 말고 용기 있게 조금씩 나누어 감당하는 것은 어떨까요?"

한평생 살다 보면 항상 기쁨만 있는 것이 아니고 고통의 순간도 있습니다. 하지만 현재의 고통을 피하고 미뤄두면 그것은 없어지는 것이 아니라 누적되었다가 언젠가 한 번에 터지게 됩니다. 진통 시의 괴로움을 피하기 위해 약물을 쓰거나 의료 개입을 많이 받게 되면 나중에 산모 본인의 몸이 안 좋아지거나 아이에게 좋지 않은 영향이 미칠 수 있습니다. 모유 수유도 마찬가집니다. 고통스럽고 힘들다고 시도조차 하지 않고 분유만 먹이면 처음엔 편하고 좋을지 모르지만 결국은 소아과 신세를 많이 지고 병약한 아기가 될 수도 있습니다. 또한 자녀를 사랑과 정성으로 돌보는 게 힘들다고 학원으로만 돌린다면 아이는 스스로 공부하는 능력을 점차 상실할 것입니다.

언제가 겪게 될 고통이라면 지금 내게 닥쳤을 때 조금씩 나누어서 감당하는 것이 지혜롭지 않을까요?

Q 자연출산을 원하는 부부가 출산 전에 가져야 할 마음가짐은 무엇입니까?

현대 자연주의 출산의 아버지 그랜틀리 딕리드는 출산의 고통은 긴장에서 생기는 것이고, 그 긴장은 두려움에서 생긴다고 말했습니다. 자연출산이든 통상적인 병원분만이든, 가장 중요한 것은 출산에 대한 두려움을 없애는 것입니다.

창조주는 사람이 사랑으로써 임신하고 믿음으로써 아기를 낳을 수 있도록 몸과 마음을 설계하셨습니다. 산모는 자신의 몸을 믿고, 스스로의 힘으로 이 세상에 나올 수 있는 아이의 능력을 믿어야 합니다. 두려움에서 벗어난다면, 출산은 고통스러운 경험이 아니라 약간의 고통을 넘어 더 큰 환희와 기쁨을 누리는 경험이 됩니다.

모든 준비가 끝났다고 생각하는 산모는 평안함과 믿음 속에서 진통을 기다리면 됩니다. 남편은 언제 시작될지 모르는 아내의 진통에 맞춰 자신의 업무 일정을 잘 조절해놓는 것이 좋을 것입니다. 진통은 갑작스럽게, 강하게, 또는 아주 자주 오지 않습니다. 모든 진통과 출산 과정은 사람이 충분히 견뎌낼 수 있도록 진행된다는 사실을 믿는 것이 가장 중요한 마음가짐입니다.

자연주의 출산을 돕는 출산센터를 위한 제언

- 집과 같은 편안한 출산 환경을 산모에게 제공한다.
- 병원분만과 자연출산에 두루 경험 많은 의사와 조산사, 간호사가 24시간 의료 서비스를 지원한다.
- 아기와 산모의 건강을 위해 더 집중적인 의료 서비스가 필요한 경우에 대비하여 신뢰할 만한 대형병원과 긴밀한 협진 체계를 갖춘다.
- 자연출산을 위한 교육 프로그램을 지속적으로 개발하고 더 나은 출산을 위한 연구와 인력 양성에 최선을 다한다.
- 출산에 임박한 산모는 언제든 조산사와 일대일 전화 상담을 통해 초기 진통의 불안감을 덜 수 있게 한다.
- 자연스런 진통의 흐름을 사전에 교육하고 유도분만에 의존하지 않는다.
- 의학적 처치는 꼭 필요한 경우로 제한하여 최상의 자연출산 조건을 보장한다.
- 진통 중에 불필요한 금식을 강요하지 않고, 산모가 자유롭게 움직일 수 있는 환경을 제공한다.
- 정맥주사(IV)나 잦은 내진, 회음부 제모, 관장 등을 강요하지 않는다.
- 산모와 태아의 상태를 확인할 때 의료장비에 의존하기보다는 조산사와 의사의 지속적이고 밀착된 관찰을 선호한다.

- 호흡 조절에 방해가 되는 힘주기를 억지로 하지 않는다.
- 산모가 가장 편하게 느끼는 자세에서 아기를 낳을 수 있게 한다.
- 진통 중 회음부 자극을 최소화한다.
- 남편은 둘라와 함께 가족 중심의 행복한 출산에 동참할 수 있게 한다.
- 편안하고 고요한 수중출산 환경을 제공한다.
- 아빠와 엄마가 출산 후 아기와 지속적으로 함께 있을 수 있게 한다.
- 태맥이 사라질 때까지 탯줄을 자르지 않고 기다린다.
- 산후 출혈을 예방하기 위해, 자연스러운 자궁 수축으로 태반이 자연적으로 나올 때까지 기다린다.
- 건강한 아기에게 불필요한 의료적 처치나 관리, 분유 수유 등을 하지 않는다.
- 아기에게 비타민K 주사를 강요하지 않고, 비타민 시럽을 선택할 수 있게 한다.
- 출산 당일에 아기에게 자극이 되는 목욕을 하지 않는다.